问止中医系列

U0094252

药 食 心 源

——中医养生饮食总整理

（美）林大栋 （美）王人庆 著

全国百佳图书出版单位

中国中医药出版社

·北 京·

图书在版编目（CIP）数据

药食心源：中医养生饮食总整理 /（美）林大栋，
（美）王人庆著. —北京：中国中医药出版社，2022.12（2023.8重印）
（问止中医系列）
ISBN 978-7-5132-7840-9

Ⅰ.①药… Ⅱ.①林… ②王… Ⅲ.①食物养生②食
物疗法 Ⅳ.① R247.1

中国版本图书馆 CIP 数据核字（2022）第 192092 号

中国中医药出版社出版

北京经济技术开发区科创十三街 31 号院二区 8 号楼
邮政编码　100176
传真　010-64405721
河北省武强县画业有限责任公司印刷
各地新华书店经销

开本 787×1092　1/16　印张 26　字数 502 千字
2022 年 12 月第 1 版　2023 年 8 月第 3 次印刷
书号　ISBN 978 – 7 – 5132 – 7840 – 9

定价　130.00 元
网址　www.cptcm.com

服 务 热 线　010-64405510
购 书 热 线　010-89535836
维 权 打 假　010-64405753

微信服务号　zgzyycbs
微商城网址　https://kdt.im/LIdUGr
官 方 微 博　http://e.weibo.com/cptcm
天猫旗舰店网址　https://zgzyycbs.tmall.com

如有印装质量问题请与本社出版部联系（010-64405510）

中医养生饮食总整理

　　治疗在药，养生在食，药食同源。探索本草、食物、药性与体质之间的关系，汤液、食疗固护健康。问津中医养生饮食方法之源，遂为《药食心源——中医养生饮食总整理》。

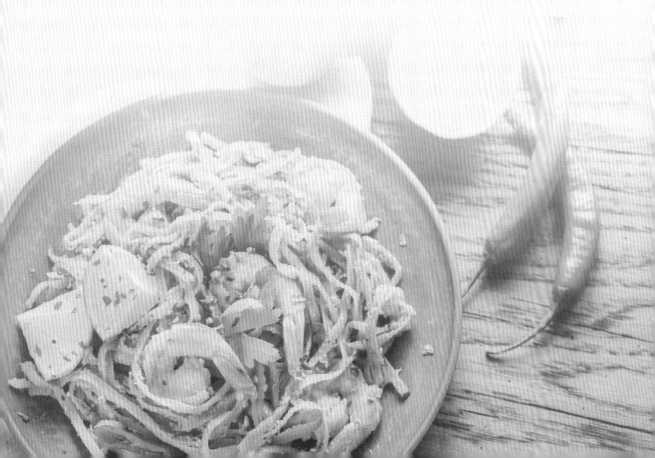

前言：中国人花了五千年研究怎么吃

　　我的中医老师倪海厦先生常说："美国人花了两百年的时间研究怎么登陆月球，中国人则是花了五千年的时间研究一个很重要的东西，就是怎么吃。"这么会吃的一个民族，它的饮食文化里面一定有某些很重要的内容。

　　我们常说一句话——药食同源。中药以来自天然的植物为主，很多药物和食物的分界线可以说是相当模糊。以中医本草学来说，一般我们把单味药的药性分为寒、热、虚、实、浮、沉、收、散、润、燥等不同的性。药性比较偏颇的就称之为药，而其性质比较平和的就被当作可以经常食用的食物。从另外一个角度讲，尽管偏性不强，但食物本身还是有些偏性，所以长期食用某一种食物也可能会造成我们身体体质的偏失。

　　用药可以快速改善我们身体体质的偏失，同样的，食用有偏性的日常食物也能改善我们的身体。某些情况下，药性比较平和、安全性更高的食物，在治疗慢性病、长期调理体质等方面，相比用药而言更容易被人们所欢迎。所以药王孙思邈在《备急千金要方》中写道："安身之本，必资于食，不知食宜者，不足以存身也。"

　　由此，我们萌生了撰写本书的想法。这是一本关于养生饮食的书，我们希望打通药材与食材之间的关系，放在大统一的中医视角下指导我们日常的养生饮食。治疗在药，养生在食，药食本就是同源。通过本书，我们一起探索本草、食物、药性与体质之间的关系，在汤液之外，大家还可以使用食疗固护健康。经由本书问津中医养生饮食方法之源，于是我们为本书起名《药食心源》。

这本书的副书名叫"中医养生饮食总整理"，因为本书中也有不少篇幅是直接关于做养生药茶、药膳的。曾经有一部很有名的电视剧叫《大长今》。剧中的主角大长今是一位厨师，她最开始是负责做菜的，做到后来变成了医女，成为一位很重要的医生，帮助很多人看病。对古代人们来说，吃药与吃饭，两者有着同等重要的意义，这两者都可以调整我们的身体。所以在古时候，一个人若要成为伟大的厨师，需要懂药，也就是懂食物的性味，才能够做出不但好吃，还能让人越吃越健康的菜肴。如果在药的基础上再懂一些医，像体质辨识、望诊、闻诊，甚至能做到一看到某人就知道他最需要吃什么。

中国有史记载最早的一本药书叫《伊尹汤液经》。伊尹原是一位厨师，后来成为商朝的名臣。成为大人物后，他写书告诉人们如何煮汤液。汤液就是汤药，对此广东人就很熟悉，广东人喜欢餐餐煲汤，这可以说是一种优良的中医饮食文化，通过日常饮食就能有效地改善体质的不足或过亢，这是再好不过的方法。

我小时候的偶像就是港剧《楚留香》里的苏蓉蓉。扮演苏蓉蓉的演员是赵雅芝，她现在有60多岁，然而年逾60，貌似40。她保养得这么好，必然有套方法。据她自己说，她就经常在家里煲汤。由此可见，如果我们能很了解食物的药性，每天合理搭配饮食，就能改善我们日后的身体状态。人在40岁以前，长得怎样、健康如何，这多半是由父母生养所决定的，多半来自父母的遗传。长得黑、显得老，遗传使然。可是等到过了40岁以后，我们就不能再怪遗传基因了，因为从某种程度上说，你过去40年的养生造就了你40岁以后的样子。所以说，怎么吃、怎样保养自己的身体，这是中国人的生命哲学必修课。我们希望通过本书帮助读者掌握基础的中医本草学知识，在日常饮食中引进药性的观念和体质调理的理念进行养生饮食方案的设计，相信这套方法会非常有效。甚至我们要呼吁：学会怎么吃，是现代人养生的基本功，是找到健康的第一步！

我们把中医的养生饮食理论和药茶药膳等菜肴的做法结合为一体，形成本书。在书中，我们将会探索中医典籍尤其是历代本草名著中与饮食密切相关的内容，从理论的根源着手，清晰整理历代中医养生饮食文化的思路；进而，我们将会分析药食同源的中医饮食观，讲解中药和食物的四性五味；接下来，我们会有实操应用的篇章，通过文字、图片和视频的形式，展示不同体质的养生饮食、四季的养生饮食、特殊时期如坐月子期间的养生饮食等，除了中医理念的说明，我们还会就不同的需求而介绍具体的食谱，以图表的形式展示食谱的食材组成、性味、功效作用等——这是本书的特色所在；再者，我们增加了一个比较特殊的单元，即剖析现代人所面临的饮食陷阱和困境，我们生活在这个现代社会，常常吃一些现代工业化的食品，我们正在遭受一些健康损害却不自知，我们必须能够分辨清楚食物的优劣以趋吉避凶；在最后的单元里面，我们会归纳分析在《神农本草经》中出现的食材，排比展示其分类、功能和作用，以供读者对更多食材有更全面的了解。本书定位就是中医养生饮食归纳整理的总集合，提纲挈领，内容也较为综合，希望通过这本书能为热爱中医养生饮食的读者带来全面而细致的收获。

药食心源小贴士：葛根的食疗益处

说到广东人煲汤，我们不得不提到葛根这一味重要的食材。葛根是一味中药，也是一款食材，又被称为粉葛，是广东人煲汤的常用食材之一。它的好处和功效非常之多，并且已广为人知，我们在本书中还是为大家再做个整理。首先，从营养学的角度来看，葛根的成分有蛋白质、氨基酸、维生素、矿物质以及黄酮类物质。矿物质部分以钙、磷、锌的含量最高，并含有防癌作用的硒，还有其他如铁、铜、锗、锰等矿物质。在所含的黄酮类物质部分中，其主要成分是葛根素和大豆苷，其具有如下功效：

1. 改善心血管系统

葛根能扩张血管，降低血压，改善脑循环和微循环，增加冠状动脉氧供给，降低心肌氧消耗，临床上对高血压、心绞痛、心律不齐都有帮助。此外，葛根还能抑制血小板的凝集，有抗血栓形成的作用。

2. 舒张平滑肌

葛根有舒张平滑肌的效果，可以缓解肌肉痉挛及肌肉酸痛。

3. 防治妇科疾病

葛根能补充雌激素，可以调节内分泌失调所导致的各种症状，例如月经不调、痛经、偏头痛、青春痘、皮肤粗糙暗沉等，也能改善更年期综合征与雌激素下降所导致的老化症状，例如心情烦躁、失眠、记忆力减退、老人斑等。

除了以上几个大的功能外，葛根还有保护肝脏和降血糖的作用。从中医的角度来看，葛根能解肌退热、透发麻疹、生津止渴、升阳举陷。《神农本草经》记载葛根"主消渴，身大热，呕吐，诸痹，起阴气，解诸毒"，对感冒、头痛、项强、麻疹透发不畅、热病烦渴、腹泻等，都有很好的效果。平时，我们除了用葛根煲汤，还可以将葛根粉作为芡粉的替代品，不论是需要勾芡的菜肴，或是做丸子，做甜品，葛根粉都能很好地替代芡粉，同时又增加了食物的营养和功效，一举两得。

目　录

第一章　中医典籍中的饮食精粹

在五千年中华文化中，饮食文化是很重要的一部分。先民在旷野中寻找食物长养身体之余，慢慢地体会到不同的食物会对我们的身体产生不同的影响，不同的食物性味会针对不同的生理病理反应而起作用。最后，先民逐渐发展出药食同源的中医本草思想。除了作为药用的中医本草学著作，古人对于各种食物的药性及作用的探讨，散见于诸多中医古籍中，甚至有不少古籍是关于食物类本草的专门著作。要研究整个中医饮食的观念，我们当然要先从历代典籍尤其是食物类本草著作着手，通过对于不同时代食物类本草知识的比较分析，我们可以更清楚地体会到历代中医在饮食上的用功之深，也更能够了解到中医养生饮食的历史渊源及不断发展。

古代中医饮食本草发微

目前存世久远、系统记载中医饮食知识最为知名的著作之一就是《黄帝内经》。这是中医学的经典著作之一，虽然不是关于饮食的专著，但已经对中医饮食有了很多着墨。相传，本书是黄帝与岐伯、雷公等大臣讨论医学的记述，反映了中国古代的医学成就，奠定了中医发展的基础。《黄帝内经》成书大约在战国时期，集中国古代医药知识之大成，为中医四大经典著作之首。书中最早揭露了各种饮食在生理病理学上的作用，如《素问·生气通天论》中提出了五味"酸、苦、甘、辛、咸"对应着五行"木、火、土、金、水"，进而能影响五脏"肝、心、脾、肺、肾"。所以，善用五味而调整体质，是中医天人合一的饮食观。《素问·生气通天论》最后总结道："是故谨和五味，骨正筋柔，气血以流，腠理以密，如是，则骨气以精，谨道如法，长有天命。"

我们将《黄帝内经》中关于五行及其衍化内容的部分整理如下。除了食物性味上的五味之外，还可以看到五谷、五菜、五果、五畜和五行之间的关系。可以说，古人在《黄帝内经》的时代，就已经有了食物和生理病理之间关系的清楚论述。

《黄帝内经》五行衍化总表

五行	木	火	土	金	水
五脏	肝	心	脾	肺	肾
五腑	胆	小肠	胃	大肠	膀胱
五色	青	赤	黄	白	黑
五方	东	南	中	西	北
五时	春	夏	长夏	秋	冬
五化	生	长	化	收	藏
五气	风	暑	湿	燥	寒
五味	酸	苦	甘	辛	咸
五臭	臊	焦	香	腥	腐
五志	怒	喜	思	悲	恐
五窍	目	舌	口	鼻	耳
五脉	弦	洪	缓	浮	沉
五体	筋	脉	肉	皮	骨
五华	爪	面	唇	毛	发
五声	呼	笑	歌	哭	呻
五音	角	徵	宫	商	羽
五液	泪	汗	涎	涕	唾
五变	魂	神	意	魄	志
五谷	麦	黍	稷	稻	豆
五菜	韭	薤	葵	葱	藿
五果	李	杏	枣	桃	栗
五畜	鸡	羊	牛	犬	猪

　　在食物的均衡运用方面，《黄帝内经》中也有不少相关的篇章，其论述十分清楚。如《素问·五常政大论》中提出"谷肉果菜，食养尽之，无使过之，伤其正也"，《素问·金匮真言论》更把饮食和时节做了配合："五脏应四时，各有收受；春生夏长，秋收冬藏，

气之常也，人亦应之。"《素问·脏气法时论》中说明了不同食物之间的协调作用，其中提到有"五谷为养，五果为助，五畜为益，五菜为充，气味合而服之，以补精益气"。

《黄帝内经》对食物性味最早的分析和归纳，对于后世中医饮食观的发展起到了决定性的指导作用。

提到中医饮食，不能不再一次提到商朝的重要名臣、政治家、被称作"中华厨祖"的伊尹。伊尹之所以被称作"中华厨祖"，是因为他最早把各种药物用水煎煮而形成汤剂，并留下了一本巨著《汤液经法》（又称《伊尹汤液经》《汤液经》等），但这本书在宋朝以后就佚失了。好在《脉经》《辅行诀脏腑用药法要》和《千金翼方》这几本书引用了《汤液经法》的内容，给历史留下了一点痕迹。学者也推断，张仲景先师的《伤寒杂病论》中所记载的部分方剂，也来自《汤液经法》。伟大的厨师同时又是养生饮食高手，这种现象在后世的中华文化中一再出现。伊尹先生是有历史记载的对饮食和汤药有所研究的古代贤者，所以后世制作调养身心的饮食的厨师和治病救人的医师均尊他为启蒙者。

秦汉时期的饮食本草启发

走过了上古时期的漫长岁月，秦汉时期的中医文化得到了更为蓬勃的发展，而在这个时期的饮食本草书并没有专著，但是有两本非常重要的中医典籍中有关于调整身心的食物的记载。

第一本书就是《神农本草经》，简称《本草经》或《本经》。《神农本草经》的原书已佚失，现在通行本有清朝孙星衍辑本、清朝顾观光辑本、日本森立之辑本。书中收载药物共有三百六十五种，依照功用分出了上、中、下三品，上品一百二十种、中品一百二十种、下品一百二十五种，书中介绍了每种药物的别名、性味、生长环境、功用等。此外，书中还提出了君臣佐使的配伍关系、七情和合等药物学理论。《神农本草经》约成书于汉代，是现存最早的一部药物学著作，奠定了中国药学的基础，是中医四大经典著作之一。书中记载的很多药物其实就是我们日常使用的食物，如藕实、大枣、葡萄、蓬蘽、鸡头实、胡麻、冬葵子、苋实、瓜子、苦菜等。在后文，我们会就《神农本草经》中所提到的食物做简单的分类和说明。《神农本草经》是本草书的宗祖，从根源提示了食物的药用作用，这对后世研究养生饮食的医者影响很大。

秦汉时期，另外一本与中医饮食相关的著作就是《伤寒杂病论》，全书又分为《伤寒论》和《金匮要略》两个部分。书中对食疗很重视，里面有不少方就是用食物来治病的，例如甘麦大枣汤、猪肤汤、当归生姜羊肉汤等，这些都是经典食疗方。《伤寒杂病论》成书于东汉，是中国最著名的理论联系实际的临床诊疗专书，后世将《伤寒杂病论》中的方剂称为"经方"，影响远至朝鲜和日本，是中医四大经典著作之一。

我们从这本书中已经看出了中医对于药物的运用和食物的运用非常相近，食物也在治病过程中扮演着重要的角色。比方说桂枝汤有发汗的作用，但是力量比较有限，因为桂枝汤所治疗的太阳中风是已经微有汗了，而要再进一步地发一些汗而祛邪的话，就必须和热稀粥一起吃才行。此外，书中对患者饮食方面的注意事项也有着墨，比方说有感冒的患者就不能吃生冷、黏滑、肉面、五辛、酒酪、臭恶等物。这些食疗方案以细腻而具体的笔触被记录在这本旷世巨作之中，对后世影响十分深远！

魏晋南北朝时期的饮食本草相关典籍

来到这个时期，我们首先要提到东晋葛洪先生的《肘后备急方》，简称《肘后方》。本书共八卷七十三篇。书中的内容都是针对日常会遇到的急症，算是一本中医急救手册，所以使用的药材都是取药容易、方便又便宜的，很多都是在一般家中厨房就找得到的食材，例如用海藻治瘿瘤，用青蒿治疟疾，用猪胰治消渴等。《肘后备急方》成书于东晋，原名《肘后救卒方》，后来经过陶弘景和杨用道增补，最后才成为现在的《肘后备急方》。

值得一提的是，中国科学家屠呦呦等人在葛洪的《肘后备急方》中关注到与常规的煎煮法所不同的服药方法，乃是"绞汁"，"青蒿一握，以水二升渍，绞取汁，尽服之"，由此获得灵感，进而用乙醚萃取黄花蒿，经过一系列纯化，获得青蒿素。由于青蒿素在治疗疟疾方面成果显著，屠呦呦因此研究和影响而获得了诺贝尔生理学或医学奖。厨房前后的救急本草书，能够影响后世深远，由此可见一斑。

此时期另外一本著作是相传为陶弘景所著的《辅行诀脏腑用药法要》，简称《辅行诀》。我们提到这本书，主要也是因为前面讲到的《汤液经法》。因为《辅行诀》这本书的存在，我们才能看到《汤液经法》中的一些内容，也可以说是《辅行诀》里收录的饮食相关内容较可能来自《汤液经法》。《辅行诀》这本书的源流不是很清晰，但这并不妨碍专家学者发现本书具有很高的价值。较为认可本书的专家学者有冯世纶、钱超尘、马继兴、丛春雨等。冯世纶在《中国汤液经方》中写道："汉晋许多名医都看到过《汤液经法》，陶弘景从《汤液经法》中检录六十首，记录于《辅行诀》中，张仲景主要依此撰写《伤寒杂病论》。《辅行诀》中许多方剂和其适应证都可以在《伤寒杂病论》中找到相应的方剂和适应证。"虽然如此，人们对于此书还是有些争议，也有些人怀疑它是伪作。但无论如何，这还是一本有学术价值的书。

隋唐时期的饮食本草典籍

在唐代有"药王"之称的伟大医学家孙思邈先生撰写了《备急千金要方》，其中对于饮食方面的本草研究已经具备了往专著方向发展的趋势。本书简称《千金要方》或《千金方》，共三十卷，两百三十二门，总共有五千三百方。书中非常重视疾病的预防，像"上医医未病之病，下医治已病之病""消未起之患，治未病之病，医之于无事之前"等观念都是从此书出来的，本书可以说是发扬了"治未病"观念，也就是中医学的预防医学思想。《备急千金要方》也非常重视饮食养生，书中第二十六卷就名为"食治方"，这是中国最早的中医饮食保健专论，内容强调以食物来治病。书中将食疗食物分为四大类——果实、菜蔬、谷米、鸟兽虫鱼，总共一百六十二种食物，书中对其性味与作用都有介绍。《千金要方》成书于唐代，是中国最早的一部临床医学百科全书，而书中对于中医饮食本草的专章，也正式开启了百家争鸣的中医食物本草研究。

孟诜的《食疗本草》是唐代的一本有关食物本草的专著。《食疗本草》的原书已佚失，现本是由《证类本草》和《医心方》等书辑录复原而成，在1984年由人民卫生出版社出版。全书分三卷，共有两百六十种药物。书中内容主要都来自民间的医药实践，以食物治病为主，不仅记载了各种食疗食物的性味、功用、主治等，还有食物之间配合使用时的禁忌，以及食疗的方剂、食疗的运用方法与效果，可以说是《备急千金要方·食治方》的进阶版。《食疗本草》成书于唐代，是唐代收录食疗食物种类最为丰富的一部著作。

唐代昝殷所著之《食医心鉴》，又名《食医心镜》，原书已佚失，现本是从《医方类聚》辑录复原而成，共一卷，两百一十一方。《食医心鉴》成书于唐代，是唐代的一部食疗方书。书中在每一类食疗方之前，都先论述该类病的成因、症状，以及食疗的原理，最后才会介绍对治该类病的食疗方剂。并且，在每一个食疗方剂后都注明其原料、用量、制作方法和食用方法。此外，本书还有一个特点是书中食疗方所使用到的原料大多是很容易取得的，所制作的成品也都是以粥、面、馄饨、羹、汤、酒等常见的食物形式为主，例如糯米阿胶粥方、炙黄雌鸡方、鲤鱼汤方、鲫鱼鲙方等。

由著作的产生就可以看得出来，在唐代时中医饮食本草专书的出现揭示了药食同源的养生观念。我们日常食物的性味和功能也如同药物一样被彻底地研究，这对于中医食疗的发展和深化有着深远的影响，也开启了后世在食物本草学上的蓬勃发展。

宋元明时期的饮食本草典籍

从宋朝开始，中医的使用更为规范，对民众的影响也更大。除了有主管中药的专卖公营单位如太平惠民和剂局之外，也有流传于天下的全民健康手册如《太平惠民和剂局方》的出版，中医学随着宋代文化的昌明而站上了一个高点。中医的方剂使用除了延续着汉唐经方的药简力专而治病快速的特点之外，也慢慢地考虑到患者在服药的过程中的身心舒适度，所以对于很多方剂的考虑也就进入了更细腻的阶段。而药食同源的食疗观念，也在宋朝开始得到医者进一步的重视。我们看到，宋朝以后的食物本草著作更趋于专业，由宋朝一直到明朝，很多食物的性味及功能都有了更为明确而实用的记载。这些中医食物本草典籍是中医药文化的重要宝库，更体现了中医养生抗老学科发展过程中的长足进步。以下就和大家一起探讨这一时期的食物本草著作。

第一本要看的书是《寿亲养老新书》，作者是陈直和邹铉。《寿亲养老新书》共四卷，第一卷是北宋陈直撰，原名《养老奉亲书》；第二卷至第四卷是元代邹铉续增，与陈直的《养老奉亲书》合为一书，改名为《寿亲养老新书》。书中以老年养生为主题，论述老人养生保健的理论和方法，内容包括修身养性、食物调理，以及按摩腧穴等，记载的食疗方剂有一百六十二首。《养老奉亲书》是一部老年养生的专书，其中的食疗方剂对老年人饮食养生有很大的贡献。这本书充分体现出从宋朝开始对于中草药及食物的细腻研究，已经到了能顾及不同年龄段的养生需求的细腻地步。中国历来以孝立国，敬老孝亲一直是中国文化传统中优良的部分，通过中医养生饮食而进一步地关怀长辈，可以说是中医药人性层面的感人表现。

对于当时的汉族来说，元代是一个少数民族掌权的时代。宋朝文化艺术医学等领域高度发展，但是军事方面没有办法抵御来自北方的铁蹄。元朝建立之后，带来了更多的文化冲击，民族的融合发生在这个时期，整个民族的世界观也有所改变。从北方下来的民族也受到强大富丽的中华文化的影响，接受并融合了不少汉民族的文化。而中医药这种真正实用有效的文化，可以说是最容易也是最早被融合的。我们接下来要介绍元代饮膳太医忽思慧先生所编著的《饮膳正要》，这就是元代对于中医药文化有重大贡献的具体说明。

《饮膳正要》分三卷，全书附有插图，图文并茂。作者忽思慧是元代皇帝的饮膳太医，负责管理宫廷饮膳烹调，研究饮食营养。书中不仅整理了历代医学理论，收集各民族的食疗方法，还结合了作者本人从事饮膳工作所累积的丰富实践经验。本书内容分为三卷，卷一是食养的基础理论，卷二是宫廷食谱与食疗方等，卷三是食物本草，包含谷类、肉类、鱼类、果类、菜类等共两百三十余种，并附本草图谱一百六十八幅。《饮膳正要》成书于元代，是中国最早的饮食卫生与食物营养专著，早年就被传往日本，在明、清两代也曾多次翻印，是广为流传的一部著作。明代名医李时珍在《本草纲目》中也引用了本书的内容。

另外从元朝而一路传至明朝的一本书叫《食物本草》，这是一本食物本草学的专著。作者是明代的姚可成。《食物本草》共二十二卷，分十六部五十八类。原题是元代李杲编辑，明代李时珍参订，后经现代学者考证，前两者应该是托名或做过少量工作，明代姚可成才是本书的主要编辑者。书中将食物分为水、谷、菜、果、鳞、介、蛇虫、禽、兽、味、草、木、火、金、玉石、土等十六部，种类之多，几乎囊括了以前所有见载于食疗类书籍中的食物。针对每一条食物，书中均详细介绍了其产地、性能、食疗作用、用法等。《食物本草》起源于元代，成书于明代，是中国现存内容最全面的一部食物本草学著作。

明初有一本饮食本草专著叫《救荒本草》，本书分上、下两卷，作者是明代皇帝朱元璋的第五子周王朱橚。书中内容是关于在灾荒时可利用的野生植物，总共记载的植物有四百一十四种，其中一百三十八种出自历代本草著作，剩下的两百七十六种则为新增加的。书中对上述植物均一一说明其产地和别名、性味，以及食用部位的处理和烹调方法，并且针对每种植物都附有精美插图。《救荒本草》成书于明代，是中国第一部专门记录可食用野生植物的著作，本书是中国本草学从药物学拓展到应用植物学的一个标志。明代一批食物本草学的著作都受其影响，例如卢和《食物本草》、汪颖《食物本草》、姚可成《食物本草》、宁源《食鉴本草》、鲍山《野菜博录》、王磐《野菜谱》、周履清《茹草编》等。

讲到明朝的中医发展，我们不得不提到《本草纲目》这一本书。由于作者李时珍先生对本草的取材造诣深厚，此书几乎可以说是当时世界上最完整的一本植物学和医学的百科全书，篇幅浩大不说，内容也相当丰富细致，融合了历代本草学术精华。李时珍结合个人临床经验及田园调查研究，完成了这本五十二卷、记载药物达一千八百九十二种、方剂达一万一千零九十六首，还附有药物图一千多幅的巨著。李时珍是中国历史上最著名的医学家、药学家和博物学家之一，他花费了三十年的时间才完成这本《本草纲目》，除了他自身去实地考察、采集样本之外，也参阅了将近八百多种方书、药书，纠正了前人的许多错误，并且改进了传统的中药分类方法，格式较为统一，叙述也较有条理。书中把每种药物分列其正名与异名、产地、炮制方法、性味、主治、功用，以及附方等。《本草纲目》成书于明代，它不仅是中国最重要的本草学著作之一，也是一部影响世界的博物学著作。虽然说它本身并不是一本食物本草专著，但是因为书中罗列了许多我们日常作为食物的本草，其详尽的说明也超越前面各个朝代的成就，所以就食物本草学的观点来看，这一本书的地位依旧非常重要。

🍚 清朝时期的饮食本草典籍

时间到了清代。因为清朝统治者的打压，很多清朝知识分子失去了在文化创新上的动力，但是他们转而整理历代中华文化中优秀而庞大的资料。于是，清朝反而是产出非常多整理性著作的朝代。在其他学术领域上也有类似的现象，如文学、书法、宗教，这些领域都有很不错的整体校注归纳。因为时代的特性，清朝的中医学发展不但包含了整理归纳历代中医学的内容，还有了新学派的创立，如温病学派。在食物本草学的发展上，清朝也有很多优秀的著作，推动中医养生学、营养学、食疗学进入另一个高度。本时期关于中医饮食的书很多，以下所介绍的这几本专著只是其中的一部分，还有更多内容散见在其他中医学著作里。诚如前文所说，这些食物本草书籍都是中医文化的瑰宝。

我们首先介绍的这本书叫《食物本草会纂》，作者是沈李龙先生。《食物本草会纂》共十二卷，自卷一至卷十，将食物分成了水部、火部、谷部、菜部、果部上、果部下、鳞部、介部、禽部、兽部，计九部十卷，记载的可食用药共两百二十种，介绍了每种食物的药性味、主治和附方，而且有附图。《食物本草会纂》成书于清代，内容主要采辑自《本草纲目》《食医心鉴》《食疗本草》《备急千金要方·食治方》等，是一部收集前人著作的食疗著作。这符合了前面所论述的，即清朝的学者、医家在整理前朝的资料上，是非常用心而有所贡献的。

章穆先生所著的《调疾饮食辨》又名《饮食辨录》，全书共六卷。书中将食物分为总类、谷类、菜类、果类、鸟兽类、鱼虫类，计六大类，总类中又分为水、火、油、代茶四部分，记载食物约有六百多种。《调疾饮食辨》成书于清朝，是一部专门论列食物及其药用的本草和食疗著作。

前文提到了孝亲养老的专著《寿亲养老新书》，在清朝也有一本这样的特殊书籍，名叫《老老恒言》。其作者是清代的曹庭栋先生。《老老恒言》又名《养生随笔》，全书共五卷。作者曹庭栋是清代著名养生学家、文学家。本书内容从日常饮食起居入手，讲述老年人的养生之道。卷一至卷二是日常生活起居，包括安寝、盥洗、饮食、散步、见客、出门、防疾、慎药、消遣、导引等；卷三至卷四是日常生活用品，包括衣、帽、袜、鞋、床、帐、枕、席、被、褥等；卷五则是粥谱。《老老恒言》成书于清代，是一部老年养生学的专著，也是养生专著的代表作。

《费氏食养》的作者是费伯雄、文晟、费子彬三人。《费氏食养》又名《费氏食养三种》，本书共收录了三本食疗著作，即费伯雄著的《食鉴本草》，文晟著、费伯雄鉴定的《本草饮食谱》，费子彬著的《食养疗法》。《食鉴本草》中将食物依十种病因——风、寒、暑、湿、燥、气、血、痰、虚、实——分成了十类，每种病因对应其治疗方法，列举了用到的食物。《本草饮食谱》中将食物依传统分类方式分成了十类——谷、豆、菜、瓜、果、味、禽、兽、鱼、虫，对每种食物都介绍了其性味、功能、宜忌等。《食养疗法》则是叙述食疗的简史。"食养疗法"一词就是由费子彬先生首先明确提出的，这代表了食疗法在清朝已经是深入人心的中医养生治病知识的一个重要部分。

清代名医王士雄（孟英）先生著有《随息居饮食谱》。此书成书于咸丰十一年，共一卷。书中将食物分为水饮、谷食、调和、蔬食、果食、毛羽、鳞介，计七类，所列出的食物总共有三百三十一种，对每种食物都叙述其性味、功用、主治、宜忌等。作者王士雄强调食养与调节饮食的重要性，在序中就说道："人以食为养，而饮食失宜或以害身命；卫国卫生，理无二致""颐生无元妙，节其饮食而已"。《随息居饮食谱》是清代最有名的传统营养学著作，刊刻次数多，流传甚广。

🍲 饮食本草小结

　　随着时代的演进，传统的中医饮食本草在讲究自然饮食和健康养生的这个时代，充满了时代的意义。今天我们可以非常容易地收集到历代饮食本草的资料，同时也因为现代营养学、化学及各种不同现代学术的进步，我们也可以重新审视各种食物的功能和应用。如何汲古出新，让现代人能够全面而轻松地掌握中医饮食文化，这是一个重要的课题，也是本书想要在中医饮食文化传统下做一番创新发扬的初衷。

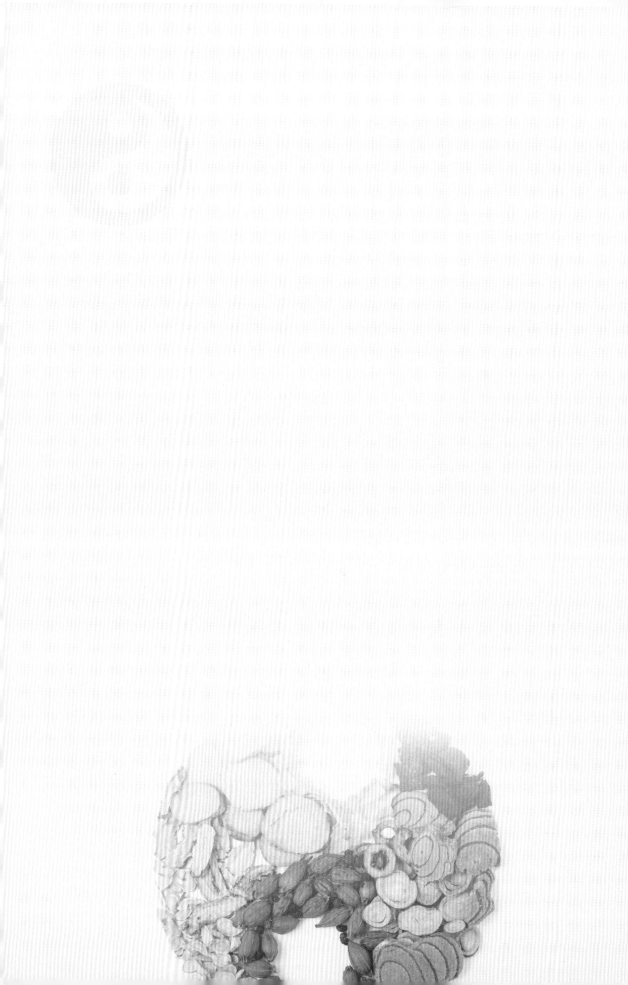

第二章 药食同源的中医饮食观

　　如前文所说，很多中药与食物的差别很小。比方说著名的"汤剂之祖"——桂枝汤，其组成为桂枝、芍药、炙甘草、生姜、大枣。其中的桂枝，就是cinnamon，本身也可以作为一味佐料，很多人在喝咖啡的时候也会撒一些；甘草，煮牛肉的卤包里面一般都会有，卤东西放一点甘草可以调和各种味道，而炙甘草就是把甘草拿去用蜂蜜炒一炒；生姜，就是家里炒菜常常会用到的生姜，这是再常见不过的厨房必备食材；大枣，也就是红枣（jujube），本就是一味零食；其中唯一一个比较像药的是芍药，它的名字中就有一个"药"字，但它也不过是植物芍药的根茎部分而已。类似这样中药与食物之间差别很小的案例还有很多，像我们常吃的茯苓糕中的茯苓或四神汤中的山药，它们是很重要的中药，可是却跟食物很相近，也可以说是一款食物。

　　我们在前文提到，关于中药的最古老的一本书叫《神农本草经》。《神农本草经》里没有区分药物与食物，只把所有的药物与食物分成三类——上品、中品与下品。上中下三品不代表优劣贵贱，并不是说上品就一定更珍贵。上品表示这类药材可以经常吃，对身体很好。像我们在前文提到的桂枝就是上品的药材，每天喝都可以，或是像莲蓬、红枣、芝麻等。中品表示药性比较偏，不能常吃。从这个角度来看，上品比较接近我们一般认知中的食物，而中品就比较像我们一般认知的中药。试举一例，《神农本草经》的上品里包含了葡萄（grape），葡萄干是补血的药，当你吃葡萄时，你就是在吃药，就是在补血，而且一边补血一边美滋滋的，"哎呀，真好吃！"有没有听说谁大量食用葡萄后死亡的？自古至今都没有。这就表示葡萄是上品之药，有其养生功效，可以常吃。后世将《神农本草经》上品所体现的这种思维称之为"药食同源"，这是我们整本书中医养生饮食理念的基础。

天天吃的补气药

　　《神农本草经》上品里面有一味药，大家常常在吃，但是一直忽略了这味药的价值。以前我还在中医院校念书时，有位同学问："老师，我们平常补气应该吃什么药？需不需要每天泡人参、党参、黄芪来补气呀？"老师回答说："在补气的药里面，你要选择一个最平和、最中正的一个药，它不燥、不温、不阴、不阳、不寒、不热，药性在中间的补气药就是最好的，适合大家每天吃。"同学们都瞪大了眼睛，期待学会这味完美的补气药。老师说："这味药就是粳米，也就是白米，就是一般人家里吃的米。"所以说，我们三餐都要吃好一碗饭，好好吃饭，这就是最好的药。好好吃米，就是天天补气。

高血糖者要吃白米饭

米是上品的补气好药。从十多年前开始，我就推广这样一个理念——血糖过高的人，三餐要吃一碗白米饭，这样血糖会更容易得到控制。有人会怀疑说："怎么可能？我都已经血糖高了，还吃米饭？岂不是越吃血糖越高？西医明确说高血糖的人不能吃白米饭！"

如果你被西医检查出来有高血糖，它实际代表什么，你知道吗？它表示你这个人是一个缺糖的人（对，这里没有印刷错误，是缺糖），因为你身体的细胞吃不到糖（指葡萄糖），而糖都留在血液里面。当糖没有被细胞吸收，糖都在血液里，你的血糖就会很高，可是你的身体细胞却是缺糖的。所以很多糖尿病患者最后是"饿死"的——因为细胞得不到营养，所以全身各部分的机能慢慢崩坏。人吃入米饭，米饭进到人体的消化道里面后会慢慢分解成葡萄糖，葡萄糖就会在小肠进入血液，经由血液循环供应葡萄糖给全身的细胞。在细胞里面有一个东西叫线粒体，它将葡萄糖与氧气作用以后，提高了 ATP 的能阶，把能量储存在细胞里，需要的时候就释放出来，提供我们全身的能量。由此可知，为维持人体能量，我们最需要的营养物质就是葡萄糖。

很多高血糖的人说："算了，我不吃饭了。"也就是知名的生酮饮食——不吃饭，不摄取任何淀粉，不摄取任何糖类。一开始，血糖果然就降下来，他们便好高兴，以为降血糖很简单，面对血糖高，不吃糖就好了。如果血糖高只要不吃糖，血糖就会降下来，那高血糖应该很好治，然而问题没有那么简单。当高血糖的人们不吃糖，一开始血糖是会降低，可是没有高兴多久，明明没有吃糖，他的血糖又开始慢慢升高，恢复到高血糖的程度。这是因为我们身体的细胞需要糖，细胞都说"给我糖！给我葡萄糖！给我！给我！"这时如果人体血液中糖含量少，身体只好从肌肉中拿，于是肌肉就溶解，以产生糖释放到血液里面。因此，很多糖尿病患者会越来越瘦，肌肉越来越少，就是因为他们不吃饭，没有摄取糖，身体只好去溶解肌肉来产生糖。如果他们血液中的糖是足够的，随着身体机能逐渐修复，细胞会开始慢慢吸收糖，在血液中的糖就会自然而然地降下来。

糙米饭对比白米饭

糙米饭比白米饭多很多营养，我们一般人应该尽量多吃糙米饭。可是高血糖的人就不一样，他们身体细胞缺糖很严重，这个时候吃精白米，比较好吸收。

在古代，精白米就是个很好的药，或者说是最重要的药之一，是富贵人家一日三餐都要吃的补气药。可惜的是，现在人比古代更富贵了，但是却不吃"富贵药"，不太吃饭，身体怎么会好？这也难怪现代那么多俊男美女一个个气虚体质的样子。

我曾经有位患者，他以为只要不吃饭（不吃任何主食）就能降血糖，于是半年没吃饭，结果身体的问题越来越多，他都搞不清楚到底是怎么了。直到我对他说："你的问题是你所有的细胞都说'给我糖！给我糖！'你却不给它，所以很多功能就变差了。"

🍚 专业的煮饭方式

平常我们在家煮饭是用电锅，电锅一煮出来就是一般我们吃的饭。不过专业的饭其实不是这样子煮的，如果你有吃过中华台北国宾饭店或圆山饭店的饭，你就知道，他们做的饭跟你家煮的饭吃起来真的不一样，他们的饭不会太软，也不会太硬，软硬适中，而且放在嘴里面时不会有什么水水的感觉，非常好吃，非常松软。他们是怎么做到的？难道煮米饭都有什么特殊技巧吗？莫非传说中的"煮饭仙人"是真的？

在这些大饭店里面，他们的饭不是用电锅煮的，不是随便哪个人就可以煮，他们有一个专门煮饭的人。煮法是先把生米放在水里面，煮滚了以后，用勺子把那里面的米捞起来，放到一个铺着布的方形木头架子上，接着再拿去蒸，将米蒸熟。

以前我家住在中国台湾屏东市，屏东市有一家店叫白饭店，专卖白饭，虽然白饭是大家在家里用电锅轻轻松松就能煮出来的东西，但这家店的生意非常好，很多人都要买它的饭，因为这家店也是用我刚讲的这种方法在做，这种按照专业做法做的饭，真的跟我们自家电锅煮出来的不一样。我爸有跟我说过，他小时候，他们家里也有这种专业煮饭的厨具，煮饭时都是水煮完捞起来，铺在布上去蒸，所以吃的饭都是蒸出来的。专业水平的饭为什么要这样先煮再蒸呢？因为米的性味虽然已经很中平，但其实还是有一点点的偏性，偏一点湿性，所以用这种先煮再蒸的做法，可以把米的湿性去掉，做出来的饭就会正好中正平和，没有偏性的饭味道格外好，我们吃了也会很健康。

光是米饭就有这些考究。好吃健康又营养的上等白饭，其实细节可不是简单的，而其效用更是深远。所以如本书开头所说，中国五千年来研究透了一件事——吃。这是中国传统文化中一个非常细致而深刻的底蕴，我们就是要吃，而且要吃得很好，吃得很健康。这就是为什么在整个中医知识体系之中有很大一部分都在讲怎么吃！同时，古代伟大的厨师也大多读过中医的药典，如此才能恰好掌握食物的性味。

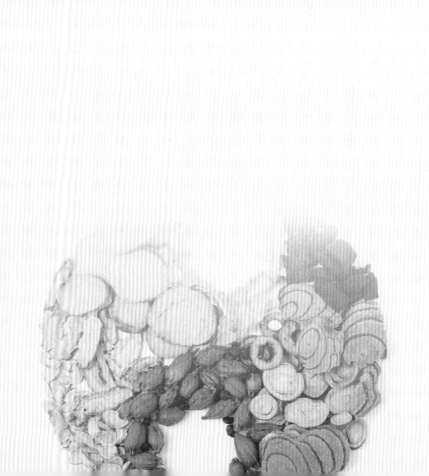

第三章　中药及食物性味：四气

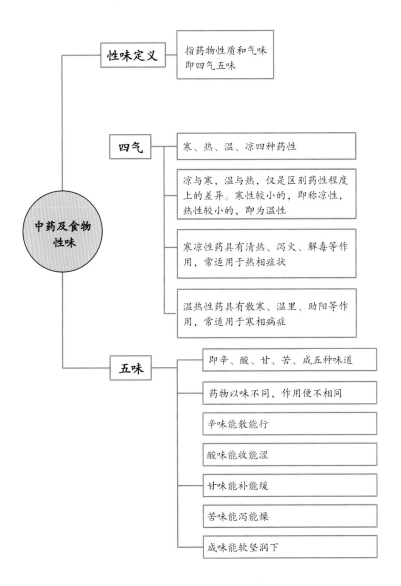

性味指的是药物的性质和气味，即四气五味。四气五味是中医的基础，在中医基础课程中就会讲到这个东西。此外，在中医饮食的课程里面，四气五味也是第一课。了解食物的性味，是普通厨师升级为超级大厨的开始。在电视剧《大长今》里面，主角大长今很会煮菜，很了解菜，很会做出对身体有益的菜，到最后她发现可以用食物来改变人的身体健康状况，可以用食物来治病，她所使用的食材也慢慢偏于药物。如前文所说，《神农本草经》把药物分为上、中、下三品。其中的上品里面很多是类似食物一样的药，有些甚至完全就是食物；中品的药物性味就比较偏，一般被称之为药，不能每天吃，也不能拿来当食材吃；至于下品，很多都是毒药，如果使用不当是会死人的，非常可怕，有一些是久吃会死，有一些是现吃现死。但下品的药就是利用其强大的偏性来治病，非偏无以纠偏，故此对于重病大病的患者而言，往往立起沉疴靠的是下品之药。

《大长今》里面有一个例子，其中有一段，皇后要赐死长今的妈妈，便拿了生药附子给她，让她将其煮一煮喝下去。生附子会麻痹心脏，它的毒性很强。若将生附子一颗破八片，煮个 5 分钟，喝下去，人马上会心脏麻痹而死。我曾经亲自尝试过生附子的毒性，当时我把生附子拿来切了一小片，大约小拇指的指甲大小，并且嘱咐旁边的人一定要救我，然后就把那一小片没有煮过的生附子放在嘴里面含着。含了 5 分钟以后，我开始感觉到一股麻痹感，从我的嘴向外扩散，渐渐地整个脸都麻了，接着麻到脖子，最后到心脏，那种感觉就像是有一个人把手伸进我的胸腔，一手抓住我的心脏一样。我整个身体正面都麻了，此时我便赶快吐出生附子，不敢再含。那麻痹的感觉，一直到过了 6 个小时以后才开始慢慢消散。

生附子中的乌头碱力量很强，使用不当确实十分危险。不过当时我旁边有很多中医师，一有什么状况，他们可以救我。如果我不行的话，他们就会灌我蜂蜜，古人发现用大量蜂蜜灌服再催吐，可以解生附子的毒性。

所以说，如果是把一整颗生附子拿去煮，让里面的成分溶出来，再让长今的妈妈全部都喝下去，估计身体无法承受，确实会心脏麻痹而亡。

电视剧里的剧情是用生附子毒长今的妈妈，我在现实中差点用生附子把我岳母害死。这真是一个可怕而记忆深刻的经验。有一次我岳母来我家时说她喉咙痛，痛了好几天，不仅吞口水会痛，连不吞口水也会痛，到后来几乎水都喝不下去。因此，我开了两剂四逆汤，里面有一个生附子破八片。第一天，我帮她煮，煮给她看，我把药煮滚了以后，继续煮了两个小时，才给她喝。我岳母喝了后，第二天起来说，"一点喉咙痛都没有了！"岳母神清气爽，觉得好有效，一直赞叹"简直神效啊！"然后我就出门去上班了。没想到的是，因为我总共给她准备了两剂药，她只喝了一剂就好，还有一剂没有用到，于是心想："既然那么有效，'有病治病，没病强身'，剩下这一剂不煮也可惜。"于是她也没等我回来，自己便把药煮了。后来我听她说，她大概只煮了十几分钟，不止如此，她还做了一件可怕的事——她把火关了，让药在锅中又浸泡了大概一个小时，想着这样慢慢浸，可以让药的成分释出来。她这样的煮法，煮得不够久，导致生附子中的乌头碱的毒性还没有被充分破坏，加上长时间浸泡，使得其中的乌头碱充分地释放出来，毒性就充分地进入到汤药之中。我下班回到家时，她刚喝完药没多久，忽然间，她说她觉得眼前一片黑暗，接着就在我面前"砰"的一声昏倒在地上，完全不能动。我一看灶台上的锅，心里就明白了个八九分，赶快拿蜂蜜灌入她的口中，一边按人中，一边扎针。在灌下蜂蜜没多久之后她就吐了，吐完整个人虚弱到不行，便直接去睡觉了。隔天早上，我看时间发现已经8点，岳母却还没起来，我内心一阵不安，赶紧去她房里看看她的情况，当我走近床边，心想："完了！怎么看起来没有呼吸？完了！我是不是把她弄死了？"我伸手放在她鼻子的下缘，还好她还有气。她起床后，人也没有不舒服，觉得身体非常轻松，仿佛什么都没有发生过一样。

像生附子这种药就是下品的药，下品的药其偏性就是强，对于非常强的偏性，我们称之为"毒性"。中药之中有很多很毒的药，除了生附子，还有砒霜等等。每天吃微量的砒霜，人的皮肤会嫩得跟十七八岁一样，但它的这个用量很难控制。想要皮肤很好，还有另一个中品的药也很好用，这就是硫黄。我有一位中医师朋友，他每天吃饭的时候都加一克硫黄，配饭吃，结果他的皮肤真的很漂亮，白皙可爱，明明人已经年纪不小，皮肤却仍白白嫩嫩的。可是吃硫黄也是有危险的，因为硫黄的偏性很强，会让人的身体大热，所以使用时必须要注意，避免太热。同时，吃硫黄还有个缺点，就是吃硫黄所放的屁非常臭，又叫硫黄屁。

硫黄在《大长今》里面也有出现。长今喂鸭子吃硫黄，然后再把那鸭子煮给皇帝吃，皇帝吃得身体好，然而却有人检举，说她是在毒害皇帝。其实鸭子吃硫黄，人再来吃鸭肉时，肉里已经没有毒性了。而且硫黄的热毒大概几个小时后就尿出去了，也不是太严重的事。

我们在问止中医系列的另一本书《扶阳之祖：大宋窦材与扁鹊心书》中提到窦材非常推崇使用硫黄，并且创制了补阳良药——金液丹，即用硫黄反复炼制七次而成，临床可治大量危难重症。问止中医的老药师经过反复摸索，终于复原了金液丹的工艺，临床应用确实效如桴鼓，但是一定要在医师的指导下，根据症状和体质来使用，并非像鸭子吃硫黄一样顿顿吃。

下品的药不能常吃，更不能每天吃。如果你艺高人胆大，愿意以下品之药养生，那么你就需要具备非常专业的知识，像张锡纯先生也喜每日吃硫黄养生，因为他可以掌握其偏性。至于上品的药，如葡萄，则是随便吃都可以，因为其偏性不大，不会因为使用不当而造成严重的后果。

四气：寒、热、温、凉

四气又称为四性，分别是寒、热、温、凉。在中华文化圈里，大家应该对这个概念多少有些了解，平时一论及中药时常常讲到，甚至不用讲中药，涉及一般食物时，大家也大多知道它们的四气。记得小时候，妈妈会说："不要吃太多龙眼，不要吃太多荔枝，因为它们都比较热；不要吃太多螃蟹，因为它比较凉。"身为中华文化圈的一分子，其实我们很幸运，我们从小对食物就有寒热性味方面的认识。不像老外，寒热不分，不管什么体质，天天喝冰水，吃冷餐，一身病了还不知道改善生活方式。我们中国人大多都知道，如果是比较偏凉的食材，在烹饪的时候要放点姜；如果是比较偏热的食材，我们吃完了以后要喝一点寒凉的东西去调整，如绿茶。《红楼梦》的第三十八回里面讲到大家一面赏菊赋诗一面就吃起螃蟹来。宝玉提笔写了一首诗，其中有这样两句"持螯更喜桂阴凉，泼醋擂姜兴欲狂"，而宝钗的诗中写到"酒未敌腥还用菊，性防积冷定须姜"，在其中就看出蟹性偏寒，必须要加上热性的姜才可以，其实这已经是中华文化圈里的常识了。大家都知道寒、热、温、凉，这个就叫四气。

其中"凉和寒""温和热"，仅是区别程度上的差异，寒性较小的叫凉性，热性较小的叫温性，就是这样而已。

比如我们常说喝凉茶，凉茶虽然是寒性，可是它只是小小的寒而已，所以叫"凉"茶。不过就算是这样，长年喝凉茶也不好，因为喝久了也是会慢慢损伤身体的阳气，所以不要长期喝。

那温性的东西可以长年服用吗？热性的东西吃太多，身体会受不了，但若只是温性的东西，慢慢长期服用，其实是可以的。为什么呢？讲到中医养生抗老时，我常常说一句话："我们人类的身体从小到老，都是慢慢趋向寒性。"人刚生下来身体都是热性，所谓"小孩子屁股三把火"，身体都很热，可是到了老年，身体是越老越趋冷，依照中医的理论来说，这是阳气不断虚衰的结果。只有一种人是越老越热，那种是练家子，长期练功的人，他们练到老了之后脚还会较热，甚至九十多岁还能生孩子，可是那种不是常人，毕竟是少数。大部分的人，年纪越老，腿脚越来越冷，尤其到冬天冷得受不了，可以从脚一路冷到膝盖，或是手冷，冷到手肘都在冷，更惨的人是手脚都冰冷。冷到有一天，是一生中最冷的那一天，那一天就是人生的最后一天，在那一天，仅剩的一点温度就完全没了，就和世人永别，变成一张冷冰冰的照片，挂在墙上让人怀念。人的身体都是渐趋寒性，所以吃点温的东西总是好的，尤其是当我们年纪越来越大，更该多吃点温性的食物。

《神农本草经》里面可以常看到，某个药吃完以后，轻身不老。"轻身"就是身体会觉得很轻松。身体要健康，就要感觉轻松。如果吃了某个药，身体觉得越来越沉重，那就不好。这些让人"轻身"的药大部分都是温性的药，因为我们的身体会越来越趋寒，所以给它加温就可以让它保持在一个比较好的状态。身体越寒越虚弱，人也就同时渐渐地老去，如何让我们老得更慢些，方法就是让身体不要那么快地趋寒。

我曾经认识一位老人家，他说每天早上起床后会切片薄薄的姜含在嘴里，含到没有味道，每天 9 片，这样就可以活到 100 岁，虽然目前他还没有到 100 岁，但看他的精气神似乎突破 100 岁问题不大，容我继续观察他几年。注意，他只有早上含。不要中午也含，下午也含，晚上也含，这样会导致晚上睡不着。其原理是在早上用姜帮助发阳，但是过了中午要开始阳气收敛，这时候就不要再用姜发阳了。那到了下午要含什么？下午要含一片参。所以早上含一片姜，下午含一片参，这个就是高级的养生法。

下午含的参最好是花旗参。笔者所处的地方是美国加州。花旗参虽然在美国还算不贵，却也听说很多都是假的，但其实没关系，假的花旗参也是参，只是这样的花旗参不是生长在"花旗国"，而一般是生长在隔壁的加拿大，这其实是业界都知道的秘密。花旗参的最佳产地是美国的威斯康星州，但产量有限，进口到中国后价格偏高。我自己日常用其他产地的、价格较实惠的花旗参，其药效也还不错，可满足日常养生保健使用。

寒相与热相

这里使用到寒相与热相这个词，是因为说明一个人体质的时候，我不喜欢用寒性或热性，毕竟人的身体都是慢慢从热趋向寒，大家都一样，所有人都避免不了身体日渐趋寒而到极端的时候产生的一个病，这个人之大病就是"死亡"。虽然本性都是趋寒，但是一个人表现出来的身体症状和状态，是有寒有热，这只不过是一个生命在某个过程中的表象，所以我喜欢用寒相和热相来分别一个人的体质，这会比用寒性和热性来做区分更精确一些。"性、相"分别说明身体的本质和目前表现的状态，一般来说用"寒相和热相"更能描绘人体当下的情形。毕竟这当下的寒热情形可以通过中医来调整，这些都只是暂时的状态。

其实，除了死亡这个大病以外，并没有什么大的病。医生看病，说穿了，不会死的病就可以治，会死的病谁治都没有用。而且人的一生最后非死不可。这样说虽然有点无奈，但这就是天地之间的常理，生老病死、成住坏空是没有办法避免的规律，只是在这个过程中我们怎么把生命变得更有意义，而且感到舒适、平和、健康，就很好了。

在人类的历史上，有一个人观察到生命从有到无这个过程，就觉得很奇怪，小时候都不知道人会死，后来长大知道人会死，他非常伤心，就决心要破解这件事情。为了要破解这件事情，于是他离开父母，到旷野中去修行，这个人就是佛教的教主本师释迦牟尼佛。后来他有没有找到答案呢？有。可是真正修行起来并不容易，我们一般的人还是得生老病死。

《黄帝内经》里面说，我们吃药的原理是"热者寒之，寒者热之"，身体热就吃点寒的药，身体寒就吃点热的药。这样听起来，医生好像也不难做。当然理论听起来简单，实际临床的情形太复杂了。

寒凉性的药，具有清热、泻火、解毒的作用，常适用于热相症状。

温热性的药，具有散寒、温里、助阳等作用，常通用于寒相症状。

讲起来好像有点像废话，身体热就吃点寒，身体寒就吃点热，可是这中间的取舍很重要。

现在的人常常身体寒的较多。甚至我们问止中医所在地的深圳，在这么热的地方，身体阳虚而呈现较寒体质的人非常多，这和现代人的生活习性有很大关系。

有一次我请了一名中国台湾来的中医大师来硅谷讲课，他说到他平常看病，热相和寒相的患者都有，那时候我就邀他来我的诊所，一起看一天的诊。他来看了一天，吓了一跳，他说："你们这边的人，大部分都是阳虚。"阳虚生寒，也就是身体偏寒的人多。一方水土养一方人，身体寒热性受我们所生活的环境影响很大。

要辨别身体寒不寒很简单，只要把舌头伸出来，看一下舌头的样子。如果舌头是红的，没有什么苔，或者只有一层水苔，一般来说表示身体稍微偏热一点。身体偏热的好处是人看起来偏年轻，而偏寒就容易显老。如果舌头是白白的、胖胖的、大大的、水水的，甚至有一层白苔，旁边有齿痕，一般来说表示身体偏寒很严重。如果是小孩子，他们的舌头伸出来，一看都是红的。

所以身体越像小孩子就越年轻，然而现代人的身体大多像老人家，也就是白舌头的这种人比较多，所以用到热药的机会就会比较多。热药有很多种，并不是每一种热药都适合自己。日常养生保健，自己要用热药的话，前文说过的姜是不错的选择，可是最好只在早上吃。再怎么爱吃姜，晚饭前一定要停下，不然吃到晚上就会睡不着。

温热寒凉食物列表

在了解了温热寒凉这四性之后，我们整理出常用的食物四性表，同时我们把食物的种类也大致分类整理在表中，这可以作为我们在选择食材时温热寒凉的参考。当然，不同的本草典籍对有些食物的四性描述有些出入，我们以学界公认的药性作为根据。

常用热性食物表

肉：家畜	羊肉
蔬菜：果实	青椒
酒	蒸馏酒
香料	生姜、干姜、山椒、肉桂、胡椒、辣椒、咖喱、芥末、花椒

药食心源小·贴士：外敷花椒缓解痛经

花椒的热性很强，它有温中止痛的功效，除了像使用在大建中汤这类温中散寒的方剂里用来治腹痛外，它也可以用外敷的方式来治疗痛症，包括牙痛、痛经、风湿痛等。我们现在介绍的是痛经，这是一种非常常见的妇女病症。痛经指的是在月经期前后或月经行经期间出现的腹部痉挛性疼痛，并常伴有全身性的不适感，包括恶心、呕吐、冒冷汗、四肢发冷等。从中医的观点来看，痛经的证型有很多种，包括气滞、血瘀、寒凝、血虚、气虚等，其中又以寒凝的痛经在现代社会中最为普遍，而花椒外敷最适合的就是这种寒凝的痛经。

以下就来介绍花椒外敷缓解痛经的好方法：

将花椒磨成细粉后，加入白酒，使其调和成糊状，调得稠一点，不要太稀，使用起来比较方便。然后把调和好的花椒糊敷于患者的肚脐眼，并且用防水的透气贴布贴上，每天更换一次。

常用温性食物表

奶蛋：乳	羊奶
水果	杏子、桃子、梅子、樱桃、苹果、凤梨、覆盆子、木瓜、榴莲、橄榄、槟榔、石榴、荔枝、金桔、龙眼、佛手柑、红毛丹
海鲜：甲壳动物	虾、虾米、龙虾
海鲜：鱼	鲔鱼、沙丁鱼、竹荚鱼、青甘鱼、青花鱼、草鱼、鲫鱼、白带鱼
谷物：主食	糙米、糯米、高粱
谷物：种仁	核桃、松子、杏仁、亚麻子、开心果、雪莲子
肉：家畜	牛肉、牛筋、牛肚、猪肚、猪肝、火腿、鸡肉、鸡肝
蔬菜：瓜	南瓜
蔬菜：豆	扁豆、四季豆、白凤豆
蔬菜：根茎	洋葱、蒌蒿、大头菜、红萝卜
蔬菜：菌类	鲍鱼菇、袖珍菇
蔬菜：叶菜	韭菜、荷兰芹、青紫苏、油菜、紫苏、罗勒、芥菜、蒜苗、明日叶、雪里蕻、韭菜花、包心芥菜、款冬
调味料：五味	醋、红糖、麦芽糖

调味料：油	红花油、菜籽油、椰子油
调味料：其他	味噌
酒	白酒、米酒、绍兴酒、红酒、利口酒
零食饮料	咖啡、红茶、巧克力、西谷米
香料	葱、大蒜、丁香、八角、桂花、玫瑰、茉莉、茴香、豆蔻、葱头、姜黄、香椿、香茅、香菜、九层塔、小茴香、小豆蔻、月桂叶、百里香、迷迭香

常用寒性食物表

奶蛋：蛋	皮蛋
奶蛋：乳	奶酪
水果	柿子、梨子、西瓜、香蕉、奇异果、葡萄柚、柚子、橙子、桑椹、杨桃、鸭梨
海鲜：贝	蚬、牡蛎、蛤仔、蛤蛎
海鲜：软体动物	海参
海鲜：甲壳动物	螃蟹、花蟹、大闸蟹
海鲜：鱼	鲑鱼、乌鱼
谷物：主食	大麦、荞麦
肉：家禽	鹅
肉：其他	田鸡
蔬菜：瓜	冬瓜、苦瓜、小黄瓜、山苦瓜、香瓜、黄瓜
蔬菜：海菜	海带、海苔、海藻
蔬菜：豆	豆芽菜
蔬菜：根茎	牛蒡、芦笋、竹笋、茭白笋、生白萝卜
蔬菜：菌类	慈菇、金针菇、草菇、蘑菇

续表

蔬菜：果实	西红柿、茄子
蔬菜：叶菜	白菜、菠菜、紫菜、苋菜、蕨菜、过猫、酸菜、龙葵、小麦草、山芹菜、山茼蒿、枸杞叶、空心菜、苦苣菜、马齿苋、龙须菜
调味料：五味	盐、冰糖、白砂糖、糖精
酒	啤酒
零食饮料	麦茶、绿茶、蒟蒻、决明子茶
香料	豆豉

常用凉性食物表

奶蛋：蛋	鸭蛋、咸鸭蛋
水果	枇杷、橘子、草莓、哈密瓜、山楂、芒果、酪梨、释迦、火龙果
海鲜：鱼	比目鱼
谷物：豆	豆腐、绿豆
谷物：主食	小麦、面粉、小麦胚芽
谷物：种仁	薏苡仁
肉：家畜	猪皮
肉：家禽	鸭肉
蔬菜：瓜	丝瓜
蔬菜：果实	秋葵
蔬菜：叶菜	芹菜、莴苣、西洋芹、A菜、山苏、小白菜、番薯叶、白花菜、白凤菜、红凤菜
调味料：五味	酱油
调味料：油	橄榄油、麻油、茶油、香油
香料	薄荷、左手香

常用平性食物表

奶蛋：蛋	鸡蛋、鸡蛋白、鸡蛋黄、鹌鹑蛋
奶蛋：乳	酸奶、牛奶
水果	李子、柠檬、葡萄、蓝莓、无花果、枣、椰子、甘蔗、芭乐、莲雾、百香果、菠萝蜜
海鲜：贝	扇贝、干贝、鲍鱼
海鲜：软体动物	乌贼、章鱼、海蜇皮、海胆
海鲜：鱼	香鱼、鲤鱼、鲷鱼、鲣鱼、鳗鱼、秋刀鱼、白鲳、石斑、鱿鱼、鲭鱼、鳕鱼、鲈鱼、黄鱼、黑鲳、七星斑、虱目鱼
谷物：豆	红豆、蚕豆、白豆、米豆、花豆、黄豆、黑豆
谷物：主食	玉米、小米、黑米、燕麦、粳米
谷物：种仁	腰果、银杏、芡实、花生、莲子、栗子、芝麻、南瓜子、葵瓜子
肉：家畜	牛肝、牛尾、猪肉、培根
肉：家禽	鹅肝
蔬菜：瓜	地瓜、葫芦
蔬菜：豆	毛豆、菜豆、豌豆、豆角、皇帝豆、纳豆
蔬菜：根茎	山药、莲藕、芋头、马铃薯、百合根、卤白萝卜
蔬菜：菌类	香菇、鸡腿菇、猴头菇、舞茸、黑木耳、白木耳
蔬菜：果实	甜椒、菱角、玉米笋
蔬菜：叶菜	茼蒿、青江菜、高丽菜、川七、甘蓝、芥蓝、西兰花、花椰菜
调味料：五味	黑糖、蜂蜜
调味料：油	奶油
调味料：其他	太白粉
零食饮料	燕窝、豆浆
香料	薰衣草

药食心源小·贴士：食用莲藕可以止血

从中医的角度来看，莲藕能收敛止血，可以用于各种出血问题，包括流鼻血、咳血、吐血、尿血、便血、崩漏等。从营养学的角度来看，莲藕中含有大量的鞣质，鞣质是一种结构比较复杂的多元酚类化合物，又称鞣酸或单宁酸，它可以收缩血管，有止血的功用。如果长期受月经不调、不定期出血之类的问题所困扰，特别是进入更年期的妇女们，就可以多食用莲藕，来缓解不正常的出血。服用方式可以是直接吃莲藕，或者将莲藕做成莲藕汁。

莲藕汁

◑ 材料

莲藕两节、盐少许。

◑ 做法

①将莲藕洗净沥干后，削皮切块。

②将切好的莲藕放入果汁机中，加水，打到绵密无渣。

③锅中加水煮滚后，加入打好的莲藕汁。

④煮的时候要不停地搅拌，煮五到十分钟，完成即可服用。

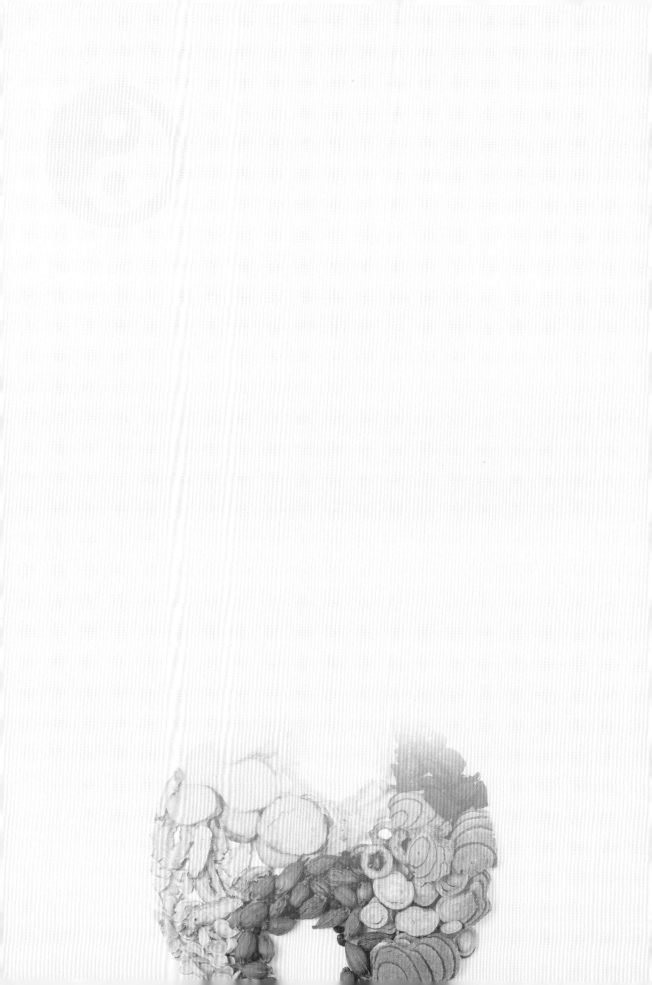

第四章 中药及食物性味：五味

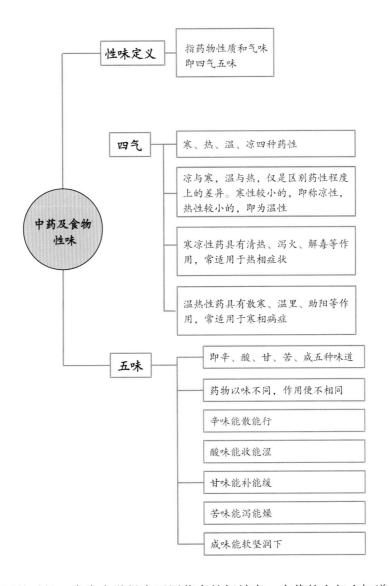

- 中药及食物性味
  - 性味定义
    - 指药物性质和气味即四气五味
  - 四气
    - 寒、热、温、凉四种药性
    - 凉与寒，温与热，仅是区别药性程度上的差异。寒性较小的，即称凉性，热性较小的，即为温性
    - 寒凉性药具有清热、泻火、解毒等作用，常适用于热相症状
    - 温热性药具有散寒、温里、助阳等作用，常适用于寒相病症
  - 五味
    - 即辛、酸、甘、苦、咸五种味道
    - 药物以味不同，作用便不相同
    - 辛味能散能行
    - 酸味能收能涩
    - 甘味能补能缓
    - 苦味能泻能燥
    - 咸味能软坚润下

初学中医的时候，常常会觉得中医用药真的好神奇。古代的人怎么知道一个药是治什么的？不知道大家有没有想过这个问题。我的老师曾经对我说过，古代神农尝百草，看人们生了什么病，吃什么药，试试看效果，慢慢把资料收集起来，可是古人也不是就随便乱挑乱吃，都会先去尝一下药材的味道，根据味道推测其功效方向，进而通过亲身

验证得出结论。古人不断归纳和整理不同味道的食物对身体的影响，随着经验的积累，最后能够根据食物味道就可以很快掌握它大致的作用。这是实证医学的特点。这也体现了中医药物性味之所以重要的原因。

中医所有的药皆可分为辛、酸、甘、苦、咸五种味道，或是没有味道。知道它们的味道，就能正确地使用这个药。当一个人需要酸味的药，拿家里厨房的醋，调一碗醋水喝下去；当一个人需要甘味的药，拿家里厨房的糖，调一碗糖水喝下去；当一个人需要咸味的药，拿家里厨房的盐，调一碗盐水喝下去。对一个中医高手来说，在家凭借厨房的材料就可以看病。

说到凭借厨房食材就能看病，我们不得不再次提到前文中讲到的东晋医者葛洪，以及他的《肘后方》。"肘后方"是手肘后面的药方，意思就是手往后面拿就拿得到的方和药，也就是指家里厨房中就可以拿到的药，例如葱、姜、蒜就可以拿来治病，这就是《肘后方》的便捷精神。在中医高手眼中，很多药应用起来就这么简单。《肘后方》这本书看起来很简单，但千万别小看它。

《肘后方》里面讲到了一个有趣的事，书中说如果一个人忽冷忽热，寒热一直变化，这就可能是得了疟疾，这时你可以在你家的厨房外面的水沟旁边找到一种草，叫作青蒿。把新鲜的青蒿摘下来，不要晒干，也不要炮制，直接在水桶里浸泡绞汁，把这个水喝下去就会好。屠呦呦女士受此启发，开始研究从青蒿中提取有效成分，尝试过青蒿、苦蒿、黄花蒿之后，终于发现了结构稳定、药效卓越的治疗疟疾的青蒿素，并凭借此发现获得了诺贝尔生理学或医学奖。在青蒿素之前治疟疾是用奎宁，但现在已经都改用青蒿素，南亚、南美和非洲等仍有疟疾肆虐的地区因为此发现而大大受益。

《小雅·鹿鸣》

　　呦呦鹿鸣，食野之苹。我有嘉宾，鼓瑟吹笙。吹笙鼓簧，承筐是将。人之好我，示我周行。

　　呦呦鹿鸣，食野之蒿。我有嘉宾，德音孔昭。视民不恌，君子是则是效。我有旨酒，嘉宾式燕以敖。

　　呦呦鹿鸣，食野之芩。我有嘉宾，鼓瑟鼓琴。鼓瑟鼓琴，和乐且湛。我有旨酒，以燕乐嘉宾之心。

这是《诗经》中的一首诗，里面描写到鹿在吃的就是青蒿，而屠呦呦的爸爸不知道怎么样的灵感，将她取名叫呦呦，也就是此诗中描写鹿的叫声，"呦呦鹿鸣"，然后鹿吃青蒿，呦呦与青蒿的缘分实在很有意思。屠呦呦就把她在《肘后方》上看到的一句话，研究了一辈子，问鼎了诺奖。

《肘后方》这本书真不简单！

所以说，一般的小毛病用厨房里的食材基本就搞定了，再不行才用到药。学懂中医饮食理念，只用上品就可以治病，勉强用到一些中品，下品则完全不用。下品是给大师用的，所谓大师就是那些已经病得很重的患者才会去找的医师，例如我的老师倪海厦先生。倪海厦先生的时间基本都用于治重症，他的诊所里面几乎都是快死的、很难治的患者，所以这时候要用下品的药——毒药。倪老师也说这一切是不得已的，大家应该好好地在平时利用上品养生，而不是到了身体败坏到急重病的时候才来用峻剂调整，那会很辛苦。

大家知道神医扁鹊，他非常有名，他本来姓秦，名叫越人，而不是叫扁鹊。扁鹊是什么意思？这是古代对医术极其高明的医生的称呼，因为秦越人实在太了不起了，最后大家就把"扁鹊"这个称谓留给他。

这就像国民党的前总理孙中山先生，因为人们觉得他太伟大了，所以就永远尊称他为总理。总之，意思就是说当某个职位上的人太伟大，人们便把那个称谓留给他。所以"扁鹊"本来指的是高明的医生，但秦越人这位医生太伟大，于是之后"扁鹊"这称谓就留给秦越人。

关于扁鹊，有段故事是这么说的。

魏文侯问扁鹊曰："子昆弟三人，其孰最善为医？"

扁鹊曰："长兄最善，中兄次之，扁鹊最为下也。"

魏文侯曰："可得闻耶？"

扁鹊曰："长兄于病视神，未有形而除之，故名不出于家。中兄治病，其在毫毛，故名不出于闾。若扁鹊者，镵血脉，投毒药，副肌肤间，而名出闻于诸侯。"

略翻译成白话文如下：

魏文侯问扁鹊："在你们兄弟三人之中，谁的医术最好呢？"

扁鹊回答："我大哥最厉害，再就是我二哥，我则是最差的。"

魏文侯问："那为什么却是你最有名呢？"

扁鹊回答："我大哥在一个人的病还没有显露出来的时候，就开始为其开药治疗，病还没形成就被他除去了，所以一般人不知道他的厉害。我二哥在一个人的病初露端倪的时候就能觉察，且及时为其医治，且医得很好，像感冒、流鼻涕、痔疮、拉肚子、便秘等，然而一般人觉得这些病任何医生都治得不错，就认为他好像也没什么了不起，所以他只是小有名气。而我多治重症，像癌症、红斑性狼疮、类风湿关节炎，我都治这种难的，所以我就很有名，但其实我是三人之中最差的，我无法在人的病还没有显露出来的时候就将其治好。"

人还没有病就开药治疗是什么概念？我在临床中经常会遇到一些患者，说他没有问

29

题，没有病，就是想来让医生给看看，做个中医健康检查。有的甚至还拿出一张"成绩单"，西医给的，也就是做了西医的身体检查后，来跟我说他的成绩很好，都拿"A"。然而，经过我把脉、看诊、看舌象等以后，我发现他身体的问题其实挺多的。就是说，很多时候虽然身体已经有了偏差，但是却没有症状，检查指标可能也正常。医生在患者还没有症状的时候，就先给他把身体调好了，扁鹊的大哥就是这种医生，我们又称其"上工治未病"。身体虽已发生偏差，但还没变成明显的病的时候，医生就将其调好，且不会复发，这个就是第一流的。

另外，擅长治大病的医生跟治小病的医生也确实有些不一样，有些名医他可能治疗重症效果挺好，可是治感冒却治得不太好，有些人则是小病治得不错，大病不敢治。其实对于大病，不仅仅取决于医生会治或不会治，还要看运气。有些人命不该绝，虽然是重症，但是治一治也会好，这是因为他本身的元气尚强，医生只是顺水推舟。若元气已绝，怎么治也不会好的，从某种意义上讲，这就是命。对于很多小病其实靠自己调养就可以解决，但如果自己用食疗调养一阵子没有很成功的话，还是去找一个专业的中医师来看看，也许要用到偏性比较大的药，用药会比用食物调整来得更有效率一些。但是仅仅用食疗就可以调整得不错的人，还是更有福分！

辛、酸、甘、苦、咸、淡

我们接下来就谈谈五味。什么是五味呢？就是"辛、酸、甘、苦、咸"这五种味道。食物和药物的这五种味道，就决定了它在调整我们身体的时候扮演的角色，所以五味相当重要。了解五味所代表的临床治疗意义，就可以让我们很快地掌握一个单味药或一种食物的使用方向。用五味来认定药物或食物的功用，以现代学术观点来看，还是相当有道理的。药物或食物的味道不同，与所含的化学成分有相关：

①味辛者多含挥发油，所以在煎煮像肉桂、薄荷这类辛味药时，我们要求不要久煮，就是希望能够保留它的挥发油成分。

②味酸者多含有机酸，自然会呈现酸味而产生作用。

③味甘者多含糖类，其中的葡萄糖是身体细胞所需的主要能量来源。

④味苦者则可能含生物碱等。

⑤味咸者主要是含有氯化钠。

除了常见的五味之外，还有一个容易被人们忽略的淡味，下面和大家分别说明它们各自在中医学上的特点。

一、辛味

辛味就是辣味，能散能行。能散是指它会发散，辣的东西吃的时候会有一股热发散出来，这个大家都很容易理解；能行是指它会走窜全身，所以有些气滞的人就可以吃些辛味的食物。气滞是指气在身体某个地方堵住了，最常见的气滞症状是梅核气，就是喉咙的位置有异物感，就是有股气卡在那里的感觉。

气要能够行，要用辛味。举一个很多人都有的问题做例子——便秘。便秘的人很痛苦，要解决便秘问题，有个缓解方法很管用，就是在胶囊里面放辣椒粉，再吞到肚子里。辣椒粉很辣，吞下去之后没多久人就会跑厕所。之所以要装在胶囊里，是因为辣椒粉太辣、太刺激，很难直接吃下去，故此需要借助胶囊吞服。有吃过麻辣火锅的人应该有类似的经验，如果平常"功力"不够，一吃麻辣火锅就要拉肚子。为什么大量的辛辣食物进入胃中，会造成拉肚子的现象呢？

原理是辛味会造成肺的发散。

中医对于脏腑之间的关系有这样的表述，"肺与大肠相表里、心与小肠相表里、肝与胆相表里、肾与膀胱相表里、脾与胃相表里"，其中最难理解的就是肺与大肠是一组的，肺跟大肠怎么会是一组呢？这很有趣，就像拿一根吸管放到水里面，吸一口，捏住，拿起来，这时水不会掉下去，今天有些人大便出不来，就是因为他的肺这边堵住了，肺气不顺畅，发不出，这时将他的肺一发开来，肺畅通了，就如同吸管的上方开通了，水也就从下面"哗"的一声流出来了。这就是通肺气以治便秘的一个中医治则。

五味所入：酸入肝、辛入肺、苦入心、咸入肾、甘入脾，是为五入。

——《素问·宣明五气篇第二十三》

《黄帝内经》中说每个性味会入到我们相对的脏腑中。刚讲的辛味会入肺，所以辛味会造成肺的发散。甜味会入脾胃，所以胃口不好的人、脾胃还没有开的人喜甜，例如小孩子脾胃还没有开，他们就喜欢吃甜的。苦味会入心。酸味会入肝，所以老人家都说要多吃一点酸的东西，对我们肝的健康比较好。咸味入肾，所以在服用八味地黄丸来补肾的时候，都要配淡盐水，加强入肾。

而如前所说的，辛味进入到胃之后，会作用到肺，将肺气发散，因为肺和大肠相表里的关系，就可以达到通便的效果。

我们中医常说一句话叫作"辛甘发散为阳"，意思就是说辛味的药常常会和甘味的药配合在一起，它们的性质是发散的，这是一个阳药的组合。比方说川椒、干姜是辛味的药，我们就常常将其跟甘草一起配合使用。

而辛味的药往往和苦味的药两个在一起作比较，因为辛味的药在"润、燥"这组属性上具有滋润性，而苦味药则刚刚相反，苦味的药能够燥湿。一个是润剂，一个是燥剂。所以当我们尝到食物或中药的味道之后，我们可以通过味道大致判断其作用的大概方向。从这个角度来看，大量的辣椒可以通便的另一个理由是辛味会润燥，于是当阴液亏虚而造成大便干燥而便秘的人，利用辛味来增加大肠的水液，也容易让大便轻松地排出。这是另一个观察点。

以下我们把常见的辛味食物做一个分类整理：

常用辛味食物表

奶蛋：蛋	皮蛋
水果	杏子、槟榔、金桔、佛手柑
海鲜：鱼	虱目鱼
谷物：种仁	开心果、雪莲子
蔬菜：根茎	洋葱、蕗荞、大头菜、红萝卜、卤白萝卜、生白萝卜
蔬菜：菌类	慈菇
蔬菜：果实	青椒、甜椒
蔬菜：叶菜	茼蒿、韭菜、荷兰芹、青紫苏、油菜、紫苏、罗勒、芥菜、芥蓝、蒜苗、小麦草、白花菜、红凤菜、雪里蕻、韭菜花、包心芥菜
调味料：油	红花油、菜籽油、椰子油
酒	啤酒、白酒、米酒、绍兴酒、红酒、利口酒、蒸馏酒
零食饮料	蒟蒻、巧克力
香料	葱、生姜、干姜、大蒜、山椒、肉桂、胡椒、辣椒、丁香、八角、咖喱、桂花、玫瑰、芥末、花椒、茉莉、茴香、豆蔻、葱头、薄荷、姜黄、豆豉、香椿、香茅、香菜、九层塔、小茴香、小豆蔻、左手香、月桂叶、百里香、薰衣草、迷迭香

二、酸味

在中医的体系里，酸味的功能是能收能涩。柠檬很酸，吃一口柠檬，全身都被它酸到收缩起来，这就是酸味的收涩作用。在中药学上，酸味药的药性就是收敛，我们往往利用这样收敛的药性来治病。比方说女性的白带太多了，我们可以用石韦，用酸性的药把白带收敛起来；胃酸太多了造成胃溃疡，我们可以用诃子加以收敛而抑制胃酸的过度分泌；小便太多了，我们可以用益智仁这味酸性的药来收敛；流鼻涕、口水多，我们可以用乌梅。这些都是酸性药的收敛作用，我们把人体不该分泌而分泌的物质收敛起来。

中医上说"酸入肝"。通常当人忽然感到很需要吃一些酸味的食物，往往就表示肝有问题。在美国加州硅谷，很多工程师来诊所找我看病，他们常常有一个问题，就是胃胀，不是吃太饱导致的胃胀，而是随便吃一点东西就会胃胀，或是晚上睡觉睡到半夜也突然肚子胀。有这个问题的人很多，这都是压力太大引起的肝郁所导致的。肝的位置就在胃的旁边，所以当肝稍微胀大一点点，就会挤压到胃。各位读者可以试试看，把你的一只手压在你的胃的位置上，就压一点点力量，这样压了 5 分钟之后，你就会觉得想吐。这就是为什么肝郁会造成胃胀，只要肝稍微涨大一点点，轻轻推着它隔壁的胃，胃就会觉得胀。现在有很多人都有这个问题，肝郁会造成患者觉得胃有点堵塞感，这时候他还会想吃酸味的东西，因为酸入肝、收摄肝气，这样肝便能稍微缩一点，胃就舒服了。

说到肝和胃，从前有一个有名的中药成药叫"肝胃能"，它的广告是这么说的："肝与胃有连带的关系，肝脏没照顾好，胃病就治不好。"其中讲的肝与胃的连带关系就是我们刚刚解释的肝气犯脾胃，肝胀起来，挤到旁边的胃，胃就会很难受。

酸味的收敛作用，也可以把我们的精神收敛起来。生酸枣仁这味药本身酸性比较重，当我们在白天吃的时候，会觉得精神特别好，因为它的酸性能够收敛而使精神集中；但是如果我们把酸枣仁这味药炒过，它却可以治疗失眠，让我们睡得比较好。于是，我们可以把生酸枣仁和炒熟的酸枣仁同时运用，生枣仁在白天的时候可以让人精神集中，人到了晚上就会比较累，这时候再用炒枣仁来帮助睡眠，这就是非常好的组合。

以下我们把常见的酸性食物做一个分类整理：

常用酸味食物表

奶蛋：乳	酸奶、奶酪
水果	李子、枇杷、桃子、梅子、橘子、柠檬、草莓、葡萄、蓝莓、苹果、奇异果、覆盆子、山楂、木瓜、柚子、橙子、桑椹、杨桃、橄榄、石榴、芒果、荔枝、金桔、鸭梨、百香果、菠萝蜜
海鲜：鱼	青甘鱼
谷物：豆	红豆
蔬菜：叶菜	酸菜、马齿苋
调味料：五味	醋
调味料：油	奶油
酒	白酒、米酒、绍兴酒、红酒、利口酒

药食心源小·贴士：石榴汁治疗妇科疾病

石榴颜色鲜红，肉质晶莹剔透，有着"水果中的红宝石"之称。从营养学的角度来看，石榴含有大量的石榴多酚、花青素，以及鞣花单宁、黄酮类物质等，这些都是很强的抗氧化剂，所以它的抗氧化效能很高，是绿茶的三到四倍，有着"抗氧化之王"的称号；石榴也含有丰富的维生素，包括维生素C、B族维生素、维生素E等，其中维生素C的含量是苹果的一到两倍；矿物元素部分则有铁、镁、钙、磷、钾、锌等；其他还有膳食纤维、植化素、蛋白质、氨基酸、有机酸等。多饮用石榴汁，除了抗氧化、清除体内自由基之外，还可以预防心血管疾病、抗发炎、抗老化、抑制肿瘤，以及预防老年痴呆等，功用非常多。

不过在这边我们要特别强调的是石榴对女性的好处，也就是它含有大量的植物性雌激素，所以能补充女性荷尔蒙，对治多种妇科问题，包括月经不调、痛经、偏头痛、更年期障碍等。近年来，网络上传出吃石榴会把子宫肌瘤养大的流言，要大家少吃石榴，或是本来就有子宫肌瘤的人不要吃。但这是没有必要的恐慌。首先，从天然食物中能吸收的植物性雌激素量其实很小；再者，在人体中雌激素的受体有两种，一种是负责乳房、子宫、卵巢器官作用的 α 型受体，一种是负责脑部、心血管、骨头活动的 β 型受体，其中 α 型受体比较容易与动物性雌激素结合，β 型受体比较容易与植物性雌激素结合。因此，再怎么摄取石榴，对子宫的影响都很小，反而是对心血管和骨头有益处。故此各位读者尤其是女性读者可以放心食用石榴。

三、甘味

甘味就是甜味，在中药学中的功能是能补能缓而入脾胃，甜的东西大多是补的。甘味的药能够滋补，可以产生津液，比方说大家比较熟悉的甘味药"甘草"就有这个效果。

甘味的药和辛味的药一样都是阳药，我们常说"辛甘发散为阳"，也就是辛味的药和甘味的药在一起会有发散的作用。

传统文化中有冬令进补的习俗。如果是血不足的人就补血，补血吃四物汤；如果是气不足、脾胃比较弱的人，就吃四君子汤；如果是血也不足、气也不足，就把四物汤和四君子汤合起来叫作八珍汤。冬令进补时常吃的食补鸡汤，里面就放了十全大补汤（八珍汤再加上两味药：黄芪、肉桂）。不论是十全大补汤、八珍汤、四物汤，喝起来都是甜甜的，很好喝。明明平常都觉得中药很苦，可是补汤却多数有点甜甜的味道，就是因为甜味能补。

至于"能缓"的意思是让人体组织不要这么的急，那"急"又是什么意思呢？《黄帝内经》上有一句话叫"肝苦急，急食甘以缓之"，肝苦急指的其实是抽筋。很多人晚上睡觉会抽筋，如果长期抽筋，这时候就得用一个甜味的药，因为肝苦急，马上吃甜的东西，就能够和缓。以前倪老师教我说，有抽筋问题的人，在晚上睡觉前喝一小杯糖水（用黑糖或黄糖泡一点点水），他就不会抽筋。所以，脚抽筋但没钱看病，没钱买药，就喝糖水，往往一喝就好。或是平常可以在睡前吃一根香蕉，甜的香蕉也可以预防抽筋。这就是甜味能缓，这个是很重要的中医治则。

明代名医张璐说："气虚者，补之以甘。"甘味药入脾，而一切气虚以脾气虚为主，作为补养脾气的甘味药就是补气的要药。但是我们也要注意甜味的东西容易"滞"，比方说甘草虽然可以补气滋润，但是也会造成胃部的胀气，这时候我们就要在补气药之外加上一点行气药，如可用陈皮来消胀气。

甘味的药可以滋补我们身体的阴液，这个作用在中医里有个专有名词叫作"滋阴"，其含义是甘味的药适时地保留了我们身体的水分。于是，如果一个方剂的治疗目的是利尿，往往方剂里就没有甘草，由此避免甘草保留身体水分的功效。所以我们来检视常用的利尿的方药，像猪苓汤、五苓散、八味地黄丸等，其组方里都看不到甘草这一类的甜味药。

以下我们把常见的甘性食物做一个分类整理：

常用甘味食物表

奶蛋：蛋	鸡蛋、鸡蛋白、鸡蛋黄、鸭蛋、皮蛋、鹌鹑蛋、咸鸭蛋
奶蛋：乳	牛奶、奶酪、羊奶
水果	李子、杏子、枇杷、柿子、桃子、梨子、橘子、樱桃、草莓、蓝莓、苹果、西瓜、香蕉、凤梨、哈密瓜、奇异果、无花果、葡萄柚、覆盆子、山楂、柚子、橙子、桑椹、枣、椰子、杨桃、榴莲、橄榄、甘蔗、石榴、芒果、芭乐、荔枝、莲雾、酪梨、释迦、金桔、鸭梨、龙眼、佛手柑、火龙果、百香果、红毛丹、菠萝蜜
海鲜：贝	蚬、扇贝、干贝、牡蛎、蛤仔、鲍鱼
海鲜：软体动物	乌贼、章鱼、海参
海鲜：甲壳动物	虾、螃蟹、虾米、龙虾
海鲜：鱼	香鱼、鲔鱼、鲑鱼、鲤鱼、鲷鱼、鲣鱼、鳗鱼、沙丁鱼、秋刀鱼、竹荚鱼、青甘鱼、青花鱼、乌鱼、白鲳、石斑、草鱼、鱿鱼、鲭鱼、鲫鱼、鳕鱼、鲈鱼、黄鱼、黑鲷、七星斑、比目鱼、白带鱼

续表

谷物：豆	红豆、蚕豆、豆腐、白豆、米豆、绿豆、花豆、黄豆、黑豆
谷物：主食	大麦、小麦、面粉、小麦胚芽、玉米、黑米、糙米、糯米、高粱、荞麦、燕麦、粳米
谷物：种仁	核桃、腰果、银杏、芡实、花生、莲子、松子、栗子、胡桃、芝麻、杏仁、亚麻子、南瓜子、葵瓜子、薏苡仁
肉：家畜	牛肉、牛肝、牛尾、牛筋、牛肚、猪皮、猪肉、猪肚、猪肝、培根、火腿、羊肉
肉：家禽	鸡肉、鸡肝、鸭肉、鹅肉、鹅肝
肉：其他	田鸡
蔬菜：瓜	冬瓜、南瓜、丝瓜、地瓜、小黄瓜、香瓜、黄瓜、葫芦
蔬菜：海菜	海苔
蔬菜：豆	扁豆、毛豆、菜豆、豌豆、豆芽菜、豆角、豌豆、四季豆、皇帝豆、白凤豆
蔬菜：根茎	山药、牛蒡、芦笋、竹笋、莲藕、芋头、大头菜、马铃薯、百合根、茭白笋、红萝卜、卤白萝卜、生白萝卜
蔬菜：菌类	香菇、鸡腿菇、鲍鱼菇、猴头菇、袖珍菇、金针菇、舞茸、草菇、蘑菇、黑木耳、白木耳
蔬菜：果实	西红柿、茄子、菱角、玉米笋
蔬菜：叶菜	白菜、芹菜、茼蒿、菠菜、莴苣、西洋芹、青江菜、高丽菜、A菜、川七、甘蓝、紫菜、紫苏、芥蓝、苋菜、过猫、龙葵、大白菜、小白菜、山芹菜、山茼蒿、明日叶、番薯叶、白凤菜、空心菜、红凤菜、西兰花、雪里蕻、龙须菜、花椰菜
调味料：五味	冰糖、黑糖、白砂糖、糖精、红糖、麦芽糖、蜂蜜
调味料：油	橄榄油、麻油、奶油、茶油、香油
调味料：其他	味噌、太白粉
酒	白酒、米酒、绍兴酒、红酒、利口酒
零食饮料	麦茶、咖啡、燕窝、红茶、绿茶、豆浆、西谷米、决明子茶
香料	肉桂、玫瑰、茉莉、茴香、豆豉、香椿

药食心源小·贴士：苹果助排便也助止泻

很多人说，便秘的人要多吃苹果，同时却也有很多人说拉肚子的人要吃苹果，苹果究竟是帮助排便还是帮助止腹泻呢？从营养学的角度来看，苹果是真的又能通便，又能止泻，主要的原因是苹果含有丰富的果胶。果胶是一种结构复杂的高分子水溶性多糖，它不被人体消化吸收，并具有吸水的特性，所以在食入后，如果人体本来有便秘的情况，等于是在本来干硬的粪便中，混入湿润的果胶，使其变得柔软且容易排出；相反的，如果是本来有腹泻的情况，果胶在进入到肠道后，吸收肠道中过多的水分，等于是把本来稀烂的粪便变得比较容易成形。因此，苹果不仅能帮助排便，也能帮助止泻。

把苹果煮熟的效果会更好，因为加热会使苹果的细胞壁软化和分解，就有更多的果胶可以释放出来。要注意的是，如果要使用苹果帮助排便的功能，食用苹果时，最好连皮一起吃，因为苹果皮的部分还含有非水溶性纤维，而非水溶性纤维会刺激肠道，造成肠道蠕动增加，使排便更顺畅；相反的，如果要使用的是苹果止腹泻的功能，最好就把皮去掉再吃。

四、苦味

苦味在中药学里的功能是能泻能燥，能泻是能泻掉、排掉，能燥是能够让身体不要那么湿。苦味的药或食物有泻火、燥湿、通泄、下降等作用。一般具有清热、燥湿、泻下和降逆作用的药物，大多数有苦味。

《黄帝内经》中说明苦味入心。所以如果我们要想面色红润，可补以红色、味苦的食物，如西红柿、橘子。而如果其他不是苦味的药物想要作用于心，则需有些苦味将其药力带过去，这就是中药炮制学上的学问。比方说生甘草味甘因而作用在脾胃，如果我们用蜂蜜去炒生甘草，炮制成炙甘草，在炒的过程中会产生一些焦糊的苦味物质，于是带苦味的炙甘草就会更为作用于心，可以用来补心阴。

在苦味药之中，最有名的药是黄连。黄连虽然是大苦大寒，但是少量使用是一个健胃剂，很多研究和临床说明黄连本身是很好的健胃药，应用很广。黄连这个药很苦，可是有一次，我治一个患者，我特别嘱咐他："今天这个药很苦，吃下去会苦得不得了哦！"他有皮肤病，奇痒而有内热，需要吃点黄连。第二次来复诊时，果然他就说已经不痒了，红疹也开始消退，他很高兴。我说："这个药很难吃吧？"他说："不会。吃起来是甘甘甜甜的，还蛮好吃的。"黄连明明是很苦的药，可是因为对症，反而给患者的感觉是有点甘甘甜甜的。这种现象在中医临床上也挺常见。

一般而言，大家印象中的中药都是苦的，但其实中药并不全然是苦的，有些药又甜又好吃。我的诊所有个"好吃中药排行榜",根据患者的反馈,目前排第一名最好吃的药就是麦门冬汤和沙参麦冬汤,味道甜甜香香,我个人喝起来觉得比冬瓜茶还要好喝,诊所中的患者们喝完都还想续杯。排第二名的是小建中汤,小建中汤的成分是桂枝、芍药、生姜、炙甘草、红枣,其中的红枣就是好吃的东西,甘草本来就好吃,而炙甘草是再把甘草用蜂蜜炒一炒,炒成焦糖甘草就更好吃了。以上的药已经够好吃了,这方最后还要加上饴糖。所以连小朋友都喜欢小建中汤。这些好吃的药都是甜的,所以它都是偏补的。另外像补血药中最有名的四物汤,它的组成里面有一味药,是黑黑的一块,那是熟地,熟地非常甜、非常好吃,是补益剂,补血用的。

因此,如果你的身体需要补药,恭喜你;如果你的身体需要泻药,很不幸告诉你,泻药就很苦,因为苦味主泻,像大黄、黄连、黄柏,这几个泻药都苦得不得了。

以下我们把常见的苦性食物做一个分类整理:

常用苦味食物表

水果	杏子、佛手柑
谷物：种仁	银杏、杏仁
蔬菜：瓜	苦瓜、山苦瓜
蔬菜：根茎	大头菜
蔬菜：叶菜	莴苣、A菜、山苏、川七、蕨菜、龙葵、枸杞叶、白花菜、苦苣菜、款冬
酒	啤酒
零食饮料	咖啡、红茶、绿茶、巧克力、决明子茶
香料	姜黄、豆豉、小茴香

五、咸味

咸味软坚润下。当一个人有便秘、大便很坚硬,或是身上有肿瘤、疖子、结块这些坚硬的东西时,中医在用药上大部分就会下比较重的咸味药。有一味药叫牡蛎,它就常常被拿来散肿化结。中药的牡蛎用的不是我们吃的生蚝(oyster)的肉,而是用它的壳,把牡蛎壳磨成粉,它的肉虽然不算太咸,但它的那个壳是真咸。便秘时用的大承气汤里面有一味药是芒硝,又叫朴硝,它是一种盐,这种盐非常咸,大量服用后大便立刻排出来。

在很多时候,便秘的患者只要用到了咸的药物,或直接用咸的食物都可以帮助排便。

曾经有位患者来看我，却吃中药也不行，扎针也不行，连外治法都觉得不喜欢。我本来想请他自行寻求宗教信仰的帮助，不用来看医师，后来想想还是利用食疗来试试看吧。既然他大便出不来，我就请他在早上起来时喝一杯盐水，不用太大杯，也不用太咸，就稍微咸一点点的盐水，在早上起来时就先喝，就这样过了两天，在早上喝完盐水之后没多久他就能去上厕所了。这就是因为咸能软坚润下。

拿个盐泡一泡水都可以治你的病，这个就厉害了吧！厨房里面的药很多，我们在后面的篇幅也会跟大家讲一些从厨房就可以拿出来用的药。大家学会了以后，外面的诊所会关一半（开个玩笑）。虽然遇到便秘问题，有时喝了点盐水就好了，不过喝盐水这一招是针对那些还算比较容易治的便秘，算轻症的。如果是习惯性便秘、再严重一点的便秘、陈年宿便等，喝盐水就下不来了。这时候也可以用到我们上文提到的辣椒胶囊。这时候还有另一个东西可以用，就是干姜水。喝泡得很辣的干姜水，使用它的辣味去让肺气通畅而促使大便拉出来，但有效的前提也是要很辣才可以，所以其实也难以下咽。我们后面还会介绍对症调理的食谱，麻油紫菜汤就是一个非常好的食疗菜谱，大家不妨在后文时参考看看。

以下我们把常见的咸性食物做一个分类整理：

常用咸味食物表

奶蛋：蛋	皮蛋
水果	木瓜
海鲜：贝	蚬、干贝、蛤仔、蛤蛎、鲍鱼
海鲜：软体动物	乌贼、海蜇皮、海参、海胆
海鲜：甲壳动物	螃蟹、花蟹、龙虾、大闸蟹
海鲜：鱼	沙丁鱼、鱿鱼
谷物：豆	米豆
谷物：主食	小米
谷物：种仁	栗子、胡桃
肉：家畜	猪肉、火腿
蔬菜：海菜	海带、海苔、海藻
蔬菜：豆	纳豆

续表

蔬菜：菌类	金针菇、草菇
调味料：五味	盐、酱油
调味料：其他	味噌
零食饮料	决明子茶

药食心源小·贴士：麻油紫菜汤治便秘

便秘是个很常见的问题，大约每七个人就有一个有便秘，其中很多人甚至把便秘当作正常现象，殊不知每天都排便才是健康的。除了顽固性便秘之外，要缓解便秘问题，有一个很简单的食疗方，这就是麻油紫菜汤。

麻油紫菜汤就是紫菜汤加上麻油，所以里面就只有两个食材——紫菜和麻油。紫菜能帮助排便，因为紫菜中含有大量的膳食纤维，每100克就有21.6克膳食纤维，占了其五分之一，而膳食纤维能促进肠道蠕动，可以帮助排便，加速身体中废物的排除，预防便秘，也减少了肠道与致癌因子的接触，对肠道的健康大有益处。麻油利大肠，也是能润肠通便。因此，紫菜加麻油做成的麻油紫菜汤便是一剂好喝、好用又健康的通便汤。

麻油紫菜汤

◑ 材料

紫菜30克、麻油适量、盐适量。

◑ 做法

①将紫菜用清水泡开，洗净，沥干。
②锅中加水煮滚后，加入紫菜，煮滚后，转小火，煮十分钟。
③加入盐调味，关火，加入麻油，即告完成。

六、淡味

四性中除了温热寒凉之外，对性质属于比较均衡综合的我们就称为平性。在食物的五味方面，在酸苦甘辛咸之外，还有一个完全不属于上述五种味道，那就是没有味道——淡味。而这种没有味道的食物其实在中医里面有着特殊的意义，因为中医认为淡味"能渗、能利"，也就是说淡味药具有渗湿利水的作用，所以在中药学上我们可以看到不少利水渗湿的药物都具有淡味。淡味药多用于治疗水肿、脚气、小便不利这些水湿过泛的症状。当然，后世也有一些医家认为"淡附于甘"（淡味药附属在甘味药的范围内），但是我们认为淡味和甘味还是有很大的不同，也就另立一个分类来讨论。

而在食物上面，确实是有一些淡味的食物，所以我们可以常吃这一类的食物来帮助我们去掉身体的水湿。在这里要特别说明一下，在中医的严谨定义中，"水"和"湿"是不同的概念，"水"是指我们身体在生理上本来就应该有的体液，而"湿"则是在病理上身体多出来的水分，所以我们在中医学上常说的"利湿"或者"去湿"，主要就是把身上多余的水分去掉。这时候我们常吃淡味的食物就会有很大的帮助，比方说薏仁就是很好的去湿的食物。

以下我们把常见的淡味食物做一个分类整理。这类食物比较少，且一些味道虽淡而其实偏甘的淀粉类食物都已经被归到甘味食物表上去了。我们列出中医本草学认为较偏淡味的食物如下：

常用淡味食物表

水果	火龙果
谷物：种仁	薏苡仁
蔬菜：豆	四季豆
蔬菜：菌类	白木耳
蔬菜：果实	秋葵、玉米笋
蔬菜：叶菜	白凤菜

用"五味"怎样调体质和治病

酸甜苦辣咸，五味都可以治病。根据身体的偏向，就可以决定要用哪种性味的药来对治。

古时候的人是有讲究的，在什么时候吃什么东西，用怎么样的性味来调整。譬如《红楼梦》书中描述一到了秋天人们常会吃螃蟹，烹调时一定要加姜，因为螃蟹太寒，同时食用时要加醋，因为螃蟹属于发物。发物会让皮肤病这类的问题爆发到人受不了，所以要加点酸味来收涩。

传统的料理在调味上都是调到正好适用身体的情况。比方说，如果你的身体比较虚弱，你的气往外散，这时候你适合吃酸辣汤。酸辣汤有酸味，可以把气收敛起来；有辣味，可以发阳，让你有精神。酸辣汤喝下去，气就聚起来，精神就升起来，喝完以后就觉得很有力。现代人工作操劳压力大，又不太运动，每天都坐在那边打电脑，气就不足，容易散气，要把气聚起来，把阳提起来，就可以喝酸辣汤。酸辣汤这个发明真是不得了，充分体现了古人熔美食与养生于一炉的思想。

台湾台南的酸辣汤，不只酸酸辣辣，还甜甜的，因为台南的人不管什么东西都把它做得甜甜的。在台南吃麻婆豆腐，居然麻麻辣辣甜甜——四川人知道后可能会昏倒。台南人就喜欢吃甜，以前台湾生产的糖大部分都被运到了台南，在那个时期的有钱人都住台南，他们有钱、爱享受、吃得好。当时糖很贵，台南的人为了表示他们有钱，所以糖吃得很多，后来就变成台南人的饮食特色。

每个地方煮出来的菜都有它自己的特色，像四川人喜欢吃辣，主要是因为辣味（辛味）能散能行。四川又叫作天府之国，它的旁边都是山，里面有4条大河，导致四川的水汽很重，所以四川人的身体就比较湿，于是发展出喜欢吃辣来散湿的饮食习惯。然而在现代，无论是哪里的人，不良的生活习惯都让身体变得比较湿，很多人的舌头伸出来，舌苔厚厚的一层，这就是湿。以前的人舌苔都很少。为什么现在大家容易表现出舌苔厚腻？因为一种常见的生活习惯——吃饭配水、配汤。以前的人是不能随便喝汤的！我记得小时候肚子饿跑去吃汤面，我外婆就会骂我说："不能吃汤面这种东西，小孩子不能吃汤面，吃了脾胃会坏掉！"外婆说汤面这个东西汤汤水水的，会把脾胃弄坏。她说得没错，如果一边吃饭一边喝水，固体和液体同时进到胃里去，身体慢慢就会湿起来。因此，现代的人身体很湿，要能散能行，那就吃辣，所以现在餐饮界最流行的就是川菜、湘菜，都是辣的东西。这就是一种时代的趋势，当现代饮食习惯让身体趋向于偏湿重的时候，辣味的东西就会变成受欢迎的一个主流。

我们吃的食物对我们有很大的影响。接下来本书会继续介绍我们常用的食物的性味，这样我们随手拿来的食物就可以调整我们的身体。之后我们再讲中药的性味，主要就是中品，至于下品一般人不要用，留给治重症的医生去用。中品的药其实大家都很熟，有些朋友不是中医也知道，例如黄芪、枸杞子、当归等。此外，我们还要告诉大家一件本来跟中医没有关系，但是在现代社会经常会面临的食物问题，也就是工业化的加工食品。我们要格外强调加工食品的可怕。

而在不同的时节、不同的气候之下，我们的饮食也会随之而调整改变。要如何利用食物的性味来调整我们的身体，就是本书接下来的章节所要与大家探讨的内容。

第五章 不同体质的养生饮食

血虚体质的食疗解说

血虚体质，用一句话来说明就是"血的量及质不足"。

血虚体质可能会表现出面白无华或萎黄、唇色淡、头晕目眩、心悸、失眠、手足发麻等；而血虚体质的人，在饮食消化方面，一般胃口不强，在大便方面多有燥结；女生若有血虚体质，往往会有月经量少，甚则经闭的问题。舌诊的表现是舌质淡；脉象方面则可能是脉沉细无力。

血虚体质的日常调理注意事项：

- **充足的睡眠：** 睡眠和血液有密切的关系。充足的血液能带来良好的睡眠，血虚的人容易失眠。有充足且良好的睡眠，身体才能更好地制造血液。故此，常见的怪圈是——越失眠、越血虚，越血虚、越失眠。

- **多做腿的伸展拉筋：** 全身的筋都依赖于血的濡养。同时，平时多拉筋，也能帮助造血。尤其是拉伸大腿后方的这条筋，对促进造血效果特别好。

调整血虚的食物，我们分类列表如下：

调整血虚的食物

主食、五谷类	黑芝麻、红豆、红糖
鱼、肉、奶、蛋类	乌鸡、猪肝、鸡蛋
蔬菜类	菠菜、红萝卜、红苋菜、甜菜根
水果类	龙眼干、红枣、葡萄、桑椹

可以调整血虚的膳食料理，在此要和大家推荐"十全大补鸡汤"和"人参红枣银耳汤"。

【品名】十全大补鸡汤

◑ 材料

A. 当归 9 克，茯苓 9 克，黄芪 12 克，人参 6 克，白术 9 克，熟地黄 12 克，酒白芍 9 克，炙甘草 3 克，川芎 6 克，肉桂 3 克，大枣 5 克。

B. 鸡 2 千克。

C. 米酒 200 克，盐 10 克，生姜 5 克。

◑ 做法

1.将全鸡清理并清洗干净。

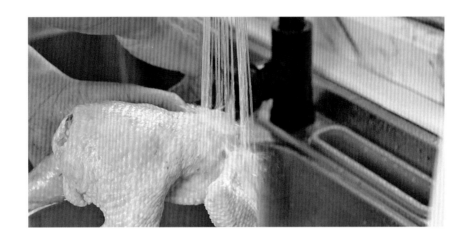

2.起锅放入适量的水（不放食材）做汆烫，开中大火煮至水边缘起小泡泡（不用到沸腾）。

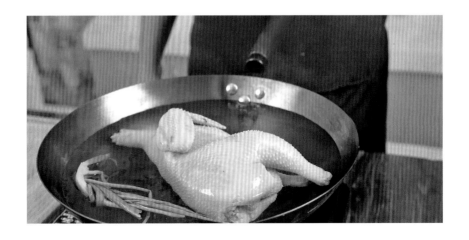

3.放入全鸡汆烫约 3 到 5 分钟（两面烫），完成后再冲洗全鸡一次。

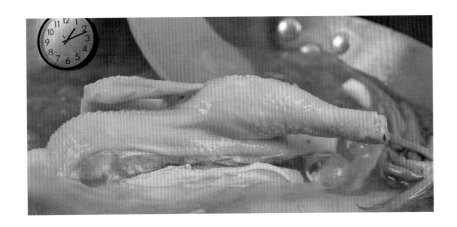

4.用水冲洗干净十全大补汤所用的中药材。

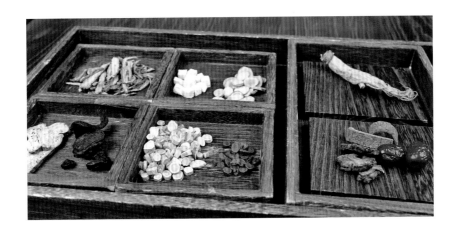

5.备锅，放入汆烫好的全鸡及所有的中药材。

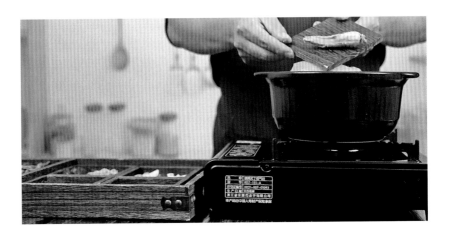

6. 再加入约 2500 毫升的水与 200 克米酒。

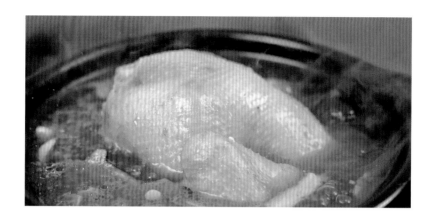

7. 把锅放于瓦斯炉上，开中小火煮滚后，改最小火（文火）。

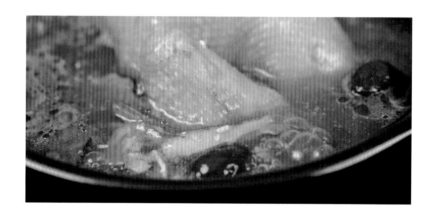

8. 持续炖煮约 40 到 50 分钟，依自己喜欢鸡肉的口感不同，时间可略短或更久，最后加适量盐调味即可。

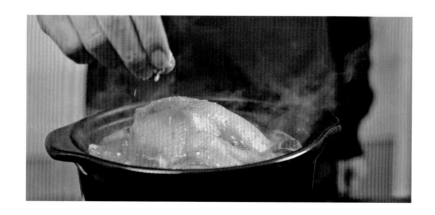

◑ 视频

为呈现每一道养生药膳料理的详细制作方法，我们单独注册了一个同名的新媒体账号——药食心源。我们搭建了一个开放式厨房，购置了全套做菜设备，聘请了有经验的厨师老师，拍摄了本套书的全部药膳视频。扫码即可观看本道菜的详细制作视频。

微信扫一扫，
查看本道食谱的制作图文

微信扫一扫，
查看本道食谱的制作视频

◑ 中医观点分析

有些人不同意用十全大补汤来补血，为什么不直接用四物汤补血呢？十全大补汤除了补血之外，也是很重要的补气的方剂，可以说是气血双补。我们为什么不用更简单的四物汤，而是要推荐十全大补汤补血呢？其原因就是中医学所说的"气为血之帅，血为气之母"的观点，也就是气血之间是相辅相成、互相成就的。所以，补气就可以加强补血的作用，于是我们直接用到十全大补汤。

我们依本品的组成来分析。其中人参的功用在于大补元气、补脾益肺、生津止渴、安神益智；肉桂可以用来补火助阳、散寒止痛、温经通脉；川芎能够活血行气、祛风止痛；熟地黄之作用在补血滋阴、益精填髓；茯苓依中医的观点来看可以利水渗湿、健脾安神；白术功用是在补气健脾、燥湿利水、固表止汗、安胎；炙甘草的功用在于补脾和胃、益气复脉；黄芪可以用来补气升阳、益卫固表、利水消肿、托疮生肌；当归能够补血、活血、调经、止痛、润肠；酒白芍之作用在养血调经、平肝止痛、敛阴止汗；生姜可以发汗解表、温肺止咳、温中止呕；大枣功用是补中益气、养血安神、缓和药性；鸡肉的功用在于补脾、补血、补肾；米酒可以用来通血脉、厚肠胃、润皮肤、散湿气。

◑ 性味组成分析

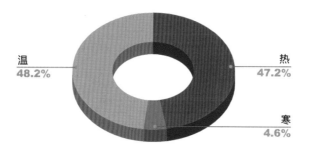

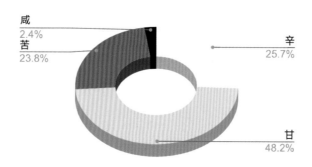

◑ 本草说明

名称	性味	功能	适用
人参	性微温。味甘、微苦	大补元气,补脾益肺,生津止渴,安神益智	①气虚欲脱、脉微欲绝的危重证候。②肺气虚弱的短气喘促、懒言声微、脉虚自汗等症。③脾气不足的倦怠乏力、食少便溏等症。④热病气津两伤之身热口渴及消渴等症。⑤气血亏虚的心悸、失眠、健忘等症
肉桂	性热。味辛、甘	补火助阳,散寒止痛,温经通脉	①肾阳不足,命门火衰。②寒疝、寒痹腰痛、胸痹、阴疽。③闭经、痛经
川芎	性温。味辛	活血行气,祛风止痛	①血瘀气滞证。②头痛。③风湿痹痛、肢体麻木
熟地黄	性微温。味甘	补血滋阴,益精填髓	①血虚萎黄、眩晕、心悸、失眠、月经不调、崩漏等症。②肾阴不足的潮热骨蒸、盗汗、遗精、消渴等症。③肝肾精血亏虚的腰膝酸软、眩晕、耳鸣、须发早白等症
茯苓	性平。味甘、淡	利水渗湿,健脾安神	①水肿、小便不利。②脾虚诸证。③心悸、失眠

名称	性味	功能	适用
白术	性温。味苦、甘	补气健脾，燥湿利水，固表止汗，安胎	①脾胃气虚、运化无力的食少便溏、脘腹胀满、肢软神疲等症。②脾虚失运、水湿内停之痰饮、水肿、小便不利等症。③脾虚气弱、肌表不固而自汗。④脾虚气弱、胎动不安之证
炙甘草	性平。味甘	补脾和胃，益气复脉	①脾胃虚弱，倦怠乏力。②心动悸，脉结代。③可解附子毒
黄芪	性微温。味甘	补气升阳，益卫固表，利水消肿，托疮生肌	①脾胃气虚及中气下陷之证。②肺气虚及表虚自汗、气虚感冒之证。③气虚水湿失运的浮肿、小便不利。④气血不足、疮疡内陷的脓成不溃或溃久不敛。⑤气虚血亏的面色萎黄、神倦脉虚等症。⑥气虚不能摄血的便血、崩漏等症。⑦气虚血滞不行的关节痹痛、肢体麻木或半身不遂等症。⑧气虚津亏的消渴病
当归	性温。味甘、辛	补血，活血，调经，止痛，润肠	①血虚诸证。②血虚或血虚而兼有瘀滞的月经不调、痛经、经闭等症。③血虚、血滞或寒滞，以及跌打损伤、风湿痹阻的疼痛症。④痈疽疮疡。⑤血虚肠燥便秘
酒白芍	性凉。味苦、酸、甘	养血调经，平肝止痛，敛阴止汗	①血虚或阴虚有热的月经不调、崩漏等症。②肝阴不足，肝气不舒或肝阳偏亢的头痛、眩晕、胁肋疼痛、脘腹四肢拘挛作痛等症。③阴虚盗汗及营卫不和的表虚自汗证
生姜	性温。味辛	发汗解表，温肺止咳，温中止呕	①风寒感冒。②风寒咳嗽。③胃寒呕吐
大枣	性温。味甘	补中益气，养血安神，缓和药性	①脾虚食少便溏、倦怠乏力。②血虚萎黄及妇女脏躁、神志不安。③减少烈性药的副作用并保护正气
鸡肉	性温。味甘	补脾，补血，补肾	①脾胃阳虚。②肝脾血虚。③肾精不足
米酒	性热。味苦、甘、辛	通血脉，厚肠胃，润皮肤，散湿气	①血瘀。②腰背酸痛、跌打损伤。③风湿痹痛。④消化不良
盐	性寒。味咸	凉血，通便，利尿，软坚，解毒，解酒，杀虫	①便秘。②小便不利。③疮疡、毒虫咬伤

◑ 食疗机能解说

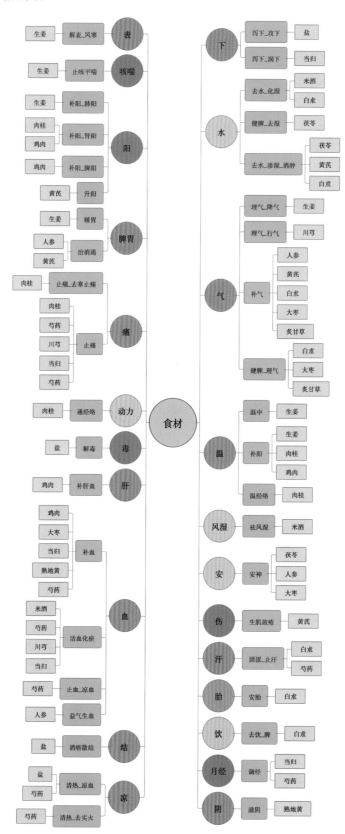

【品名】人参红枣银耳汤

◐ 材料

A. 新鲜人参的参须部分 2 克，新鲜白木耳 15 克。

B. 红枣 10 颗，枸杞子 30 颗。

C. 冰糖 8 克。

◐ 做法

1. 白木耳随意切碎，这样可以保留木耳的口感。

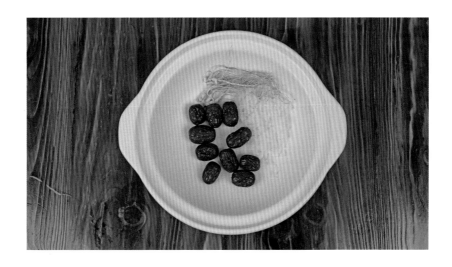

2. 也可以使用调理机将白木耳打碎，这样做出的汤会比较浓稠，可依个人喜好处理。

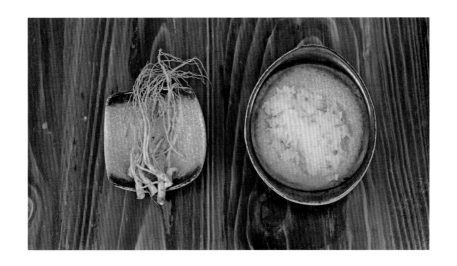

3. 将全部食材，即人参的参须、切碎或打碎的白木耳、红枣、枸杞子，一起放入锅中，加水约 1500 毫升，煮滚之后转最小火再炖煮 30 分钟。

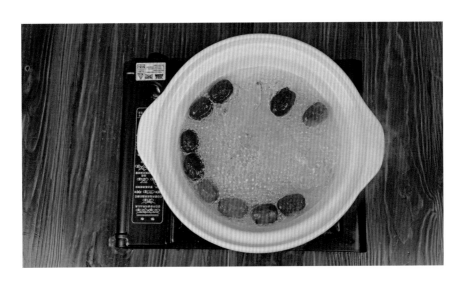

4. 放入适量的冰糖，溶化后盖上锅盖熄火静置 30 分钟到 1 小时后再饮用。

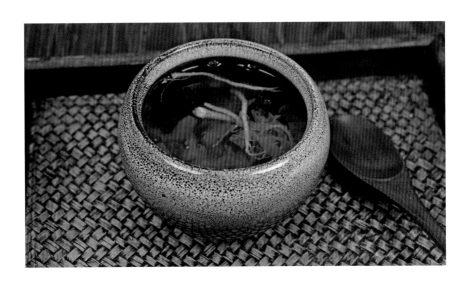

微信扫一扫，
查看本道食谱的制作图文

微信扫一扫，
查看本道食谱的制作视频

◗ 中医观点分析

我们依本品的组成来分析，其中人参的功用在于大补元气、补脾益肺、生津止渴、安神益智；白木耳可以用来滋阴、润肺、生津；大枣能够补中益气、养血安神、缓和药性；枸杞子之作用在补肝肾、明目、润肺；冰糖可以补中益气、和胃润肺、止咳、化痰。

◗ 性味组成分析

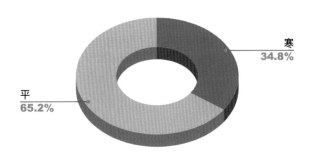

寒
34.8%

平
65.2%

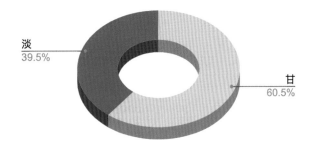

淡
39.5%

甘
60.5%

◗ 本草说明

药食	性味	功能	适用
人参	性微温。味甘、微苦	大补元气，补脾益肺，生津止渴，安神益智	①气虚欲脱，脉微欲绝的危重证候。②肺气虚弱的短气喘促、懒言声微、脉虚自汗等症。③脾气不足的倦怠乏力、食少便溏等症。④热病气津两伤之身热口渴及消渴等症。⑤气血亏虚的心悸、失眠、健忘等症
白木耳	性平。味甘、淡	滋阴，润肺，生津	①肺热咳嗽，痰中带血。②口渴。③带下。④肠风下血

续表

药食	性味	功能	适用
大枣	性温。味甘	补中益气，养血安神，缓和药性	①脾虚食少便溏、倦怠乏力。②血虚萎黄及妇女脏躁、神志不安。③减少烈性药的副作用并保护正气
枸杞子	性平。味甘	补肝肾，明目，润肺	①肝肾不足的腰酸遗精、头晕目眩、视力减退、内障目昏、消渴等。②阴虚劳嗽
冰糖	性寒。味甘	补中益气，和胃润肺，止咳，化痰	①脾胃气虚。②肺燥咳嗽，痰中带血

◑ 食疗机能解说

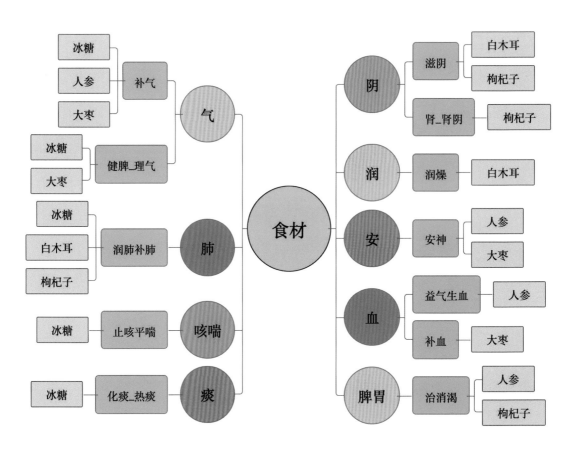

🍚 **湿热体质的食疗解说**

湿热体质用一句话来说明就是"体液过多且黏稠而热"。

整体而言，湿热体质可能表现有身热不扬、头身困重、胸闷腹胀，或面目周身发黄、皮肤发痒；饮食消化方面，湿热体质之人一般口干不欲饮、不思饮食；小便方面，多会呈现赤而不利；女生若有湿热体质，会有带下黄稠、秽浊有味的问题。舌诊表现是舌苔厚腻，脉象多为濡缓或濡数。

湿热体质的日常调理注意事项：

- **少吃甜食：** 甜食易生痰，而现代的饮食，几乎什么东西都加糖，人们非常容易摄取过量的糖，更何况那些爱吃甜食的人。必须少吃甜食，才可以减少生成身体中的湿。

- **少吃辛辣食物：** 湿热体质的人，身体已经有热，再吃辛辣食物就会持续补充热，如同火上浇油，导致湿热问题更难解决。

- **少吃油炸食物：** 油炸食物不仅是热性的，还帮助生湿，完全就是专门产生湿热体质的食物。身体已经呈现湿热体质的人，最好尽量避免食用油炸食物。

调整湿热的食物选择，我们分类列表如下：

主食、五谷类	红豆、绿豆、薏苡仁、山药、扁豆
鱼、肉、奶、蛋类	鸭肉、鲫鱼
蔬菜类	芹菜、香菜、苋菜、黄瓜、冬瓜、西红柿
水果类	芡实

关于调整湿热的药膳料理，我们向大家推荐"蒲烧茄子素鳗鱼饭""清心去湿解热绿豆汤"和"洋葱芹菜蛋汁炒蟹"。

【品名】蒲烧茄子素鳗鱼饭

◑ 材料

A. 茄子 200 克。

B. 酱油 8 克，蜂蜜 6 克，米酒 5 克。

C. 盐 1 克，面粉 8 克。

D. 白芝麻 3 克，葱花 4 克。

◑ 做法

1. 茄子去头，水加盐煮滚约 10 到 15 分钟至软。

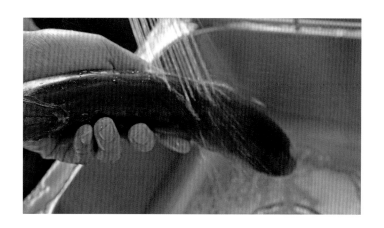

2. 把上述酱油、蜂蜜、米酒调和成蒲烧汁，混合均匀备用。

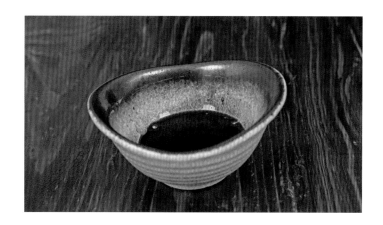

3. 把煮软后的茄子对切，在切面涂上蒲烧汁，并略裹上由面粉和盐调成的面糊。

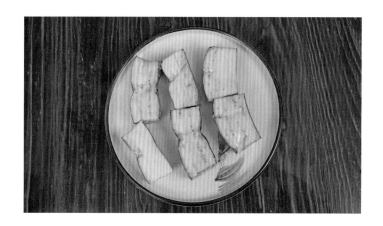

4.起油锅把茄子煎至微焦。

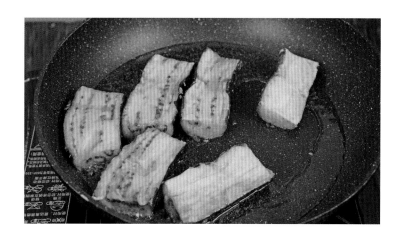

5.把剩余的蒲烧汁倒入锅中，将茄子煎至上色软嫩。

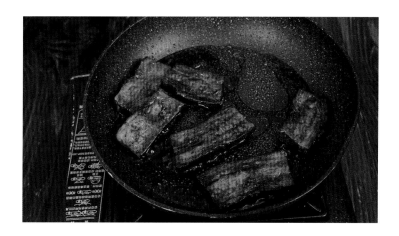

6.把茄子放入装好白饭的碗中，撒上白芝麻粒和葱花即可。

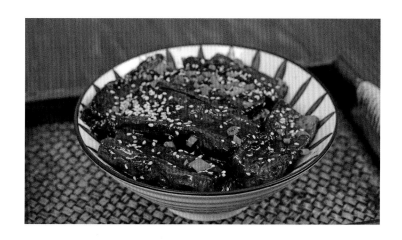

微信扫一扫，
查看本道食谱的制作图文

微信扫一扫，
查看本道食谱的制作视频

◑ 中医观点分析

我们依本品的组成来分析，其中的茄子的功用在于清热、止血、消肿；酱油可以用来清热、解毒；蜂蜜能够清热、补中益气、缓急止痛、润燥、解毒、缓和药性；面粉之作用在养心安神、止渴、利小便；米酒依中医的观点来看可以通血脉、厚肠胃、润皮肤、散湿气；芝麻功用是补肝肾、润五脏、益精血、滋阴、润肠、乌发；葱的功用在于发汗解表、通阳散寒、驱虫、解毒。

◑ 性味组成分析

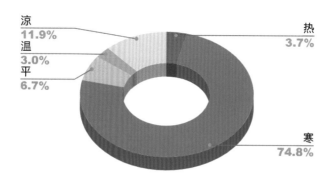

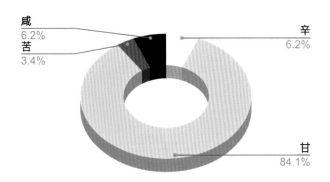

咸
6.2%

苦
3.4%

辛
6.2%

甘
84.1%

◑ 本草说明

名称	性味	功能	适用
茄子	性寒。味甘	清热，止血，消肿	①皮肤溃疡、热毒痈疮、口舌生疮。②出血
酱油	性凉。味咸	清热，解毒	①烧烫伤。②毒虫咬伤
蜂蜜	性平。味甘	清热，补中益气，缓急止痛，润燥，解毒，缓和药性	①中虚脘腹疼痛。②肺虚燥咳。③肠燥便秘
面粉	性凉。味甘	养心安神，止渴，利小便	①脏躁症。②失眠。③消渴，口干。④小便不利而有热者
米酒	性热。味苦、甘、辛	通血脉，厚肠胃，润皮肤，散湿气	①血瘀。②腰背酸痛、跌打损伤。③风湿痹痛。④消化不良
芝麻	性平。味甘	补肝肾，润五脏，益精血，滋阴，润肠，乌发	①肝肾精血不足的头晕眼花、须发早白。②肠燥便秘
葱	性温。味辛	发汗解表，通阳散寒，驱虫，解毒	①风寒感冒。②阴盛格阳下利脉微，阴寒腹痛。③外敷有散结通络下乳之功
盐	性寒。味咸	凉血，通便，利尿，软坚，解毒，解酒，杀虫	①便秘。②小便不利。③疮疡、毒虫咬伤

① 食疗机能解说

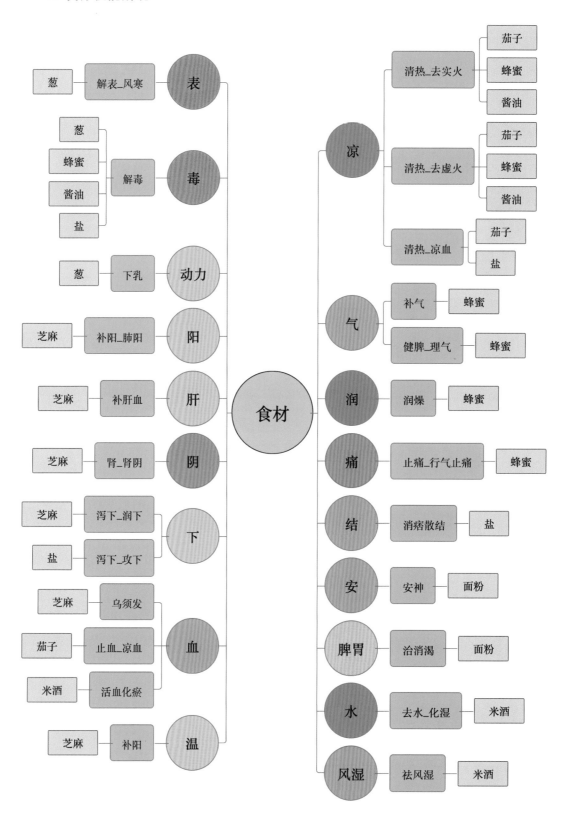

【品名】清心去湿解热绿豆汤

◑ 材料

A. 绿豆半碗。

B. 薏米适量，燕麦适量。

C. 红糖适量，冰糖适量。

◑ 做法

1. 去掉蛀虫、破皮的绿豆，将绿豆用清水冲洗两三次，清水浸泡30～45分钟，备用。

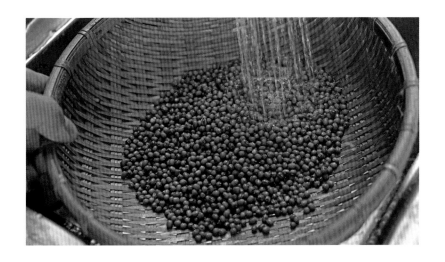

2. 将薏米用清水洗干净，清水浸泡10分钟，备用。

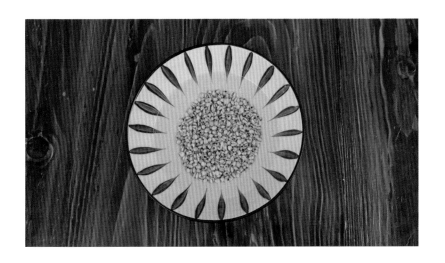

3. 将六碗清水放入煲内，加入绿豆，中火煮滚，水滚途中加入薏米和燕麦，直至大滚，熄火。

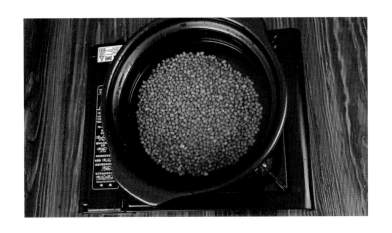

4. 用煲内余热把食物闷软，闷 1 至 2 小时再开煲盖。

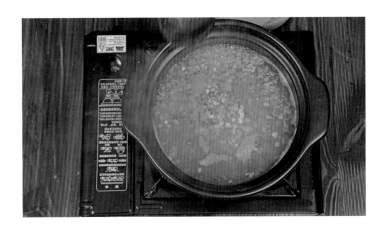

5. 开火加热至微温，加红糖、冰糖调味。

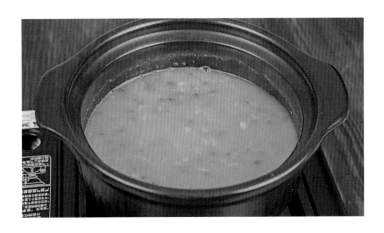

6.如果喜欢汤多，则可以加水，但不能加冷水，需加热水；甜味亦可随个人口味喜好而加减，没有一定限制。

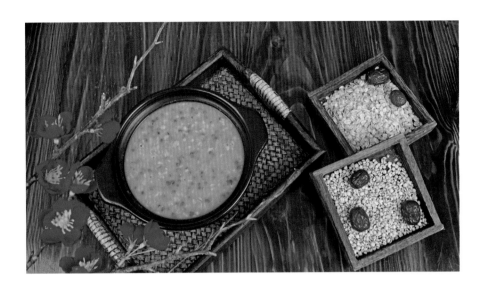

微信扫一扫，
查看本道食谱的制作图文

微信扫一扫，
查看本道食谱的制作视频

◑ 中医观点分析

我们依本品的组成来分析，其中的绿豆的功用在于清暑、利湿、解毒、利尿；薏苡仁可以用来利水、渗湿、健脾、除痹、清热、排脓；燕麦能够益肝、和胃；红糖之作用在补中缓急、补血、化瘀、调经；冰糖依中医的观点来看可以补中益气、和胃润肺、止咳、化痰。

◑ 性味组成分析

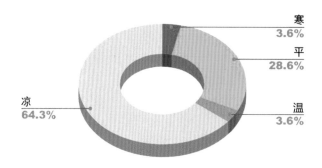

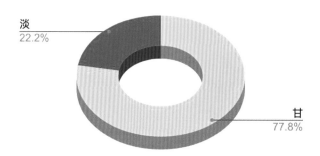

◑ 本草说明

名称	性味	功能	适用
绿豆	性凉。味甘。	清暑，利湿，解毒，利尿	①暑热烦渴。②痈肿疮毒
薏苡仁	性凉。味甘、淡	利水，渗湿，健脾，除痹，清热，排脓	①小便不利。②水肿。③腹泻。④湿痹。⑤肺痈、肠痈
燕麦	性平。味甘	益肝，和胃	①食欲不振。②便秘
红糖	性温。味甘	补中缓急，补血，化瘀，调经	①腹痛、呕吐。②月经不调
冰糖	性寒。味甘	补中益气，和胃润肺，止咳，化痰	①脾胃气虚。②肺燥咳嗽，痰中带血

◑ 食疗机能解说

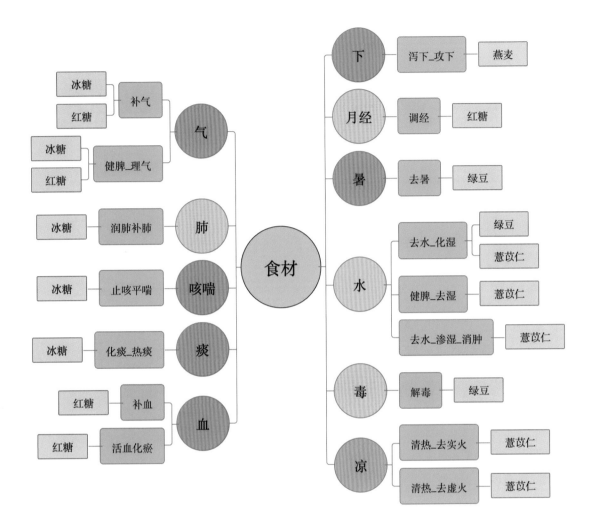

【品名】洋葱芹菜蛋汁炒蟹

◑ 材料

A. 花蟹 1 只。

B. 米酒 1 大匙, 姜半块。

C. 洋葱半颗, 芹菜 20 克, 玉米粒 20 克。

D. 鸡蛋 2 颗。

E. 盐少许。

◑ 做法

1. 花蟹去腮洗净后切块。

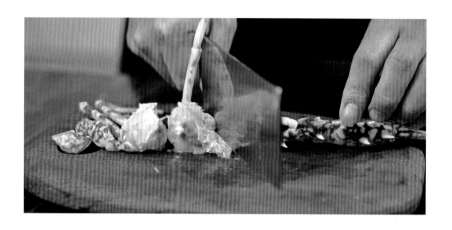

2. 炒锅下少许油略炒蟹后，加入米酒、姜片、少许水，煮滚。

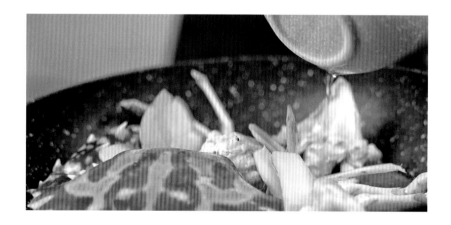

3. 花蟹煮熟后取出，并用滤网滤掉姜片等杂质，留下原汁备用。

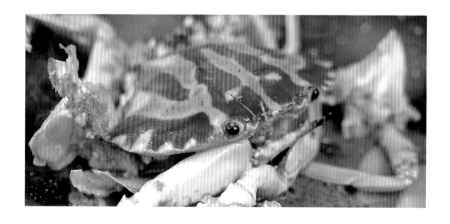

4.洗净洋葱、芹菜，洋葱切丝，芹菜切成粒，备用。

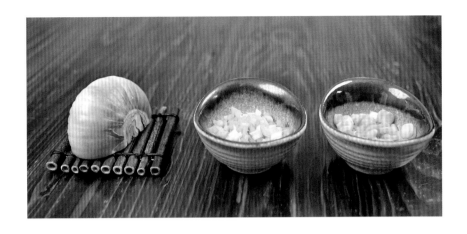

5.热锅下少许油炒洋葱丝、芹菜粒、玉米粒。

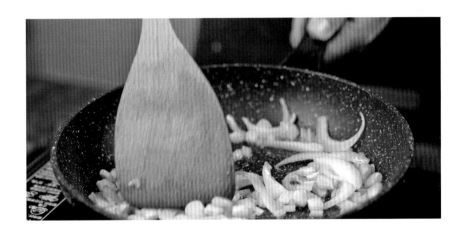

6.续放原汁及蛋汁炒。

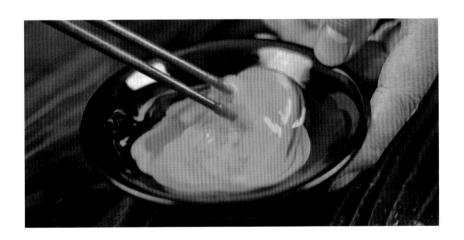

7.最后把花蟹放下快炒。

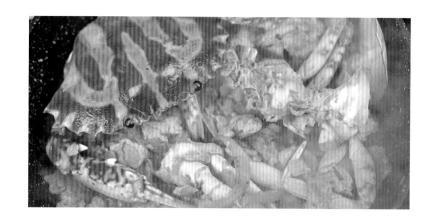

8.加盐拌匀即完成。

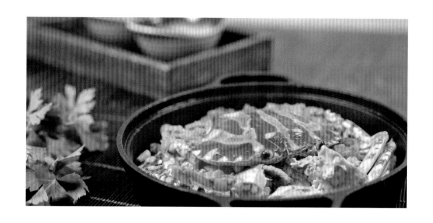

微信扫一扫，
查看本道食谱的制作图文

微信扫一扫，
查看本道食谱的制作视频

◐ 中医观点分析

我们依本品的组成来分析，其中螃蟹的功用在于清热、化瘀、消肿、解毒、续绝伤；米酒通血脉、厚肠胃、润皮肤、散湿气；生姜发汗解表、温肺止咳、温中止呕；洋葱理气和胃、健脾、祛风散寒、润肠；芹菜依中医的观点来看可以清热、平肝、利水、止血；玉米功用是在健胃、利尿、通便；鸡蛋的功用在于滋阴、润燥、养心、安神、益气。

◐ 性味组成分析

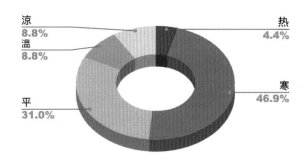

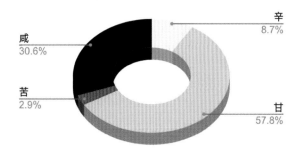

◐ 本草说明

名称	性味	功能	适用
螃蟹	性寒。味甘、咸	清热，化瘀，消肿，解毒，续绝伤	①疟疾。②黄疸。③跌打损伤
米酒	性热。味苦、甘、辛	通血脉，厚肠胃，润皮肤，散湿气	①血瘀。②腰背酸痛、跌打损伤。③风湿痹痛。④消化不良
生姜	性温。味辛	发汗解表，温肺止咳，温中止呕	①风寒感冒。②风寒咳嗽。③胃寒呕吐
洋葱	性温。味辛	理气和胃，健脾，祛风散寒，润肠	①消化不良。②风寒感冒、鼻塞。③便秘
芹菜	性凉。味甘	清热，平肝，利水，止血	①暴热烦渴。②黄疸。③水肿。④小便不利。⑤月经不调、赤白带下
玉米	性平。味甘	健胃，利尿，通便	①脾胃气虚。②尿路结石。③便秘
鸡蛋	性平。味甘	滋阴，润燥，养心，安神，益气	①小儿疳痢。②气虚。③烦躁
盐	性寒。味咸	凉血，通便，利尿，软坚，解毒，解酒，杀虫	①便秘。②小便不利。③疮疡、毒虫咬伤

◑ 食疗机能解说

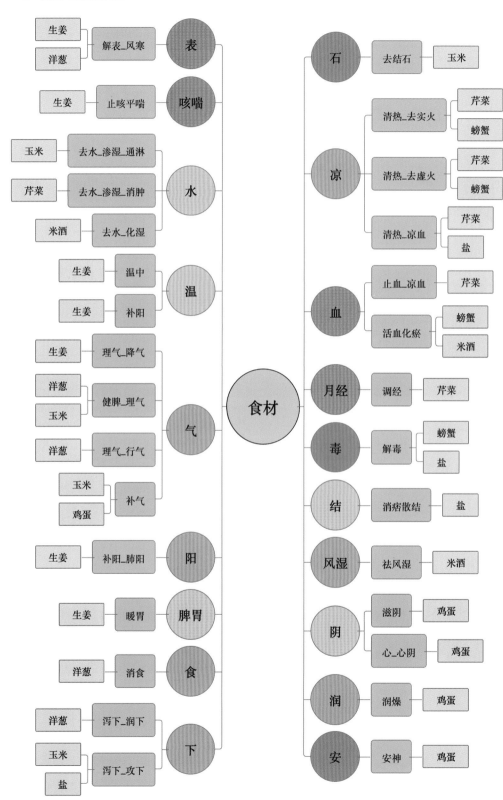

药食心源小·贴士：食用芹菜能降血压

许多高血压患者会知道，芹菜被公认为降血压的明星食材，降血压食谱中的必备的蔬菜。从营养学的角度来看，芹菜能降血压，主要是因为其中所含的芹菜素。芹菜素是一种生物类黄酮：第一，它能降低毛细血管的通透性，增加血管弹性，进而达到降低血压、预防动脉粥样硬化等功效，所以对高血压和心血管疾病的患者来说，芹菜是很好的保健食物；第二，芹菜中含有的佛手苷内酯和挥发油能使人心情放松，而心情放松对降低血压也有间接的帮助。第三，芹菜中含有的膳食纤维能减少肠道对钠盐的吸收，帮助松弛血管平滑肌，舒张血管，血压就会降下来。从中医的角度来看，芹菜的功用有清热、平肝、利水，因此，对肝阳上亢型的高血压较有帮助。《本草推陈》里面就说芹菜能"治肝阳头痛，面红目赤，头重脚轻，步行飘摇等症"。

痰湿体质的食疗解说

痰湿体质，用一句话来说明就是"津液过剩之水肿体质"。

整体来看，痰湿体质可能表现有咳嗽痰多、色白质稀，或吐涎沫、胸部痞闷，或痰鸣喘促、肢体困重、面色萎黄或虚浮；饮食消化方面，痰湿体质之人一般感到呕恶纳呆；在大便方面会呈现较黏稠而湿；女生若有痰湿体质会有月经不调、月经容易延迟、月经质地黏腻等问题。舌的表现是舌质淡胖、舌苔滑腻；可能脉象为脉滑或缓。

痰湿体质的日常调理注意事项：

- **适度运动：** 与血液被心脏的跳动而推动不同，人体淋巴系统里的水液循环主要靠肌肉的收缩，肌肉收缩给淋巴管道以压力，促进淋巴液流动。因此，适度的运动能帮助人体的水液循环，减少痰湿的堆积。

- **去寒：** 人体血液与津液"遇寒则凝"，身体温度低，水液循环会减速甚至可能凝结。此外，温度低时，人体也不容易流汗，就少了一个主要的排水方式。故此需避免寒凉。

- **饭水分离：** 不要在进餐时大量饮水或喝汤，以避免造成脾失健运、水饮内停而导致痰湿加重。

调整痰湿的食物选择，我们分类列表如下：

主食、五谷类	粳米、绿豆、红豆、小米、薏苡仁、山药、扁豆
鱼、肉、奶、蛋类	牛肉、羊肉
蔬菜类	紫菜、葱、姜、辣椒
水果类	木瓜、橄榄

药食心源小·贴士：木瓜的食疗益处

木瓜又称万寿果，因为其营养成分超级丰富，被世界卫生组织选为十大营养水果之首，在水果之中有着"百益果王"的封号。木瓜含有维生素 A、维生素 B_1、维生素 B_2、维生素 C、维生素 E、维生素 K、钙、磷、铁、钾、钠、锌、西红柿红素、β－胡萝卜素、有机酸、番木瓜碱、膳食纤维、淀粉酶、蛋白酶、氨基酸等。其中所含的氨基酸多达十七种以上，维生素 A 的含量是香蕉和西瓜的五倍，维生素 C 的含量则高达苹果的二十倍以上，钾的含量也比苹果、橙、柑、柚、龙眼、荔枝等水果都高。因为木瓜营养这么丰富，所以它的药用价值也就非常广泛，包括帮助消化、降低血脂、软化血管、缓解痉挛、美容护肤、延缓老化、消炎杀菌、抗癌抗肿瘤等。木瓜味道甜美、质地柔软，不仅可以直接食用，也常常被煮进菜肴和甜点之中，例如凉拌木瓜丝、木瓜排骨汤、木瓜鸡汤、木瓜炖梨、木瓜牛奶等。木瓜是天然的肉类软化剂，把木瓜与肉类一起煮时，肉能很快煮软，吃起来特别鲜嫩，也容易消化，这是因为木瓜中的木瓜酵素是一种蛋白质分解酵素，它能分解肉中的蛋白质，甚至破坏筋的组织，达到软化肉质的效果。从中医的角度来看，木瓜也常被拿来作为舒筋络、助消化、去风湿的药物。

可以调整痰湿的药膳料理，我们向各位读者推荐"清肺化痰排骨汤"和"雪梨银耳汤"。

【品名】清肺化痰排骨汤

◑ 材料

A. 排骨 6 块。

B. 水梨 1 颗，红枣 8 颗，枸杞子一勺。

C. 葱 1 根，盐 2 小匙。

◑ 做法

1.先以大火汆烫排骨约 20 秒，接着泡冰水使其降温，凉了后捞起备用。

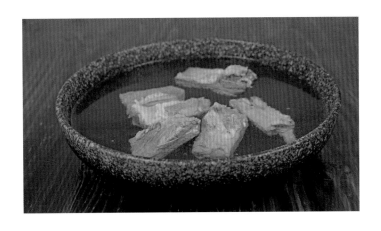

2.洗净水梨、红枣、枸杞子，水梨去核切块，红枣剪半，备用。

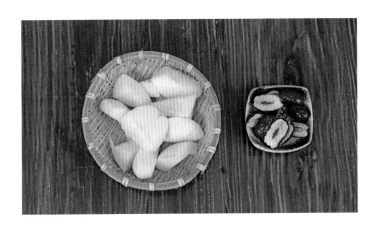

3.把约 1000 毫升水与上述食材放入锅中，在电锅外锅加三杯水，设置为自动煲汤模式，到时间后再闷十分钟。

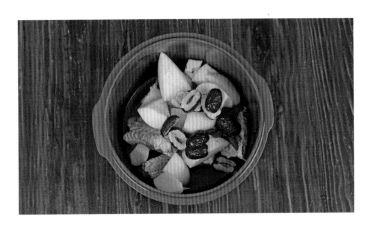

4.把葱切成葱花，在煮好的汤上撒上盐和葱花，即完成。

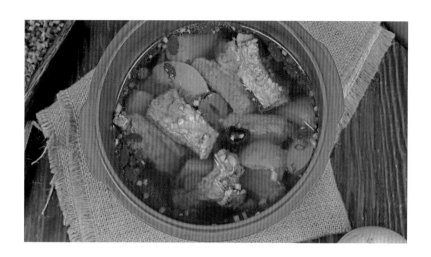

微信扫一扫，
查看本道食谱的制作图文

微信扫一扫，
查看本道食谱的制作视频

◑ 中医观点分析

我们依本品的组成来分析，其中猪肉的功用在于滋阴、润燥、补肾、养血；水梨可以清热、生津、润燥、化痰、解酒毒；大枣能够补中益气、养血安神、缓和药性；枸杞子之作用在补肝肾、明目、润肺。

◑ 性味组成分析

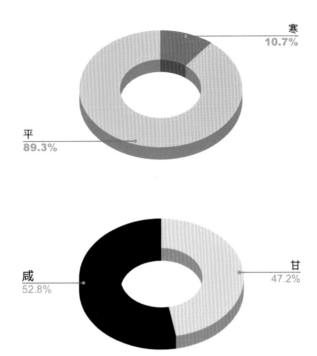

◑ 本草说明

名称	性味	功能	适用
猪肉	性平。味甘、咸	滋阴，润燥，补肾，养血	①热病伤津、消渴、燥咳。②肾虚体弱。③产后血虚。④便秘
梨	性寒。味甘。	清热，生津，润燥，化痰，解酒毒	①热病津伤。②消渴。③反胃。④大便干。⑤肺热咳嗽或痰热咳嗽。⑥饮酒过多
大枣	性温。味甘	补中益气，养血安神，缓和药性	①脾虚食少便溏、倦怠乏力。②血虚萎黄及妇女脏躁、神志不安。③减少烈性药的副作用并保护正气
枸杞子	性平。味甘	补肝肾，明目，润肺	①肝肾不足的腰酸遗精、头晕目眩、视力减退、内障目昏、消渴等。②阴虚劳嗽
盐	性寒。味咸	凉血，通便，利尿，软坚，解毒，解酒，杀虫	①便秘。②小便不利。③疮疡、毒虫咬伤

◑ 食疗机能解说

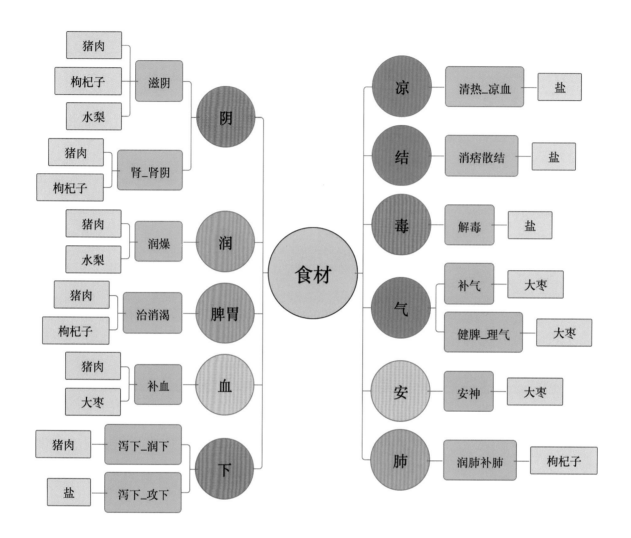

【品名】雪梨银耳汤

◑ 材料

A. 白木耳 10 克, 冰糖 15 克。

B. 红豆 75 克, 雪梨 1 颗, 草莓 5 颗。

◑ 做法

1. 将红豆洗净, 浸泡一晚后, 用电锅煮熟。

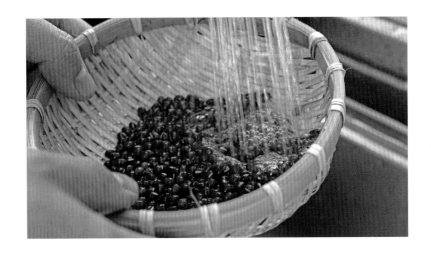

2. 先用冷水泡发白木耳，再用温水泡 20 分钟左右，洗净备用。

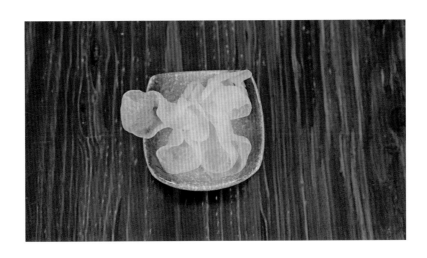

3. 洗净雪梨、草莓，雪梨去皮去核切片，草莓切丁，备用。

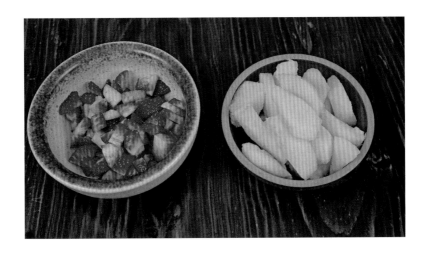

4.将白木耳放入锅中，加入适量的水，煮滚。

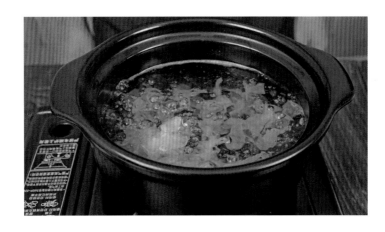

5.滚五分钟后，加入红豆、雪梨，小煮一下，煮的时间可依对银耳汤的黏稠度喜好来调整。

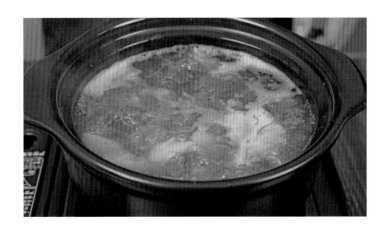

6.在起锅前加入冰糖，最后放上草莓丁，即告完成。

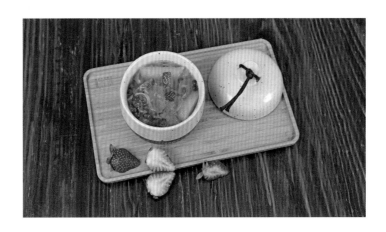

微信扫一扫，
查看本道食谱的制作图文

微信扫一扫，
查看本道食谱的制作视频

◑ 中医观点分析

我们依本品的组成来分析，其中的红豆的功用在于理气、通经；白木耳可以用来滋阴、润肺、生津；雪梨能够清热生津、润燥化痰、解酒毒；草莓之作用在清热、生津、利尿、止泻、利咽、止咳；冰糖依中医的观点来看可以补中益气、和胃润肺、止咳、化痰。

◑ 性味组成分析

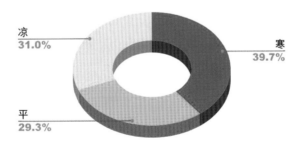

凉
31.0%

寒
39.7%

平
29.3%

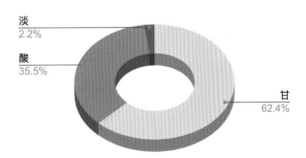

淡
2.2%

酸
35.5%

甘
62.4%

◑ 本草说明

名称	性味	功能	适用
红豆	性平。味甘、酸	理气，通经	①疝气。②腹痛。③血滞经闭
白木耳	性平。味甘、淡	滋阴，润肺，生津	①肺热咳嗽，痰中带血。②口渴。③带下。④肠风下血
梨	性寒。味甘	清热，生津，润燥，化痰，解酒毒	①热病津伤。②消渴。③反胃。④大便干。⑤肺热咳嗽或痰热咳嗽。⑥饮酒过多
草莓	性凉。味甘、酸	清热，生津，利尿，止泻，利咽，止咳	①风热咳嗽，咽喉肿痛，声音沙哑。②烦热、口干。③水泻
冰糖	性寒。味甘	补中益气，和胃润肺，止咳，化痰	①脾胃气虚。②肺燥咳嗽，痰中带血

◑ 食疗机能解说

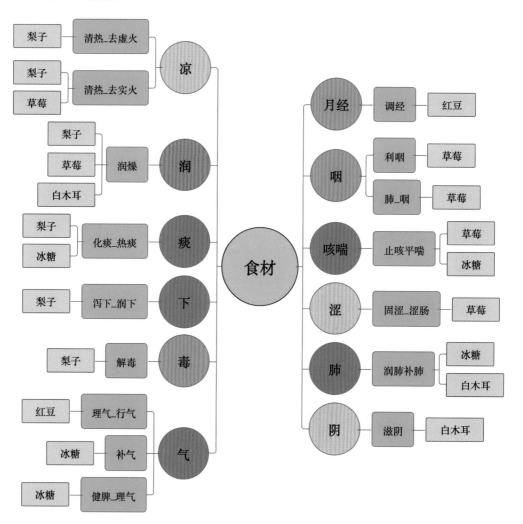

🍲 肾阳虚体质的食疗解说

肾阳虚体质，用一句话来说明就是"身体虚寒而无能量"。

在整体看来，肾阳虚体质可能具体表现为畏寒肢冷、腰膝酸冷、浮肿以腰以下为甚、阳痿滑精；而饮食消化方面一般较无明显影响；在小便方面多会呈现颜色淡、尿量多或是遗尿；女生若有肾阳虚体质会有白带清稀而冷、子宫冷而不孕的问题。舌的表现是舌质淡、舌苔白，可能脉象为尺脉沉细或沉迟。

肾阳虚体质的日常调理注意事项：

- **注意保暖（宜热敷、艾灸）**：肾阳虚表示身体的能量低下，也就是热能会不足，如果这时再没有保暖好身体，会使热能更不足，久而久之会令肾阳受到伤害。平时可以多做热敷或艾灸，帮助增加身体的热能。

- **充分休息**："肾为先天之本"，意思就是说肾气是与生俱来的，它的量就是这么多而已，如果不节约的话，就会提早用完，所以不要过度操劳身体，要有充分的休息。

- **多做腿脚部运动**：要增加肌肉量才能产生更多的热能，而全身百分之六七十的肌肉都在下半身，因此加强腿脚部运动是最好的选择。

- **节欲**：肾的功能包含生殖能力，如果没有节制房事、纵欲过度，便会耗损肾阳。尤其是冬天及平时天气冷的时候，在性生活方面更应该有所节制。

调整肾阳虚的食物选择，我们分类列表如下：

主食、五谷类	黑芝麻、黑豆、黑米、核桃
鱼、肉、奶、蛋类	羊肉、虾
蔬菜类	韭菜、黑木耳、山药、姜、肉桂
水果类	桑椹、荔枝、葡萄

在调整肾阳虚的药膳料理里，我们向各位读者推荐"蒜味坚果烤羊排"和"松子黑芝麻豆浆"。

【品名】蒜味坚果烤羊排

◑ 材料

A. 小羔羊排 500 克。

B. 腰果 80 克，蒜头 10 克，橄榄油 10 克，盐 8 克。

C. 百里香 8 克，罗勒 10 克，荷兰芹 8 克，迷迭香 8 克。

◑ 做法

1. 取用冷冻小羔羊排，提前退冰 30 分钟，取出后擦干血水，撒上些许盐。

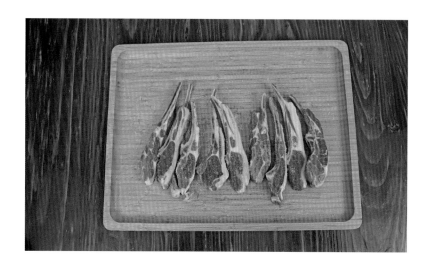

2. 取铸铁锅，烧到冒烟烫，丢下羊排，一面一分钟，快速将表面焦化。羊骨头的部分，可以用喷火枪补足、喷焦，完成后取出放旁边备用。

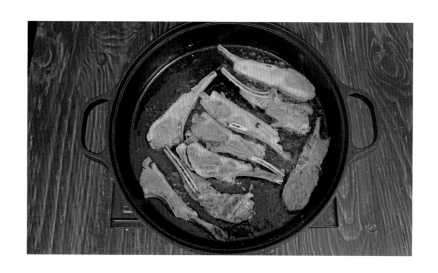

3.将腰果、蒜头、橄榄油放入果汁机打碎并略加些盐调味，制作成蒜头腰果泥。

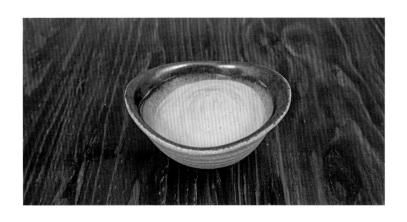

4.将羊排撒上迷迭香、罗勒、百里香、荷兰芹，外表铺上蒜头腰果泥。

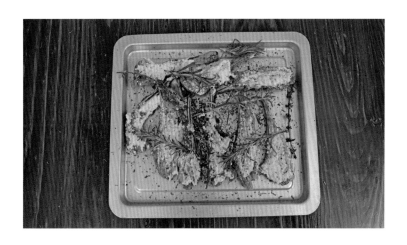

5.将上述羊排放入烤箱，设定180℃烤20分钟，烤好的羊排下面可加入洋葱或是蔬菜垫盘，即告完成。

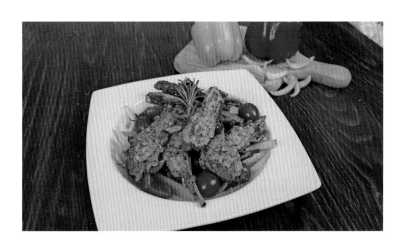

微信扫一扫，
查看本道食谱的制作图文

微信扫一扫，
查看本道食谱的制作视频

◑ 中医观点分析

我们依本品的组成来分析，其中的羊肉功用在于暖中补虚、补中益气、开胃健力；腰果可以用来补肾、健脾、润肺、化痰、除烦；大蒜能够温中、消食、理气、解毒、杀虫；迷迭香依中医的观点来看可以发汗、健脾、安神、止痛；罗勒功用是发汗解表、祛风、利湿、化痰、止痛；百里香的功用在于祛风解表、理气、止痛、止咳、止泻；荷兰芹可以用来祛痰、利尿、调经。

◑ 性味组成分析

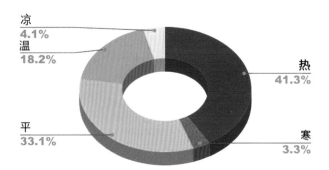

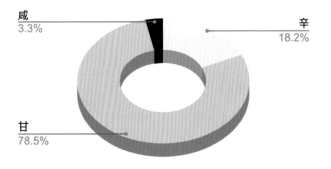

◑ 本草说明

名称	性味	功能	适用
羊肉	性热。味甘	暖中补虚，补中益气，开胃健力	①虚劳恶冷。②五劳七伤
腰果	性平。味甘	补肾，健脾，润肺，化痰，除烦	①口渴。②烦躁。③咳嗽
大蒜	性温。味辛	温中，消食，理气，解毒，杀虫	①脘腹冷痛。②饮食积滞。③泻泄、痢疾。④蛲虫病、钩虫病。⑤风寒头痛。⑥咳嗽。⑦痈肿疮毒
橄榄油	性凉。味甘	清肺，利咽，生津，开胃，下气，止泻，解毒	①咳嗽痰血。②咽喉肿痛。③暑热烦渴。④鱼蟹中毒
迷迭香	性温。味辛	发汗，健脾，安神，止痛	①头痛。②腹胀。③脱发。④风湿痹痛
罗勒	性温。味辛	发汗解表，祛风，利湿，化瘀，止痛	①风寒感冒，头痛。②腹痛、腹胀、消化不良、腹泻。③跌打损伤。④风湿痹痛
百里香	性温。味辛	祛风解表，理气，止痛，止咳，止泻	①感冒。②头痛、牙痛。③咳嗽。④腹泻
荷兰芹	性温。味辛	祛痰，利尿，调经	①消化不良、胀气、口臭。②咳嗽、气喘。③小便不利
盐	性寒。味咸	凉血，通便，利尿，软坚，解毒，解酒，杀虫	①便秘。②小便不利。③疮疡、毒虫咬伤

◑ 食疗机能解说

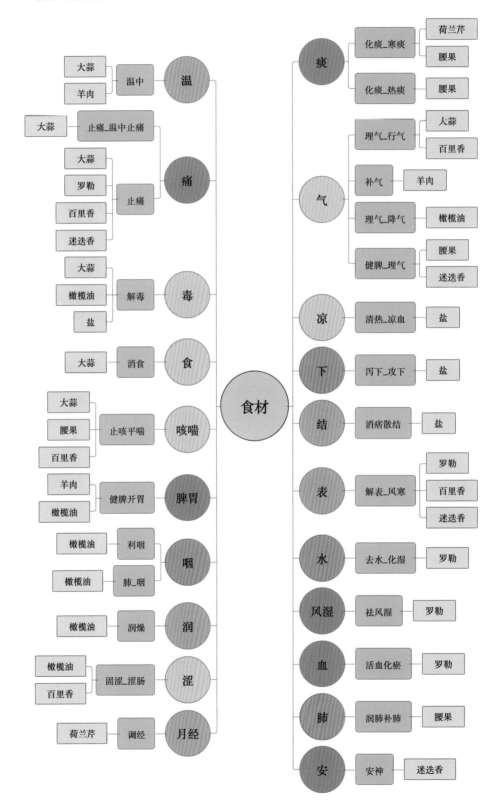

【品名】松子黑芝麻豆浆

◑ 材料

A. 黄豆 15 克，糯米 15 克。

B. 黑芝麻粉 8 克，松子 15 克。

◑ 做法

1. 先将黄豆及糯米浸泡 10 小时。

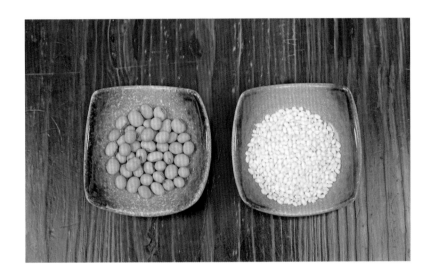

2. 用电锅蒸煮黄豆、糯米、松子，待蒸熟后取出备用。

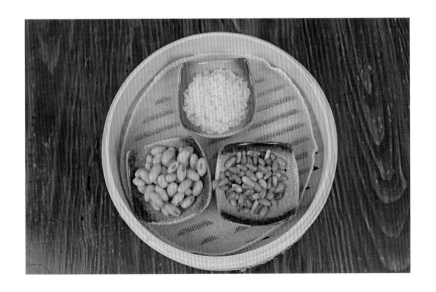

3. 把蒸煮好的食材加上黑芝麻粉并加上大约 1200 毫升纯净水。

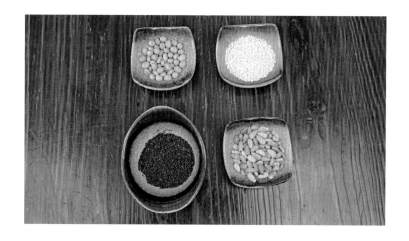

4. 将上述食材放入果汁机打碎。

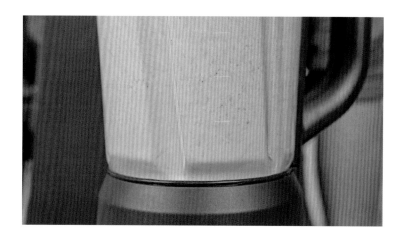

5. 食用前可略加热饮用。

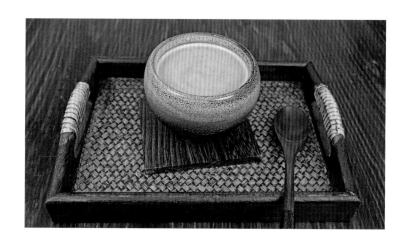

微信扫一扫，
查看本道食谱的制作图文

微信扫一扫，
查看本道食谱的制作视频

◗ 中医观点分析

我们依本品的组成来分析，其中的松子的功用在于滋阴、息风、润肺止咳、滑肠通便；糯米可以用来补中益气、健脾暖胃、固表止汗；黄豆能够健脾、益气、利水；芝麻之作用在补肝肾、润五脏、益精血、滋阴、润肠、乌发。

◗ 性味组成分析

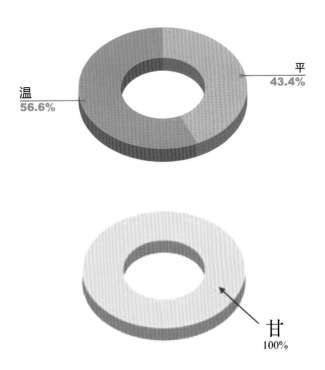

平
43.4%

温
56.6%

甘
100%

◑ **本草说明**

名称	性味	功能	适用
松子	性温。味甘	滋阴，息风，润肺止咳，滑肠通便	①年老体弱。②风痹，头眩。③燥咳。④便秘
糯米	性温。味甘	补中益气，健脾暖胃，固表止汗	①脾胃虚寒。②自汗
黄豆	性平。味甘	健脾，益气，利水	①脾气虚，食少乏力。②水肿
芝麻	性平。味甘	补肝肾，润五脏，益精血，滋阴，润肠，乌发	①肝肾精血不足的头晕眼花、须发早白。②肠燥便秘

◑ **食疗机能解说**

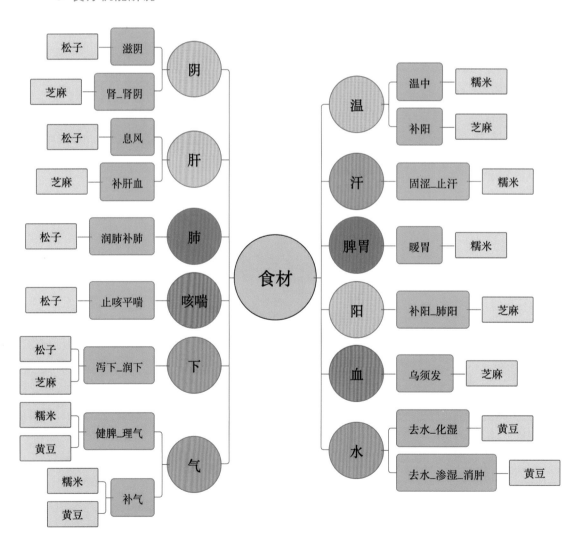

药食心源小·贴士：食用松子有助于软化血管

多吃松子可以降低血脂、软化血管，达到预防心脑血管疾病的作用，是中老年人的理想保健食物。松子中含有大量的维生素 E 与不饱和脂肪酸，包括油酸、亚油酸、亚麻油酸等。其中的维生素 E 和亚油酸都被称为"血管清道夫"。维生素 E 有很好的抗氧化功用，能防止胆固醇被氧化而阻塞血管，有预防心血管疾病的效果；亚油酸则能软化血管、加快血液循环、加快脂肪的代谢与分解，进而达到降低血压、降低血脂、预防动脉硬化，以及减肥瘦身的效果。

阴虚体质的食疗解说

阴虚体质，用一句话来说明就是"津液不足而容易干燥"。

阴虚体质之人整体来说可能会有形体消瘦、口燥咽干、眩晕失眠、潮热盗汗、五心烦热、午后颧红等症状；而饮食消化方面一般食欲会略差；在大小便方面会呈现尿少色黄、大便干结；女生若有阴虚体质会有潮热盗汗明显的问题。舌的表现是舌质红、舌苔少；可能脉象为脉细数。

阴虚体质的日常调理注意事项：

- **减少过劳活动：** 如果长期透支体力、太过疲劳、没有足够的休息恢复时间，便会导致脏腑功能受损，加重阴虚的情况。

- **充分睡眠：** 睡眠是人体修复的时间，特别是晚上 11 点到凌晨 3 点之间，《黄帝内经》说此时气血走到胆经和肝经，若还在熬夜就会造成肝胆的严重负荷，加剧阴虚。

- **适当饮水：** 阴虚就是津液不足，身体比较干燥，所以水分的补充很重要，尤其天气热或运动有出汗时，要记得补充水分。

调整阴虚的食物选择，我们分类列表如下：

主食、五谷类	糯米、绿豆、豆腐
鱼、肉、奶、蛋类	乌贼、鸭肉、猪皮、螃蟹
蔬菜类	大白菜、黑木耳、银耳
水果类	甘蔗、黄瓜、梨、西瓜

药食心源小·贴士：紫甘蔗皮小麦茶治阴虚盗汗

最早出现"盗汗"这个概念是在《素问·脏气法时论》，"肾病者，寝汗出，憎风"，当时"盗汗"被称为寝汗。不过在接下来医圣张仲景的《金匮要略·血痹虚劳病脉证并治》中说："男子平人，脉虚弱细微者，喜盗汗也。"于是就以盗汗称之，之后的医书多沿袭张仲景使用盗汗一词，如《景岳全书·汗证》："盗汗者，寐中通身汗出，觉来渐收。"因为"盗"这个字指的是像小偷一样，在人们晚上入睡后，偷偷来，然后在人们醒来前离开，所以用"盗汗"来形容患者在入睡后气温没有过热却异常出汗、而到醒来时汗就止的症状。以中医的观点来看，盗汗的患者通常是由于阴虚所导致，这时候有一个好用又简单的食疗方可以治盗汗，里面只有两种食材，分别是紫甘蔗皮和小麦，以下就来介绍其做法。

紫甘蔗皮小麦茶

◐ 材料

紫甘蔗皮 10 克、小麦 20 克。

◐ 做法

①将紫甘蔗皮和小麦洗净沥干。

②锅中加水煮滚后，加入紫甘蔗皮和小麦。

③煮约 30 分钟，关火，将紫甘蔗皮挑出丢弃即告完成，不仅煮出来的茶可以喝，煮好的小麦也可以拿来吃。

调整阴虚的药膳料理，在此要和大家分享"百合山药大枣豆浆粥"和"凤梨甜椒鸡丁"。

【品名】百合山药大枣豆浆粥

◐ 材料

A. 豆浆 800 毫升，粳米 1 人份，大红枣 5 颗，山药 1 块。

B. 百合数片。

C. 香油少许，葱花 1 小碟，盐适量。

D. 白芝麻适量（可根据个人喜好决定是否添加）。

◑ **做法**

1. 先将白米洗净连同豆浆、红枣、山药放入内锅。

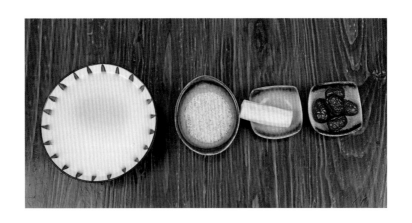

2. 外锅放入接近 8 分满水位开始炖煮。

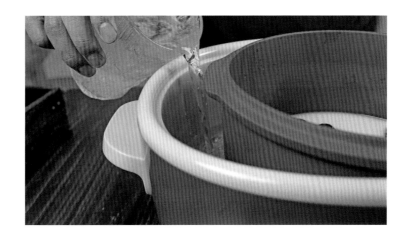

3. 电源跳起后，放入百合继续炖煮，炖煮至电源再次跳起。

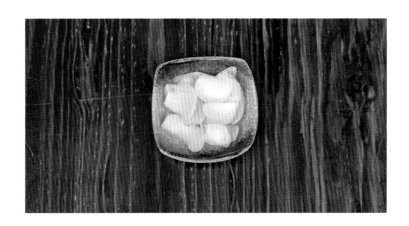

4.起锅盛盘后，滴上数滴香油，撒上葱花和盐，如个人喜欢也可以酌量加白芝麻，即告完成。

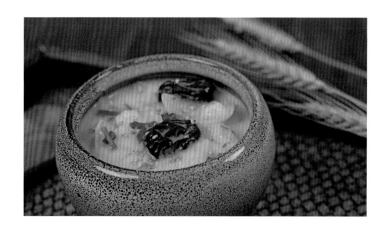

微信扫一扫，
查看本道食谱的制作图文

微信扫一扫，
查看本道食谱的制作视频

◑ 中医观点分析

我们依本品的组成来分析，其中的豆浆的功用在于补虚、通淋、通便、利水、下气；粳米可以用来补中益气、止渴、止泄；百合能够养阴润肺止咳、清心安神；山药之作用在益气、养阴、固精、止带；大枣依中医的观点来看可以补中益气、养血安神、缓和药性；葱的功用是发汗解表、通阳散寒、驱虫、解毒；香油的功用在于补肝肾、润五脏、益精血、滋阴、润肠、乌发；白芝麻能够补肝肾、润五脏、益精血、滋阴、润肠、乌发。

◑ 性味组成分析

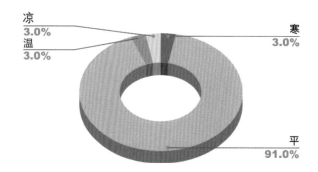

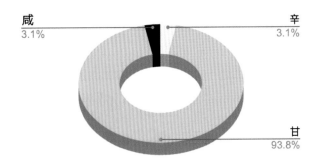

咸
3.1%

辛
3.1%

甘
93.8%

◑ 本草说明

名称	性味	功能	适用
豆浆	性平。味甘	补虚，通淋，通便，利水，下气	①淋症。②便秘。③乳汁少。④身体虚弱
粳米	性平。味甘	补中益气，止渴，止泄	①身体虚弱。②泻痢、呕吐。③口渴
百合	性微寒。味甘	养阴润肺止咳，清心安神	①肺阴虚的燥热咳嗽及劳嗽久咳，痰中带血。②热病余热未清之虚烦惊悸，失眠多梦等
山药	性平。味甘	益气，养阴，固精，止带	①脾胃气虚。②消渴。③肺虚咳喘或肺肾两虚久咳久喘。④遗精、尿频、带下清稀
大枣	性温。味甘	补中益气，养血安神，缓和药性	①脾虚食少便溏、倦怠乏力。②血虚萎黄及妇女脏躁、神志不安。③减少烈性药的副作用并保护正气
葱	性温。味辛	发汗解表，通阳散寒，驱虫，解毒	①风寒感冒。②阴盛格阳下利脉微，阴寒腹痛。③外敷有散结通络下乳之功
麻油	性凉。味甘	解毒，通便，生发，杀虫	①肠燥便秘。②胞衣不下。③蛔虫病。④恶疮、疥癣
盐	性寒。味咸	凉血，通便，利尿，软坚，解毒，解酒，杀虫	①便秘。②小便不利。③疮疡、毒虫咬伤
芝麻	性平。味甘	补肝肾，润五脏，益精血，滋阴，润肠，乌发	①肝肾精血不足的头晕眼花、须发早白。②肠燥便秘

◑ 食疗机能解说

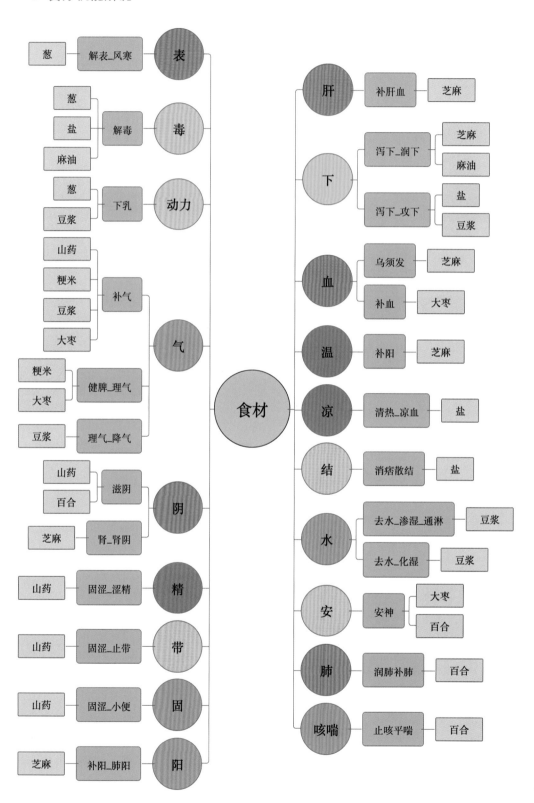

【品名】凤梨甜椒鸡丁

◐ 材料

A. 酱油 1 大匙，米酒 1 小匙，椰子油一匙，盐少许。

B. 鸡肉 150 克，凤梨罐头 1 罐（也可用新鲜的凤梨），甜椒半颗，葱 1 根。

◐ 做法

1. 鸡肉切丁加入腌酱（酱油＋米酒）腌渍 20 分钟备用。

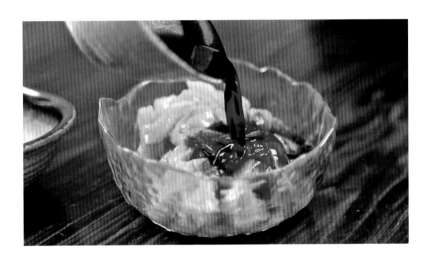

2. 将鸡肉丁炒至 6 ～ 7 分熟取出备用。

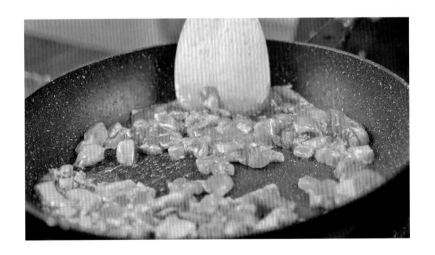

3. 锅内放少许椰子油，放入甜椒炒一下，加入盐及水。

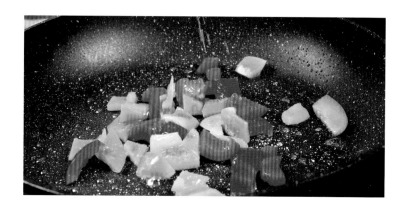

4. 待甜椒达理想软硬度时，倒入炒过的鸡肉及适量凤梨片，也可以再加入适量凤梨罐头内的汤，小火煮1分钟，再加入葱拌炒一下即可。

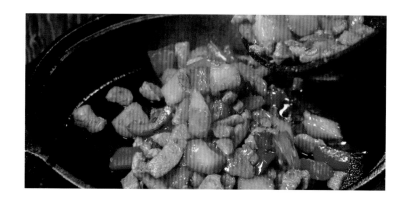

微信扫一扫，
查看本道食谱的制作图文

微信扫一扫，
查看本道食谱的制作视频

◑ 中医观点分析

我们依本品的组成来分析，其中的鸡肉的功用在于补脾、补血、补肾；凤梨能够健脾、止渴、醒酒；葱之作用在发汗解表、通阳散寒、驱虫、解毒；酱油依中医的观点来看可以清热、解毒；米酒功用是在通血脉、厚肠胃、润皮肤、散湿气；椰子油的功用在于祛暑、润肤、乌发。

◑ 性味组成分析

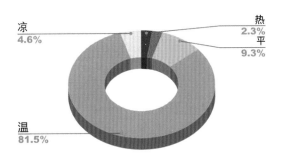

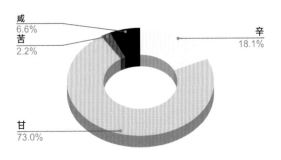

◑ 本草说明

名称	性味	功能	适用
鸡肉	性温。味甘	补脾，补血，补肾	①脾胃阳虚。②肝脾血虚。③肾精不足
甜椒	性平。味辛	温中，散寒，开胃，消食	①伤寒感冒。②脾胃虚寒，食欲不振、呕吐、腹泻
凤梨	性温。味甘	健脾，止渴，醒酒	①消化不良、腹泻、腹痛。②口渴
葱	性温。味辛	发汗解表，通阳散寒，驱虫，解毒	①风寒感冒。②阴盛格阳下利脉微，阴寒腹痛。③外敷有散结通络下乳之功
酱油	性凉。味咸	清热，解毒	①烧烫伤。②毒虫咬伤
米酒	性热。味苦、甘、辛	通血脉，厚肠胃，润皮肤，散湿气	①血瘀。②腰背酸痛、跌打损伤。③风湿痹痛。④消化不良
椰子油	性温。味辛	祛暑，润肤，乌发	①冻疮。②齿疾
盐	性寒。味咸	凉血，通便，利尿，软坚，解毒，解酒，杀虫	①便秘。②小便不利。③疮疡、毒虫咬伤

◗ 食疗机能解说

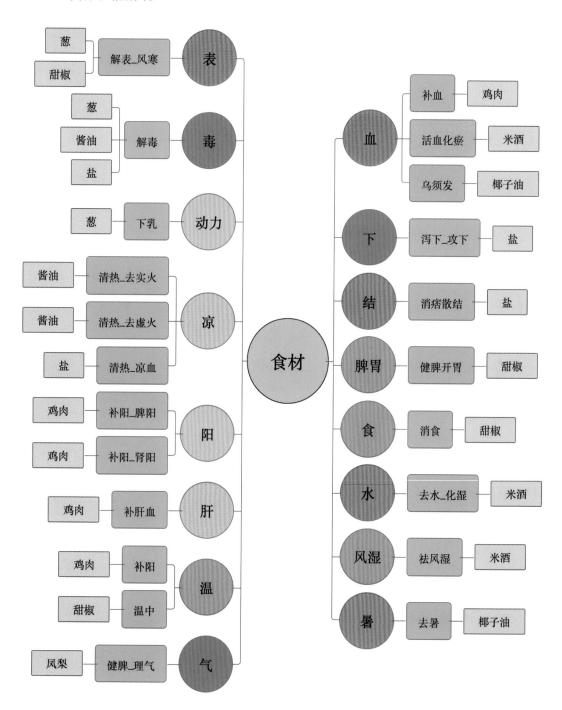

🍚 **气滞体质的食疗解说**

气滞体质，用一句话来说明就是"气之循环不良而焦躁"。

从整体来看，气滞体质的可能表现有胸胁满闷、胸背疼痛、咳嗽、气促、痰多、胁腹胀闷疼痛、肌肉关节胀痛、痹痛；而饮食消化方面，气滞体质之人一般会有腹部满闷胀痛、嗳气、吐酸；在大便方面会呈现便秘；女生若有气滞体质会有月经不调、痛经的问题。舌的表现是舌色正常或稍暗，苔白或黄，可能脉象为沉弦、涩，或结代。

气滞体质的日常调理注意事项：

- **要尽量放松：** 身心是会互相影响的，如果心情长期处于紧绷状态，身体也会呈现紧绷，导致经络不通畅，产生气滞。所以平时要尽量放松心情、放松身体。

- **多运动：** 身体多动就能帮助气的流动和循环。长期姿势不良会造成肌肉过度紧绷，便会限制经络的通畅。经络一旦不畅通，气就难以正常运行。不过，过度强烈的运动也会造成肌肉紧绷。故此运动适度就好。

- **适度摄取盐（NaCl）：** 盐中所含之钠离子可帮助身体排出二氧化碳，进而能增加身体对氧气的吸收，改善气滞的症状。

调整气滞的食物选择，我们分类列表如下：

主食、五谷类	薏苡仁、山药、扁豆
蔬菜类	白萝卜、莲藕、芹菜、洋葱、大蒜、姜
水果类	山楂、橘子、柚子、柠檬、金桔

药食心源小·贴士：蜂蜜白萝卜糖浆治咳嗽与喉咙痛

蜂蜜白萝卜糖浆是民间自古以来止咳、预防感冒的偏方之一。它的食材只需要白萝卜和蜂蜜，制作方法又简单，每个人都能在家自己做一罐。当觉得快要感冒、喉咙有点刺痛等不适感，或是喉咙觉得痒、想咳嗽的时候，就可以服用蜂蜜白萝卜糖浆。

从营养学的观点来看，白萝卜中含有异硫氰酸酯和芥辣素，所以能活化白细胞，增加免疫力，杀菌消炎，进而达到抑制喉咙发炎与预防感冒的效果；蜂蜜则含有多种活性酶，也有杀菌消炎的作用，其中丰富的营养则能帮助增加人体的体力与抵抗力。此外，白萝卜中所含的维生素C也能保持人体黏膜的健康。从中医的观点来看，白萝卜和蜂蜜的组合可以止咳润肺。但是要注意的是白萝卜寒凉、蜂蜜润肠通便，因此脾胃虚寒且大便溏泄的人不太适合，要小心使用。

蜂蜜白萝卜糖浆

◑ 材料

白萝卜 50 克、蜂蜜适量。

◑ 做法

①将白萝卜洗净去皮后，切成约一厘米宽的正方体。

②把切好的白萝卜放入玻璃罐，加入蜂蜜，直至覆盖白萝卜。

③盖上盖子后，在常温下或冰箱中静置 1 ～ 3 天，等到白萝卜出水，即完成。

④做好后，可以在冰箱冷藏保存。

⑤服用时，将糖浆以水或茶稀释三到四倍即可，白萝卜也可以吃。

可以调整气滞的料理食谱，在此我们要和大家推荐的是"白萝卜洋葱浓汤"和"橘皮益气粥"。

【品名】白萝卜洋葱浓汤

◑ 材料

A. 黄豆芽 8 克，浸泡开的海带 5 克，玉米 2 根。

B. 椰子油 10 克，蒜末 2 大匙，洋葱 250 克，白萝卜 1 大根。

C. 新鲜百里香 5 克。

D. 鲜奶油 2 大匙，黑胡椒 2 小匙，盐 2 小匙。

E. 杏鲍菇 2 根。

◑ 做法

1. 先煮玉米、海带、黄豆芽，加少许盐熬煮出高汤。

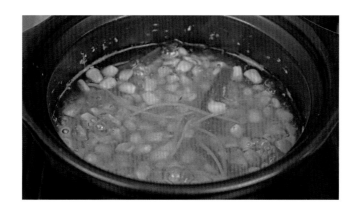

2. 白萝卜去皮切片，洋葱切丝，蒜头切末，备用。

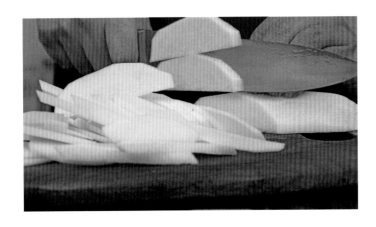

3. 热锅，热油，炒香洋葱和蒜末，再加入椰子油和白萝卜片，炒香。

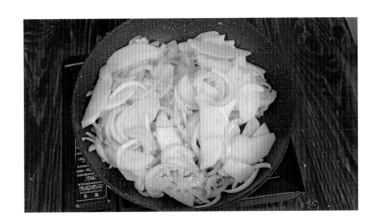

4. 加入先前准备的高汤，放入百里香，煮到白萝卜软透，把百里香剔除。

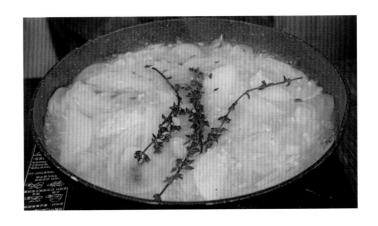

5. 把上述食材用果汁机打至无颗粒，过滤到汤锅中。

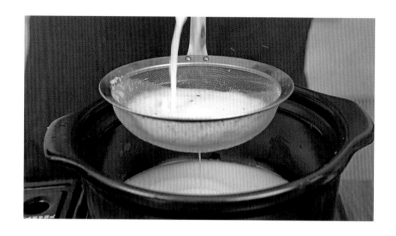

6. 加入鲜奶油，用盐和少许黑胡椒调味煮滚，关火。

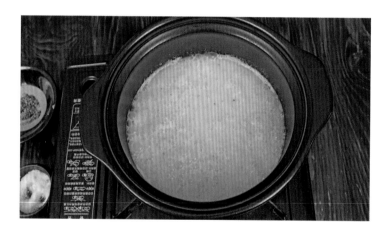

7. 杏鲍菇切片（可以切井字雕花）备用。

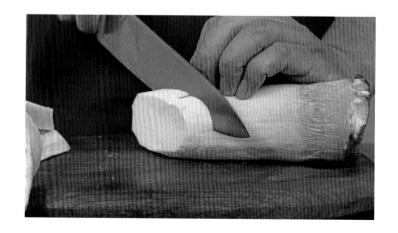

8.在平底锅里放入奶油，炒香杏鲍菇，把炒好的菇放在汤上就可以上桌。

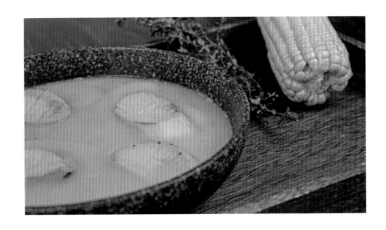

微信扫一扫，
查看本道食谱的制作图文

微信扫一扫，
查看本道食谱的制作视频

◑ 中医观点分析

我们依本品的组成来分析，其中的玉米的功用在于健胃、利尿、通便；海带可以用来软坚散结、利水消肿；豆芽能够清热、消暑、解毒、利尿；生白萝卜之作用在消食、化痰、下气、宽中；大蒜依中医的观点来看可以温中、消食、理气、解毒、杀虫；洋葱功用是在理气和胃、健脾、祛风散寒、润肠；椰子油的功用在于祛暑、润肤、乌发；百里香可以用来祛风解表、理气、止痛，止咳、止泻；鲜奶油能够滋阴、润燥、止渴、益气血；胡椒依中医的观点来看可以温中、止痛、下气、消痰、解毒；杏鲍菇功用是在开胃、养心、滋补肾精。

◑ 性味组成分析

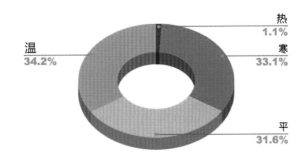

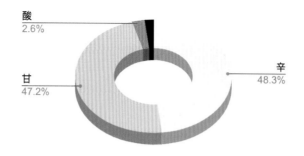

◑ 本草说明

名称	性味	功能	适用
玉米	性平。味甘	健胃，利尿，通便	①脾胃气虚。②尿路结石。③便秘
海带	性寒。味咸	软坚散结，利水消肿	①瘰疬瘿瘤。②水肿
豆芽菜	性寒。味甘	清热，消暑，解毒，利尿	①暑热烦渴。②小便不利。③酒毒
生白萝卜	性寒。味辛、甘	消食，化痰，下气，宽中	①呕吐。②食积，消化不良。③咳嗽痰多
大蒜	性温。味辛	温中，消食，理气，解毒，杀虫	①脘腹冷痛。②饮食积滞。③泄泻、痢疾。④蛲虫病、钩虫病。⑤风寒头痛。⑥咳嗽。⑦痈肿疮毒
洋葱	性温。味辛	理气和胃，健脾，祛风散寒，润肠	①消化不良。②风寒感冒、鼻塞。③便秘
椰子油	性温。味辛	祛暑，润肤，乌发	①冻疮。②齿疾
百里香	性温。味辛	祛风解表，理气，止痛，止咳，止泻	①感冒。②头痛、牙痛。③咳嗽。④腹泻
鲜奶油	性平。味甘、酸	滋阴，润燥，止渴	①肺痿咳喘。②吐血。③消渴
盐	性寒。味咸	凉血，通便，利尿，软坚，解毒，解酒，杀虫	①便秘。②小便不利。③疮疡、毒虫咬伤
胡椒	性热。味辛	温中，止痛，下气，消痰，解毒	①开胃。②胃寒脘腹冷痛、呕吐、泄泻。③癫痫
杏鲍菇	性平。味甘	开胃，养心，滋补肾精	①消化不良、食欲不振。②失眠。③腰膝酸软

◐ 食疗机能解说

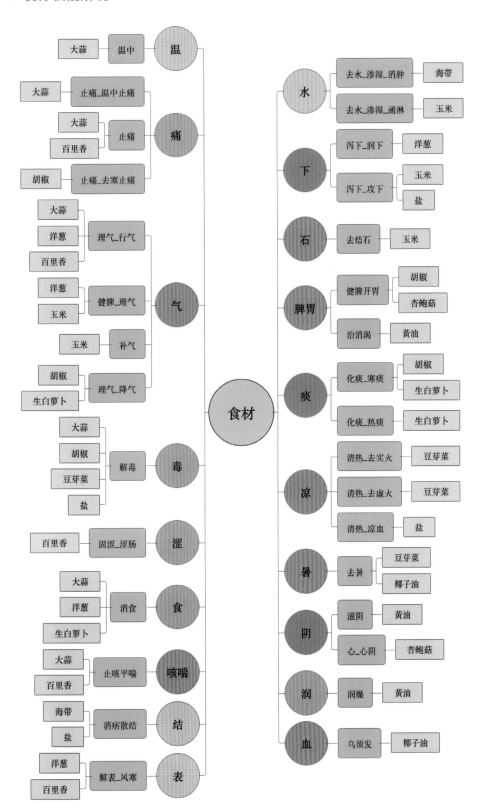

【品名】橘皮益气粥

◑ 材料

A. 橘皮 50 克。

B. 粳米 1 杯。

◑ 做法

1. 新鲜的橘皮研细末或切碎备用。

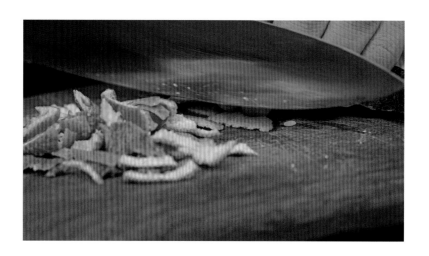

2. 粳米 1 杯，淘洗干净，放入锅内，加清水 1 杯。

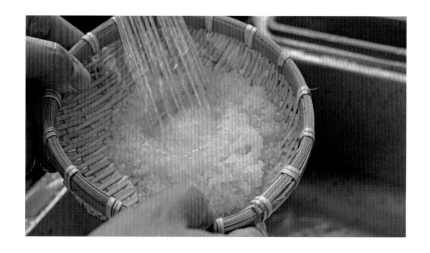

3. 开始煮，加盖子（可以先搅拌 10 秒）。

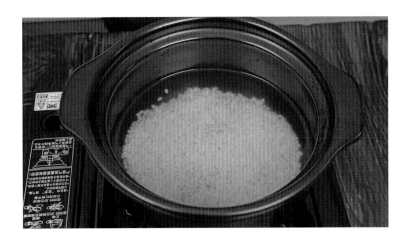

4. 煮到起大泡。

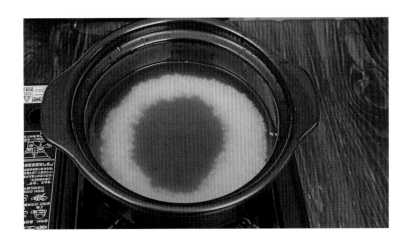

5. 准备 6 杯冷水，直接倒入起大泡的沸腾锅中。

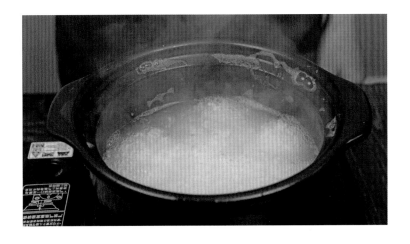

6. 搅拌并加入橘皮。

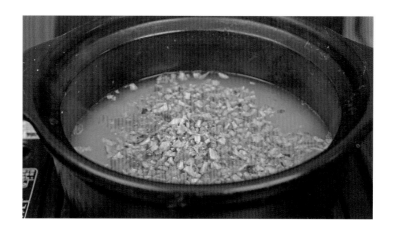

7. 盖上锅盖，继续煮到滚。

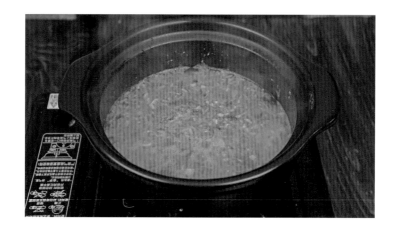

8. 等到再沸腾到起大泡，立即关火，等 20 分钟以上至 30 分钟，即完成。

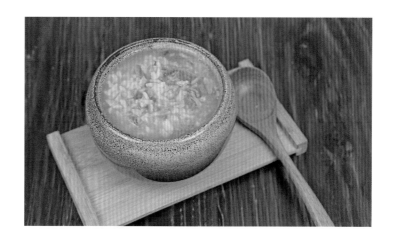

微信扫一扫，
查看本道食谱的制作图文

微信扫一扫，
查看本道食谱的制作视频

◑ 中医观点分析

我们依本品的组成来分析，其中的橘皮的功用在于散寒、燥湿、利气、化痰；粳米可以用来补中益气、止渴、止泄。

◑ 性味组成分析

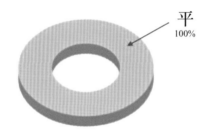

平
100%

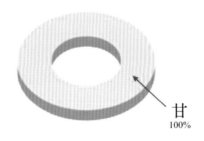

甘
100%

◑ 本草说明

名称	性味	功能	适用
橘皮	性温。味辛、苦	散寒、燥湿、利气、化痰	①用于风寒咳嗽，喉咙痒、痰多。②用于食积伤酒，呕恶痞闷
粳米	性平。味甘	补中益气，止渴，止泄	①身体虚弱。②泻痢、呕吐。③口渴

◑ 食疗机能解说

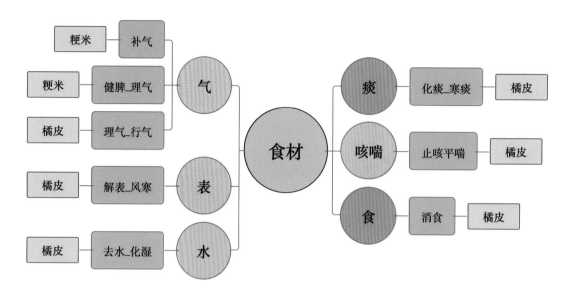

🍚🥢 **血瘀体质的食疗解说**

血瘀体质，用一句话来说明就是"伴随皮肤变黑或粗糙的血块瘀阻"。

整体而言，血瘀体质的可能具体表现有皮肤紫斑、皮肤黑斑、面色黧黑、胁痛、癥瘕、不射精、目偏视、肌肤麻木、肩痛、肢体痿废、风疹、健忘、脱发、偏头痛、发狂、发黄、腿肿痛、潮热、瘫痪；在饮食消化方面，一般会反胃、胃脘痛、噎膈；在小便方面，则会呈现小便不利；女生若有血瘀体质会有很多问题，包括月经量过少、乳房红肿、流产后闭经、产后血崩、产后身痛、产后胁痛、产后眩晕、产后发热、产后腰痛、产后腹痛、崩漏、恶露不下、经行先期、经行头痛、经来骤止。舌的表现是舌质暗紫或有瘀点，可能脉象为细涩脉。

血瘀体质的日常调理注意事项：

- **注意保暖（宜热敷、艾灸）:** "寒则血凝"，当身体的温度低，血液循环就差，就如水在低温会凝固一样，血液也是，因此，若是处在低温环境，又穿得少，导致肢体不温暖，便会造成血瘀情况产生。平时可以多热敷或艾灸，帮助身体增加热能。

- **多运动:** 运动是血瘀体质最便宜、最简单的改善方法，因为运动时身上的气流动，"气为血之帅"，气推动、统领着血的运行，所以气的流动就带动血的流动，改善血液循环，去除血瘀状况。

调整血瘀的食物选择，我们分类列表如下：

主食、五谷类	糯米、山药
鱼、肉、奶、蛋类	鱼、虾、螃蟹
蔬菜类	韭菜、洋葱、大蒜、姜、西红柿
水果类	凤梨、山楂、柠檬、橘子

而可以调整血瘀的料理，在此要和大家推荐分享"杏子栗肉红花鸡"和"麻油枸杞川七"。

【品名】杏子栗肉红花鸡

◑ 材料

A. 当归 15 克，红花 3 克。

B. 母鸡 1 只。

C. 杏子 1 颗，栗子 6 颗，无花果 2 颗。

D. 盐 8 克。

◑ 做法

1. 红花、当归洗净，杏子去皮切瓣取净肉，无花果用刀切开，栗子去外皮，备用。

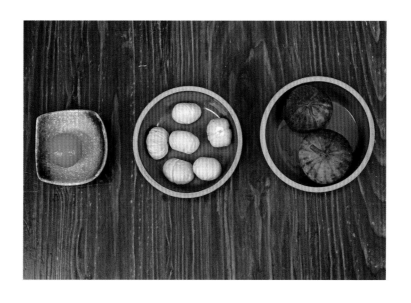

2.母鸡清理干净沸水汆烫，去血水，捞出备用。

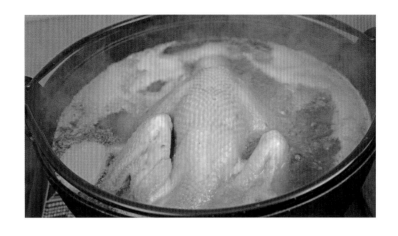

3.锅加适量水，放入母鸡、红花、当归、无花果、栗子、杏子。

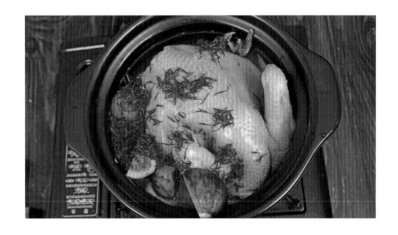

4.大火烧开，小火慢煲2小时，放盐调味，即告完成。

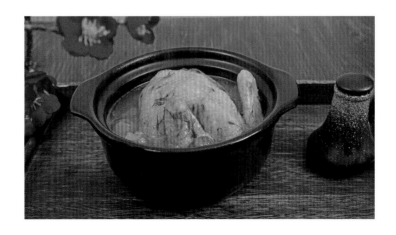

◐ 中医观点分析

我们依本品的组成来分析，其中的红花的功用在于活血通经、祛瘀止痛；鸡肉可以用来补脾、补血、补肾；当归能够补血、活血、调经、止痛、润肠；无花果之作用在清热、润肺、止咳、润肠；栗子依中医的观点来看可以养胃健脾、补肾强筋、活血止血；杏子功用是润肺定喘、生津止渴。

◐ 性味组成分析

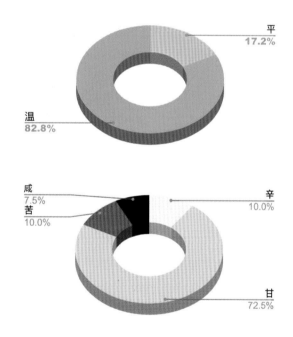

◐ 本草说明

名称	性味	功能	适用
红花	性温。味辛	活血通经，祛瘀止痛	①血瘀痛经、经闭、产后瘀滞腹痛等症。②癥瘕积聚、跌打损伤、心腹损伤、心腹瘀阻疼痛等症。③血热瘀滞，斑疹紫暗
鸡肉	性温。味甘	补脾，补血，补肾	①脾胃阳虚。②肝脾血虚。③肾精不足

续表

名称	性味	功能	适用
当归	性温。味甘、辛	补血，活血，调经，止痛，润肠	①血虚诸证。②血虚或血虚而兼有瘀滞的月经不调、痛经、经闭等症。③血虚、血滞或寒滞，以及跌打损伤、风湿痹阻的疼痛证。④痈疽疮疡。⑤血虚肠燥便秘
无花果	性平。味甘	清热，润肺，止咳，润肠	①咳喘、咽喉肿痛。②便秘、痔疮
栗子	性平。味甘、咸	养胃健脾，补肾强筋，活血止血	①反胃。②泄泻、痢疾。③衄血、吐血、便血。④筋伤骨折肿痛、瘰疬疮毒
杏子	性温。味辛、甘、苦	润肺定喘，生津止渴	①咳喘。②口渴

◑ 食疗机能解说

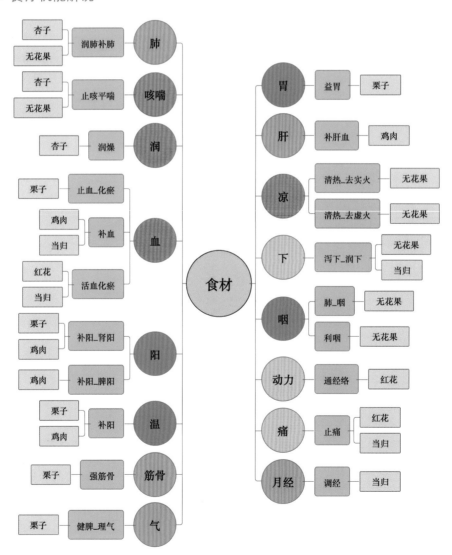

【品名】麻油枸杞川七

◑ 材料

A. 川七 270 克，枸杞子 30 克。

B. 生姜 15 克。

C. 麻油 1.5 大匙。

D. 山药 250 克，水 250 克，盐 1/2 小匙。

◑ 做法

1. 川七和枸杞子洗净备用。

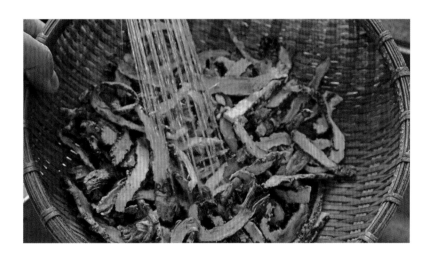

2. 生姜切丝。

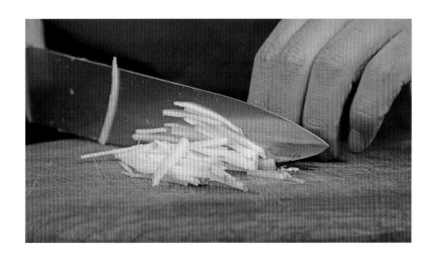

3.锅烧热后下麻油，爆香姜丝。

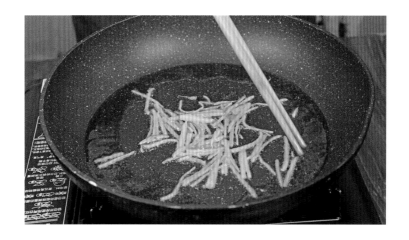

4.加入水和盐，水滚后，加入川七和山药。

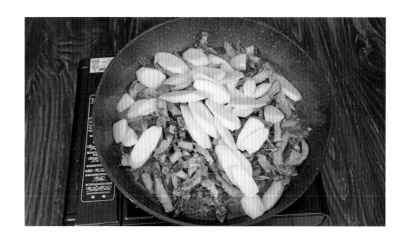

5.稍微拌一下，盖上锅盖焖煮一下，再稍微拌一下，再焖至川七熟透。

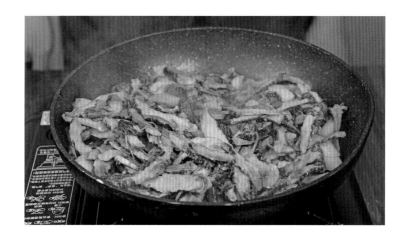

6.最后加上枸杞子，即完成。

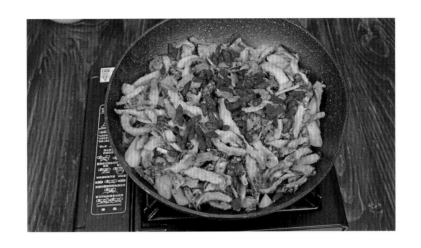

微信扫一扫，
查看本道食谱的制作图文

微信扫一扫，
查看本道食谱的制作视频

◑ 中医观点分析

我们依本品的组成来分析，其中的生姜的功用在于发汗解表、温肺止咳、温中止呕；川七可以用来滋阴、补肾、强腰膝、化瘀、消肿；枸杞子能够补肝肾、明目、润肺；麻油之作用在补肝肾、润五脏、益精血、滋阴、润肠、乌发；山药依中医的观点来看可以益气、养阴、固精、止带。

◑ 性味组成分析

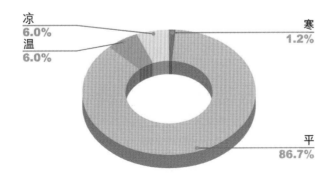

凉
6.0%

温
6.0%

寒
1.2%

平
86.7%

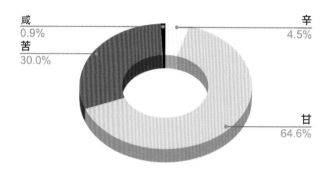

咸
0.9%
苦
30.0%
辛
4.5%
甘
64.6%

◑ 本草说明

名称	性味	功能	适用
生姜	性温。味辛	发汗解表，温肺止咳，温中止呕	①风寒感冒。②风寒咳嗽。③胃寒呕吐
川七	性平。味甘、苦	滋阴，补肾，强腰膝，化瘀，消肿	①腰膝酸软。②跌打损伤
枸杞子	性平。味甘	补肝肾，明目，润肺	①肝肾不足的腰酸遗精、头晕目眩、视力减退、内障目昏、消渴等。②阴虚劳嗽
麻油	性凉。味甘	解毒，通便，生发，杀虫	①肠燥便秘。②胞衣不下。③蛔虫病。④恶疮、疥癣
山药	性平。味甘	益气，养阴，固精，止带	①脾胃气虚。②消渴。③肺虚咳喘或肺肾两虚久咳久喘。④遗精、尿频、带下清稀
盐	性寒。味咸	凉血，通便，利尿，软坚，解毒，解酒，杀虫	①便秘。②小便不利。③疮疡、毒虫咬伤

◗ 食疗机能解说

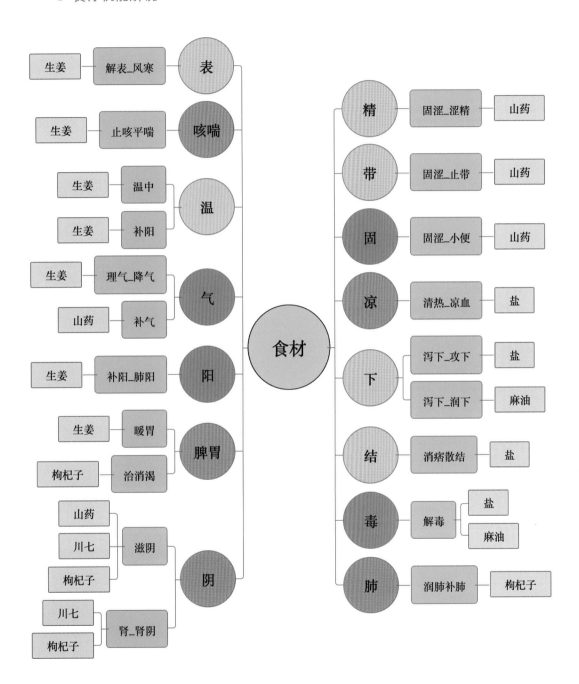

🍲 **脾阳虚体质的食疗解说**

脾阳虚体质，用一句话来说明就是"肠胃弱、消化能力差而易疲劳"。

脾阳虚体质的整体表现一般有畏寒肢冷、脘腹冷痛而喜温喜按、面色㿠白、倦怠神疲；在饮食消化方面，一般会有食欲减退、口淡、喜热饮，或泛吐清涎的症状；在大小便方面，则会呈现大便清稀，或水泻完谷不化，或久泻久痢，以及小便不利；女生若有脾阳虚体质会有白带量多而清稀的问题。舌的表现是舌质淡胖或有齿痕、舌苔白滑，可能脉象为沉细迟弱。

脾阳虚体质的日常调理注意事项：

- **避免吃饭时大量喝水：**吃饭时饮水往往造成胃火升高，胃酸过多，更会进一步造成水液代谢上的困难。这是加重脾阳虚的一个很重要的原因，不可不慎。

- **避免过食：**脾阳虚的人食欲不好，是因为身体的能量不够，而勉强大量进食反而会造成身体负担，进一步令脾胃受到伤害。

- **避免摄取冰冷食物：**脾阳虚是因为脾胃分配到的能量少，如果再进一步吃寒凉的食物，会令脾阳损耗，也就是能量更不足，久而久之脾胃功能也会被破坏，这是中医一直强调的重点之一。

调整脾阳虚的食物选择，我们分类列表如下：

主食、五谷类	粳米、糯米、薏苡仁、山药、扁豆
鱼、肉、奶、蛋类	牛肉、牛肚
蔬菜类	莲子、韭菜、辣椒、刀豆
水果类	大枣、樱桃、芡实

可以调整脾阳虚的料理，在此要和大家分享"南瓜玉米浓汤"和"红枣山药素烩"。

【品名】南瓜玉米浓汤

◑ 材料

A. 奶油 100 克。

B. 小南瓜 600 克，洋葱 100 克，红萝卜 100 克。

C. 牛奶 100 克。

D. 玉米 200 克，面粉 50 克，盐 6 克。

E. 葱 15 克，黑胡椒粒 10 克。

F. 鸡蛋 50 克。

🌑 **做法**

1. 玉米削成玉米粒，南瓜去皮刨成丝状，红萝卜、洋葱切成小丁，青葱切成葱花，备用。

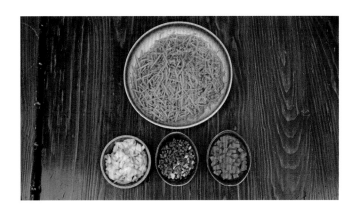

2. 奶油下锅中，加入洋葱丁、红萝卜丁、南瓜丝，小火炒，炒软后加一杯冷水煮，煮到整个南瓜熟烂。

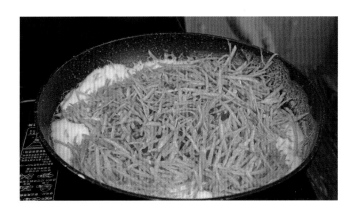

3. 加牛奶煮滚。

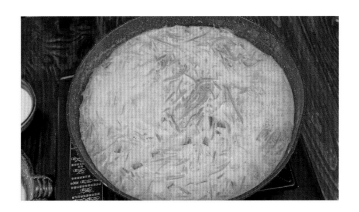

4. 加入面粉水（面粉加水先拌匀），成浓汤状。

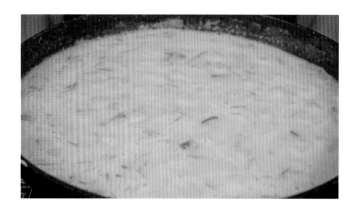

5. 加玉米粒煮滚后，加盐调味，淋上蛋液做蛋花，熄火前撒上葱花，食用前撒上黑胡椒粒即可。

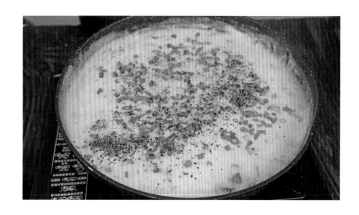

微信扫一扫，
查看本道食谱的制作图文

微信扫一扫，
查看本道食谱的制作视频

◑ 中医观点分析

我们依本品的组成来分析，其中的南瓜的功用在于补中益气、清热、解毒、杀虫；玉米可以用来健胃、利尿、通便；洋葱能够理气和胃、健脾、祛风散寒、润肠；红萝卜之作用在下气、利胸膈、安五脏、除寒湿；牛奶依中医的观点来看可以补虚损、益肺胃、生津、润肠；奶油的功用是滋阴、润燥、止渴、益气血；鸡蛋的功用在于滋阴、润燥、养心、安神、益气；胡椒可以用来温中、止痛、下气、消痰、解毒；葱能够发汗解表、通阳散寒、驱虫、解毒；面粉之作用在养心安神、止渴、利小便。

◑ 性味组成分析

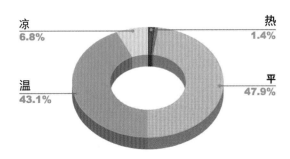

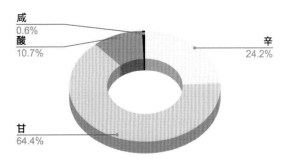

◑ 本草说明

名称	性味	功能	适用
南瓜	性温。味甘	补中益气，清热，解毒，杀虫	①脾虚气弱。②久咳、肺痈。③烧烫伤。④蛔虫症
玉米	性平。味甘	健胃，利尿，通便	①脾胃气虚。②尿路结石。③便秘
洋葱	性温。味辛	理气和胃，健脾，祛风散寒，润肠	①消化不良。②风寒感冒、鼻塞。③便秘
红萝卜	性温。味辛、甘	下气，利胸膈，安五脏，除寒湿	①咳嗽。②久痢
牛奶	性平。味甘	补虚损，益肺胃，生津，润肠	①体质羸弱。②病后体虚
奶油	性平。味甘、酸	滋阴，润燥，止渴	①肺痿咳喘。②吐血。③消渴
鸡蛋	性平。味甘	滋阴，润燥，养心，安神，益气	①小儿疳痢。②气虚。③烦躁
胡椒	性热。味辛	温中，止痛，下气，消痰，解毒	①开胃。②胃寒脘腹冷痛、呕吐、泄泻。③癫痫
葱	性温。味辛	发汗解表，通阳散寒，驱虫，解毒	①风寒感冒。②阴盛格阳下利脉微，阴寒腹痛。③外敷有散结通络下乳之功
面粉	性凉。味甘	养心安神，止渴，利小便	①脏躁症。②失眠。③消渴，口干。④小便不利而有热者
盐	性寒。味咸	凉血，通便，利尿，软坚，解毒，解酒，杀虫	①便秘。②小便不利。③疮疡、毒虫咬伤

◐ 食疗机能解说

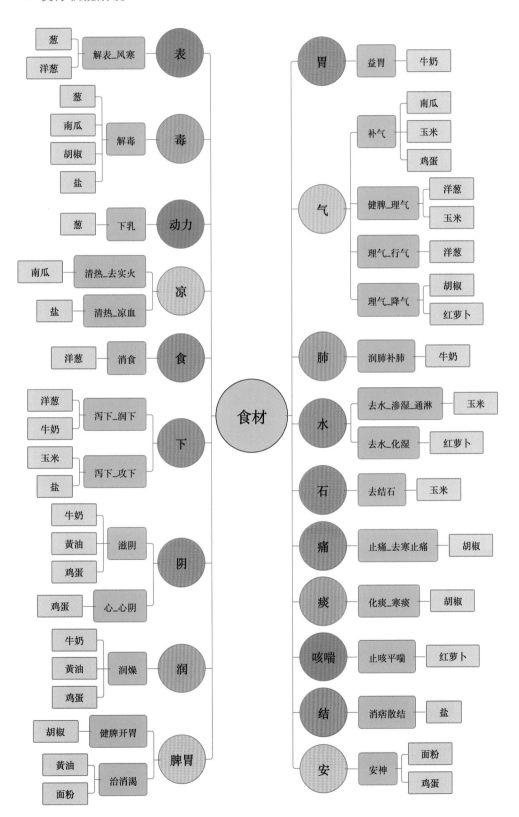

【品名】红枣山药素烩

◑ 材料

A. 山药 500 克。

B. 红枣 20 克,姜片 10 克,椰子油 8 克,盐 6 克。

C. 香油 8 克。

◑ 做法

1. 山药洗净切块,红枣洗净去核。

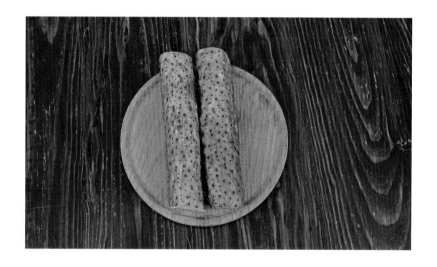

2. 烧一锅热水,汆烫山药,不要超过 1 分钟,捞起备用。

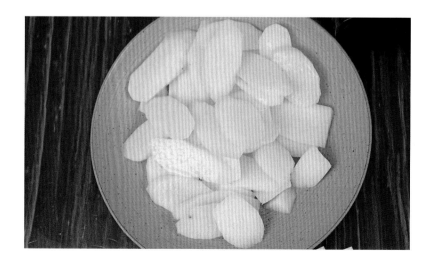

3. 用椰子油爆香姜片和红枣。

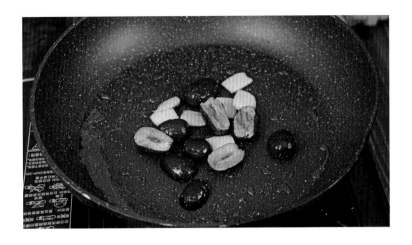

4. 加入香油炒两下，加一点水之后加入山药和盐。

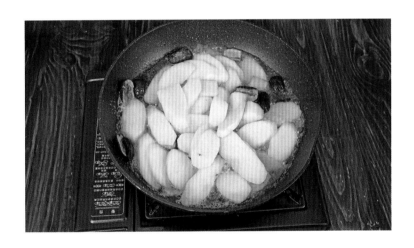

5. 煮两分钟后，关火闷一下即可。

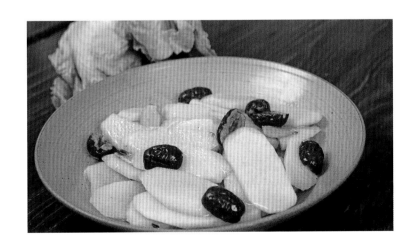

微信扫一扫，
查看本道食谱的制作图文

微信扫一扫，
查看本道食谱的制作视频

◑ 中医观点分析

我们依本品的组成来分析，其中山药的功用在于益气、养阴、固精、止带；大枣可以用来补中益气、养血安神、缓和药性；生姜能够发汗解表、温肺止咳、温中止呕；麻油之作用在补肝肾、润五脏、益精血、滋阴、润肠、乌发；椰子油依中医的观点来看可以祛暑、润肤、乌发。

◑ 性味组成分析

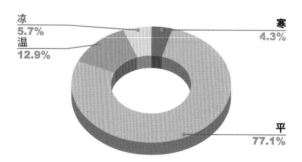

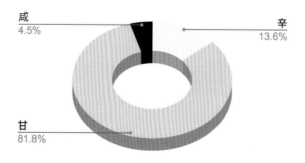

◑ 本草说明

名称	性味	功能	适用
山药	性平。味甘	益气，养阴，固精，止带	①脾胃气虚。②消渴。③肺虚咳喘或肺肾两虚久咳久喘。④遗精、尿频、带下清稀
大枣	性温。味甘	补中益气，养血安神，缓和药性	①脾虚食少便溏、倦怠乏力。②血虚萎黄及妇女脏躁、神志不安。③减少烈性药的副作用并保护正气
生姜	性温。味辛	发汗解表，温肺止咳，温中止呕	①风寒感冒。②风寒咳嗽。③胃寒呕吐
麻油	性凉。味甘	解毒，通便，生发，杀虫	①肠燥便秘。②胞衣不下。③蛔虫病。④恶疮、疥癣
椰子油	性温。味辛	祛暑，润肤，乌发	①冻疮。②齿疾
盐	性寒。味咸	凉血，通便，利尿，软坚，解毒，解酒，杀虫	①便秘。②小便不利。③疮疡、毒虫咬伤

◑ 食疗机能解说

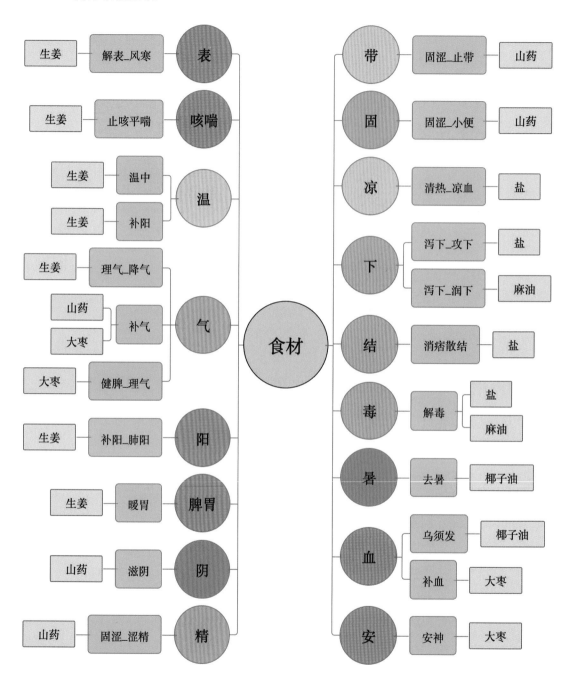

第六章　四季养生饮食

在中医的观念里，我们的生活作息和饮食习惯都要随着节气来走，比方说很多人都知道春夏要多运动，秋冬则不是不用运动，而是要收敛一些。我们的饮食作息依季节的变化来做调整，不要违逆节气，寿命就会延长、身体就会健康，很多时候，一个人会生病就是因为逆着季节的变化常态而生活。在这之中，饮食随季节的调整更是一个重要的养生心要。

下表是《素问·四气调神大论》里面的四季养生法的整理，大家可以参考一下。

◗《黄帝内经》四季养生法一览表

季节	名称	天地气象	养生要点	逆之所伤	病变表现
春三月	发陈	天地俱生，万物以荣	夜卧早起，广步于庭，被发缓形，以使志生，生而勿杀，予而勿夺，赏而勿罚	伤肝	夏为寒变，奉长者少
夏三月	蕃秀	天地气交，万物华实	夜卧早起，无厌于日，使志无怒，使华英成秀，使气得泄，若所爱在外	伤心，秋为痎疟	奉收者少，冬至重病
秋三月	容平	天气以急，地气以明	早卧早起，与鸡俱兴，使志安宁，以缓秋刑，收敛神气，使秋气平，无外其志，使肺气清	伤肺	冬为飧泄，奉藏者少
冬三月	闭藏	水冰地坼，无扰乎阳	早卧晚起，必待日光，使志若伏若匿，若有私意，若已有得，去寒就温，无泄皮肤，使气亟夺	伤肾	春为痿厥，奉生者少

书中逆四时气的病变，我们也把它整理成下面这张表。

◑ 逆四时气之病变

逆时气	影响	病变
逆春气	少阳不生	肝气内变
逆夏气	太阳不长	心气内洞
逆秋气	太阴不收	肺气焦满
逆冬气	少阴不藏	肾气独沉

从中可以非常清楚地看出四季和我们各个脏腑之间的关系，《黄帝内经》提示了肝的属性在五行中是属木的，这是与春天的五行属性相符合的，所以在春天的时候，我们要注意肝的保养；心是火性之脏，和炎热夏天相符合，所以在夏天要注意心的维护；秋天干燥清寂的气息浓厚，天地之间变得比较肃杀，在五行中，这属于金性，我们的肺也属于金性，于是秋天的燥气最容易伤害到我们的肺，所以秋天是养肺的重要季节；冬天在四季里面是属于存藏涵养的时候，也就是保养肾的重要时候，所以冬天要注意不要伤肾。这些季节性特殊的注意事项除了关系到生活作息之外，和我们的饮食更是有密切的关系。

如果要把四季的饮食法则掌握得更精确一些，就必须引入二十四节气的观念，也就是把每个季节都再细分成更小的单位。将一年区分成二十四个不同的时节单位，我们称之为"节气"，这是中国古代用来指导农事之历法。在 2016 年，联合国教科文组织将"二十四节气——中国人借由观察太阳周年运动而形成的时间知识体系及其实践"列入人类非物质文化遗产代表作名录。二十四节气是先人的科学成就和生活智慧的展现。关于二十四节气，有一个比较有趣的特点，它是根据太阳的运动来划分推算的，所以在历法上是根据阳历来看。接下来，我们将遵照四季养生法则，即依照二十四节气来为大家选定适合的饮食。

◑ 二十四节气

春季：立春、雨水、惊蛰、春分、清明、谷雨。

夏季：立夏、小满、芒种、夏至、小暑、大暑。

秋季：立秋、处暑、白露、秋分、寒露、霜降。

冬季：立冬、小雪、大雪、冬至、小寒、大寒。

以下是二十四节气的整理表：

季节 （北温带为准）	公历 月份	二十四节气	阳历日期 交节（±1日）	月份 地支	黄道 十二宫
春季	2月	立春	2月4日	寅	宝瓶宫
		雨水	2月19日		双鱼宫
	3月	惊蛰	3月6日	卯	
		春分	3月21日		白羊宫
	4月	清明	4月5日	辰	
		谷雨	4月20日		金牛宫
夏季	5月	立夏	5月6日	巳	
		小满	5月21日		双子宫
	6月	芒种	6月6日	午	
		夏至	6月21日		巨蟹宫
	7月	小暑	7月7日	未	
		大暑	7月23日		狮子宫
秋季	8月	立秋	8月8日	申	
		处暑	8月23日		处女宫
	9月	白露	9月8日	酉	
		秋分	9月23日		天秤宫
	10月	寒露	10月8日	戌	
		霜降	10月23日		天蝎宫
冬季	11月	立冬	11月7日	亥	
		小雪	11月22日		射手宫
	12月	大雪	12月7日	子	
		冬至	12月22日		摩羯宫
	1月	小寒	1月6日	丑	宝瓶宫
		大寒	1月20日		

　　中医有一句话叫作"春夏养阳，秋冬养阴"，这是作为四季养生整体而言一个非常重

要的观念，也是我们根据季节来养生的一个实践准则。意思是在春夏二季，我们应该提升自身的能量，让我们身体的力量强化，而在秋冬二季，则应该把重点放在增加对身体组织的滋养上。

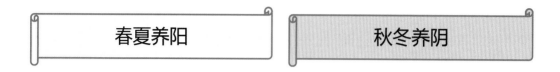

阳是能量、功能，所以阳是看不到的。譬如拳头很有力，但对于力量，直接看是看不到的，拳头有没有力看不到，要打一拳，才知道有没有力。阳就是这样，实际存在，但是看不到。又如一个人的精神很好，精神也是能量，能量当然看不到，可是可以从他的表现得知，例如某中医师看了一天的诊，然后晚上又讲两小时的课，但整个人神采奕奕，这就是阳的表现甚佳。因此，春夏二季要补阳，就是补能量和强化功能！

阴是物质，所以阴是看得到的。譬如拳头很大，我们直接看得到，包括皮肤、肌肉、血液，这些都是看得到的，都属于阴。不过一般中医讲滋阴、补阴时，其实是特定指补身体的液体，也就是普通体液和血液的部分。

"春夏养阳，秋冬养阴"，就是在春夏时，养我们的能量和功能；在秋冬时，养我们体内的实际物质。

在这里，我们要特别讲一下补养阳气的重要，因为一旦我们身体的能量和功能都很强的时候，自然就可以从食物中摄取营养，并从空气中摄取氧气，进而产生、修补我们身体的有形部分，同时排除不需要的废物，"阳盛而阴自回"就是这个道理。阳要集中，阳气不要往外散。当人渐渐老去，阳气就慢慢往外散，到时候，我们的头就会越来越烫，脚就会越来越冷，那个就是阳气外散的表现。阳气逐渐外散，直到那一天，天空还是这么的晴朗，万物还是在滋生，可是身体却从脚一直冷上来，到最后只剩头上的一点点温暖，当这一点点的温暖也没了，人的一生就结束了。所以我们要补阳，要把阳气收进来，一生才不会太快就结束。

在中国文化里面，讲一个人功力很强，形容一个人很厉害时，有一句常用的话叫作"暖暖内含光"，指的是一个人非常强大，但却完全没有显露于外表。有些人看起来就很强，可是他们还不是最厉害的，真正厉害的人都是收在里面，看不出来的。就像武侠小说里少林寺最厉害的不是方丈大师，而是藏经阁前面扫地的老头。所以最厉害的人是能够把能量收进来、收起来的。而那个光就是阳气！

如果我们按照正确的方法，在四季针对不同的方向努力，虽然说在短时间内还看不出来，但是日积有功，经过几年坚持下来就会发现身体越来越好！而饮食更是长年累月下来可以改变我们身心的重要环节，不可轻忽！

接下来，我们就要来探索在每一个不同的季节中适宜的饮食观念，下面还有我们为您整理的食材和食谱。

春季养生饮食要点

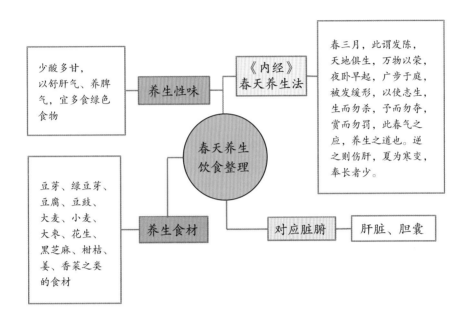

春天的阳气开始升发，大地万物欣欣向荣，在这个时候阳光并不是最大，而所谓"乍暖还寒时候，最难将息"，有时在初春的时候我们还会反复地感受到冬寒的冷气，但渐渐地，气候就温暖了起来。在这种时候，我们的饮食以清淡为上，由于阳气还不是很足，尽量还是少吃油腻、生冷、辛辣的食物，因为这些食物太消耗我们在春天时还不算强的身体能量。

春天在《黄帝内经》中的总论是"发陈"，意思就是慢慢从里面生发起来，这时要夜卧早起，也就是晚点去睡，早点起床。春天对应的脏腑是肝脏和胆囊，所以春天是木气最盛的时候。因此，在春天，我们把脉时常常都会发现弦脉，本来春天就会那样子。春天在饮食上要少酸多甘，多吃点甜的以疏肝气、养脾气，并且多吃绿色食物，因为绿色是属木的颜色。

肝如果很紧、很郁闷的时候，此时肝气不舒，人会有脚抽筋的症状，因为肝主筋。有些人经常抽筋，甚至每天晚上都会抽筋，要去睡觉都会怕，有这种问题时，可以在睡前喝一杯糖水，因为《黄帝内经》上说："肝苦急，急食甘以缓之。"就是说当肝很紧的时候，马上喝甜的（甘味），便能够放松。听到"经常抽筋就要吃甜的"，大家都不相信，但实际去做、去追踪，这些人真的在喝了糖水以后，都变得比较舒服，如果觉得睡前喝糖水不好，可以改成睡前吃一根香蕉，效果也是很好的。所以要疏肝的话，就吃点甜的。同理，春天的时候要吃点甜的，这也就是为什么我们习惯在过年时吃点糖。

总之春天的饮食少酸多甘，以舒肝气养脾气，宜多食绿色食物为上。

我们建议的春天养生食材是：豆芽菜、豆腐、豆豉、大麦、小麦、大枣、花生、黑芝麻、橘子、生姜、香菜。

以下是相关食材的性味说明：

食物	性味	归经	功能	适用
豆芽菜	性寒。味甘	胃、三焦	清热，消暑，解毒，利尿	①暑热烦渴。②小便不利。③酒毒
豆腐	性凉。味甘	脾、胃、大肠	生津润燥，清热，宽中益气，和脾胃，降浊，解毒	①消渴。②肺热、胃火。③赤眼肿痛。④胀满
豆豉	性寒。味辛、甘、苦	肺、胃	解表，除烦	①感冒、头痛。②心烦、失眠
大麦	性寒。味甘	脾、肾	和胃宽肠，消食，止渴，利水	①腹胀。②食滞泄泻。③小便淋痛。④水肿
小麦	性凉。味甘	心、脾、肾	养心安神，止渴，利小便	①脏躁症。②失眠。③消渴，口干。④小便不利而有热者
花生	性平。味甘	脾、肺	润肺，和胃	①燥咳。②反胃。③乳汁少
芝麻	性平。味甘	肝、肾、大肠	补肝肾，润五脏，益精血，滋阴，润肠，乌发	①肝肾精血不足的头晕眼花、须发早白。②肠燥便秘
橘子	性凉。味甘、酸	胃、肺	理气和胃，润肺生津	①呃逆。②胸膈结气。③消渴
生姜	性温。味辛	肺、脾、胃	发汗解表，温肺止咳，温中止呕	①风寒感冒。②风寒咳嗽。③胃寒呕吐
香菜	性温。味辛	肺、脾、胃	发汗，透疹，开胃，消食	①风寒感冒。②麻疹初起。③食积、食欲不振

春季各节气养生食谱

一、立春养生食谱

立春是一年中的第一个节气，代表了春天的开始，这时候白天开始渐渐变长而太阳也较温暖，当然还是有一点点的微寒，在这乍暖乍寒的时候，我们的养生饮食方面，当然要配合着春气抒发开始略为改变，多吃一些抒发肝气的绿色蔬菜。在这里给大家推荐一道非常适合立春时节吃的食谱——"白菜豆腐羹"。

【品名】白菜豆腐羹

◑ 材料

A. 香菜适量，香菇 10 朵，白菜半颗，红萝卜适量，生姜 2 片。

B. 蛋 3 颗。

C. 香油 1 大匙，酱油适量，胡椒粉适量，盐适量。

D. 太白粉适量。

E. 豆腐两盒。

◑ 做法

1. 白菜、红萝卜、香菜、生姜、香菇洗净。

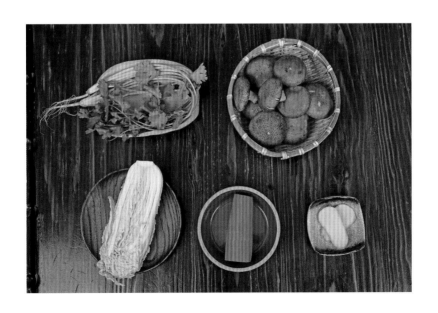

2.白菜切片，红萝卜刨丝，香菜切末，生姜切片，香菇切片，鸡蛋打匀，备用。

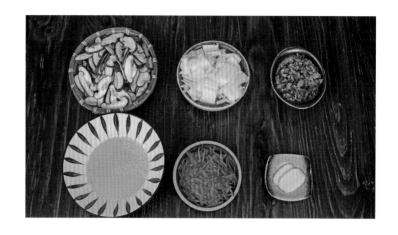

3.锅里加水，放入姜片和香菇。

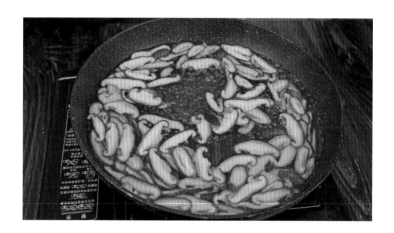

4.煮滚后加入白菜。

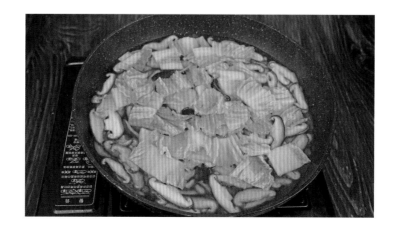

5.白菜煮熟后，加入酱油、香油、盐、红萝卜丝、鸡蛋液。

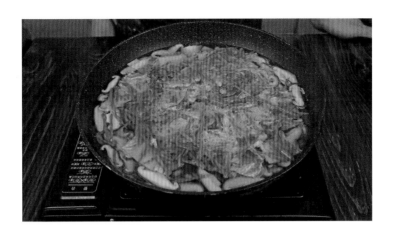

6.蛋花煮熟后，加太白粉水。

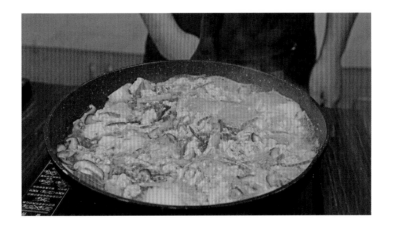

7.煮滚后加入豆腐。

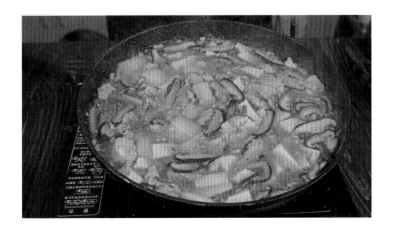

8.起锅前加香菜，并撒些胡椒粉，即告完成。

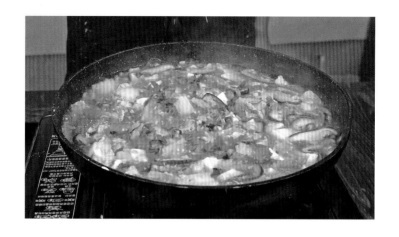

微信扫一扫，
查看本道食谱的制作图文

微信扫一扫，
查看本道食谱的制作视频

◑ 中医观点分析

我们依本品的组成来分析，其中白菜的功用在于清热除烦、通利肠胃、利尿；豆腐可以用来生津润燥、清热、宽中益气、和脾胃、降浊、解毒；香菇能够扶正补虚、健脾开胃、化痰理气、祛风透疹；鸡蛋之作用在滋阴、润燥、养心、安神、益气；红萝卜依中医的观点来看可以下气、利胸膈、安五脏、除寒湿；香菜功用是发汗、透疹、开胃、消食；生姜的功用在于发汗解表、温肺止咳、温中止呕；酱油可以用来清热、解毒；胡椒依中医的观点来看可以温中、止痛、下气、消痰、解毒；太白粉功用是补中益气、健脾、和胃、解毒、消肿。

◑ 性味组成分析

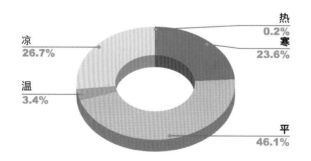

热
0.2%

寒
23.6%

凉
26.7%

温
3.4%

平
46.1%

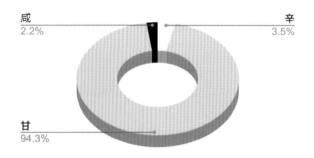

咸
2.2%

辛
3.5%

甘
94.3%

◑ 本草说明

名称	性味	功能	适用
白菜	性寒。味甘	清热除烦，通利肠胃，利尿	①发热。②便秘。③小便不利
豆腐	性凉。味甘	生津润燥，清热，宽中益气，和脾胃，解毒	①消渴。②肺热、胃火。③赤眼肿痛。④胀满
香菇	性平。味甘	扶正补虚，健脾开胃，化痰理气，祛风透疹	①气血两虚，神倦乏力。②脾胃气虚，纳呆、消化不良。③小便不禁。④水肿。⑤麻疹透发不畅
鸡蛋	性平。味甘	滋阴，润燥，养心，安神，益气	①小儿疳痢。②气虚。③烦躁
红萝卜	性温。味辛、甘	下气，利胸膈，安五脏，除寒湿	①咳嗽。②久痢
香菜	性温。味辛	发汗，透疹，开胃，消食	①风寒感冒。②麻疹初起。③食积、食欲不振
生姜	性温。味辛	发汗解表，温肺止咳，温中止呕	①风寒感冒。②风寒咳嗽。③胃寒呕吐
酱油	性凉。味咸	清热，解毒	①烧烫伤。②毒虫咬伤
香油	性凉。味甘	润肠通便，杀虫，解毒	①便秘。②蛔虫症
盐	性寒。味咸	凉血，通便，利尿，软坚，解毒，解酒，杀虫	①便秘。②小便不利。③疮疡、毒虫咬伤
胡椒	性热。味辛	温中，止痛，下气，消痰，解毒	①开胃。②胃寒脘腹冷痛、呕吐、泄泻。③癫痫
太白粉	性平。味甘	补中益气，健脾，和胃，解毒，消肿	①脾胃气虚，胃痛。②痈肿、湿疹、烫伤

◑ 食疗机能解说

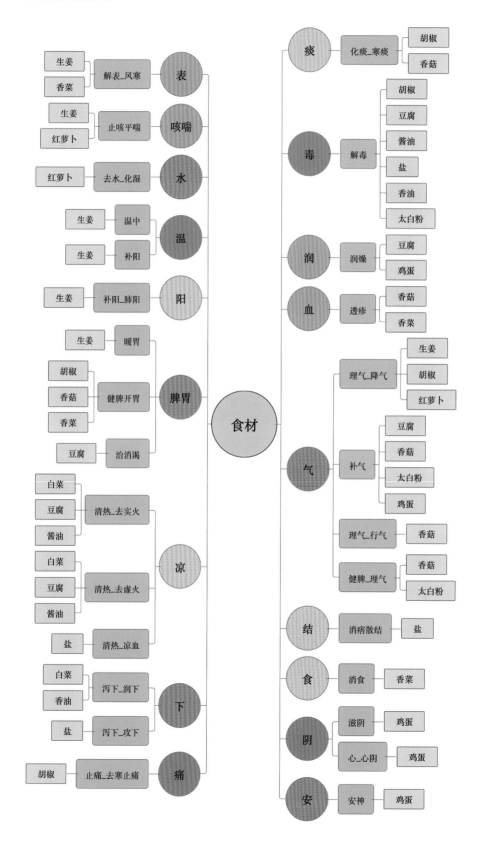

二、雨水养生食谱

雨水是在春天开始要降雨的时分，在这个时候北方可能还飘着雪花，而南方可能是寒雨了。在杜甫的《春夜喜雨》这首诗中，可以看出在雨水这个节气时的状态："好雨知时节，当春乃发生。随风潜入夜，润物细无声。"这时候的雨虽然不是滂沱大雨，但是这一种湿润的微雨，配合上还有点寒冷的风，保养身体的重点是稍微保暖并且注意不要让湿邪进入身体，尤其要保持脾胃的强健，因为脾胃运作得宜是我们身体调节水湿的一个基础，所以我们要在保养脾胃上多考虑。在雨水时节里，我们推荐的食谱是"姜汁红枣千层糕"，这是一道港式的甜品，红枣善养脾胃，姜汁去掉一些春寒，这是一个养生的好补品，非常适合全家人分享。

【品名】姜汁红枣千层糕

◑ 材料

A. 红枣 120 克。

B. 红糖 85 克。

C. 太白粉 200 克，无筋面粉 18 克。

D. 姜汁 1 ～ 2 汤匙。

◑ 做法

1. 红枣洗净后，加入 400 克水，放入锅中煮滚约 5 分钟，放入焖烧锅中，焖煮一晚。

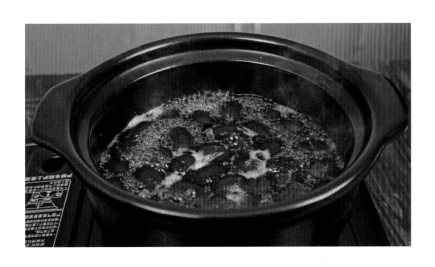

2.隔天，取出内锅，煮滚，熄火。

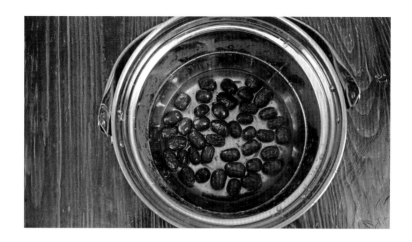

3.把红枣水过筛，去核与外皮，放凉。

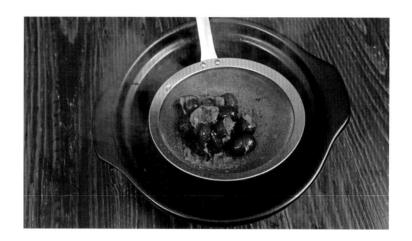

4.加入水至560克，加入红糖拌匀。

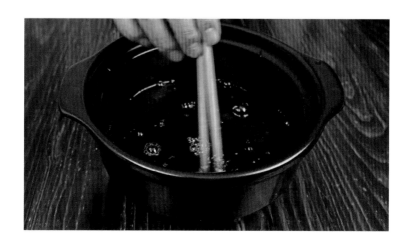

5.把太白粉与无筋面粉拌匀，分四次加入红枣水中，拌匀至无粉粒。

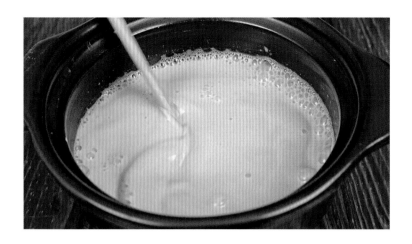

6.加入姜汁拌匀。

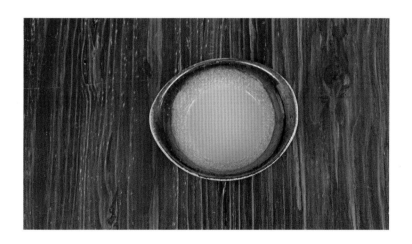

7.先放入一层至蒸盒中，大火蒸3～4分钟，再倒入另一层，再蒸3～4分钟。

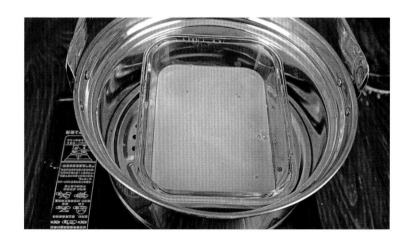

8. 放入最后一层，蒸 25 分钟，即完成。

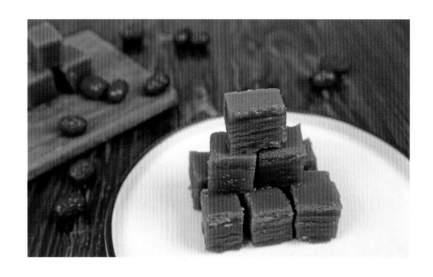

微信扫一扫，
查看本道食谱的制作图文

微信扫一扫，
查看本道食谱的制作视频

◐ 中医观点分析

我们依本品的组成来分析，其中大枣的功用在于补中益气、养血安神、缓和药性；太白粉可以用来补中益气、健脾、和胃、解毒、消肿；面粉能够养心安神、止渴、利小便；红糖之作用在补中缓急、补血、化瘀、调经；生姜依中医的观点来看可以发汗解表、温肺止咳、温中止呕。

◑ 性味组成分析

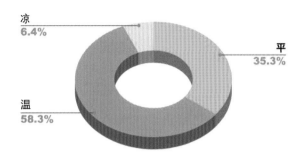

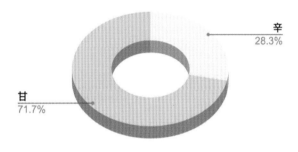

◑ 本草说明

名称	性味	功能	适用
大枣	性温。味甘	补中益气，养血安神，缓和药性	①脾虚食少便溏、倦怠乏力。②血虚萎黄及妇女脏躁、神志不安。③减少烈性药的副作用并保护正气
太白粉	性平。味甘	补中益气，健脾，和胃，解毒，消肿	①脾胃气虚，胃痛。②痈肿、湿疹、烫伤
面粉	性凉。味甘	养心安神，止渴，利小便	①脏躁症。②失眠。③消渴，口干。④小便不利而有热者
红糖	性温。味甘	补中缓急，补血，化瘀，调经	①腹痛、呕吐。②月经不调
生姜	性温。味辛	发汗解表，温肺止咳，温中止呕	①风寒感冒。②风寒咳嗽。③胃寒呕吐

◑ 食疗机能解说

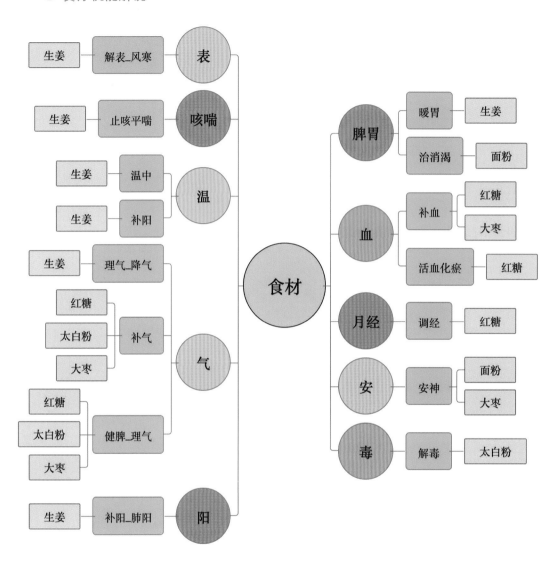

三、惊蛰养生食谱

在惊蛰这个时节，伴随着雨水开始有春雷乍动这种春天的节气特色，这会把潜藏蛰伏的小生物给惊醒，这也提示了春天进入中期阶段，这时候很多在春天较易流行的疾病会陆续出现，很多虫和飞蚊也都陆续出现。在宋代陆文圭先生的《骤雨》这首诗中，就描写了这个时节的一些情境："绛帐虚堂设，檐牙雨骤倾。已过惊蛰日，未听候虫声。向晚飞蚊出，偏工傍耳鸣。山灵戏穷士，邀喝夜相迎。"所以我们要强化我们的免疫力，做好对抗外邪的准备。在惊蛰时节里，我们为大家介绍的是"黑芝麻五谷浆"，制作容易而营养丰富，不但美味，还可以让我们的身体强健起来。

【品名】黑芝麻五谷浆

◐ 材料

A. 黑豆 1 大匙，黄豆 1 大匙。

B. 黄金亚麻粉 1 大匙，白芝麻 2 大匙，黑芝麻 2 大匙。

◐ 做法

1. 把黄豆和黑豆蒸熟后放冷却备用。

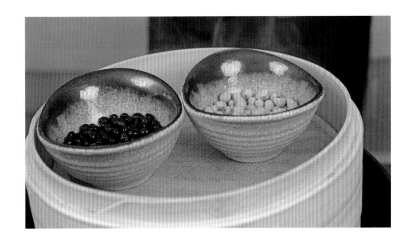

2. 将所有材料（黑豆、黄豆、黑芝麻、白芝麻、黄金亚麻粉）倒入调理机中，水的比例可依个人喜好的浓稠度来调整。

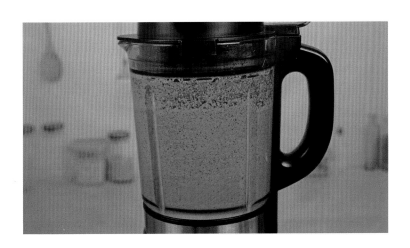

3. 快速打 60 秒，即完成。

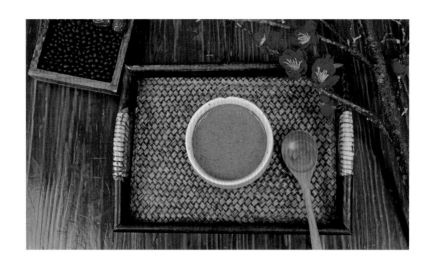

微信扫一扫，
查看本道食谱的制作图文

微信扫一扫，
查看本道食谱的制作视频

◑ 中医观点分析

我们依本品的组成来分析，其中芝麻的功用在于补肝肾、润五脏、益精血、滋阴、润肠、乌发；黑豆可以用来活血、利水、祛风湿、补血、安神、明目、健脾、补肾、滋阴、解毒、乌发；黄豆能够健脾、益气、利水；亚麻子之作用在平肝、顺气、润燥、通便。

◑ 性味组成分析

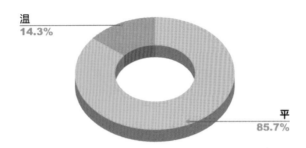

温
14.3%

平
85.7%

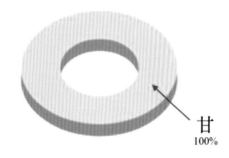

甘
100%

◑ 本草说明

名称	性味	功能	适用
芝麻	性平。味甘	补肝肾，润五脏，益精血，滋阴，润肠，乌发	①肝肾精血不足的头晕眼花、须发早白。②肠燥便秘
黑豆	性平。味甘	活血，利水，祛风湿，补血，安神，明目，健脾，补肾，滋阴，解毒，乌发	①肾气虚。②水肿。③黄疸。④风湿痹痛。⑤痈肿疮毒
黄豆	性平。味甘	健脾，益气，利水	①脾气虚，食少乏力。②水肿
亚麻子	性温。味甘	平肝，顺气，润燥，通便	①肝风头痛。②肠燥便秘。③疝气。④皮肤干燥

◑ 食疗机能解说

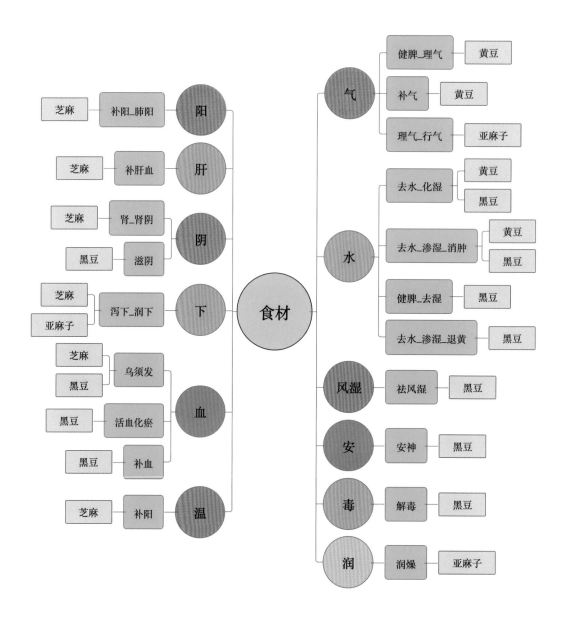

四、春分养生食谱

"春分"的"分"字，指的是阴阳平分、日夜各半的意思，在这个时候春雨稍停而大地更是和暖，正是百花齐放的美好时节，正如大文学家欧阳修先生的这首词《踏莎行》："雨霁风光，春分天气。千花百卉争明媚。画梁新燕一双双，玉笼鹦鹉愁孤睡。薜荔依墙，莓苔满地。青楼几处歌声丽。"这其中写尽了春分时节的蓬勃景象。在这个时节，我们可以吃些比较清爽而带一点点酸味的食物。在这里要跟大家分享的是一个充满了柑橘香气和酸甜的食谱——"橘香清鱼脆"。配合着大地锦绣风光一起来享用,正是春天很好的一道美食。

【品名】橘香清鱼脆

◐ 材料

A. 黄甜椒 10 克,洋葱 45 克,葱 5 克,旗鱼鱼排 120 克。

B. 盐 1 小撮,酱油 1/4 小匙,橘子汁 60 克(约 1 小颗橘子的汁)。

C. 杏仁粒 20 克(约 2 大匙),鸡蛋 1 颗。

◐ 做法

1. 旗鱼切块,洋葱切条,黄甜椒切粗条,葱切斜段,备用。

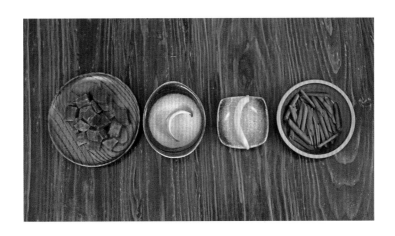

2. 将橘子汁挤出,另保留果肉,加入盐和酱油到橘子汁中。

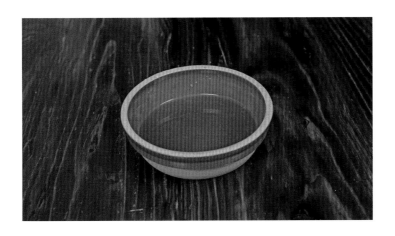

3.把旗鱼块沾上蛋液后，再均匀沾附杏仁粒。

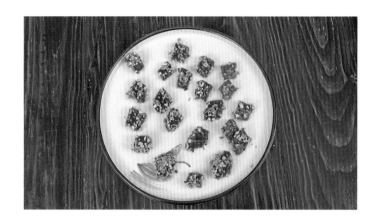

4.锅中加入约1小匙油，热锅后，以小火将洋葱炒香，再放入黄甜椒，等待炒至半熟后，加入旗鱼块。

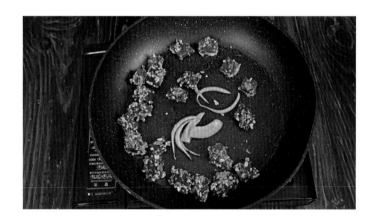

5.翻动旗鱼块使其表面皆成白色后，倒入调配好的橘子汁一同拌炒，直到酱汁略收干。

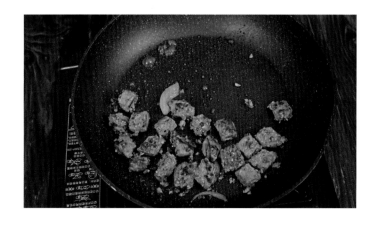

6. 等旗鱼块熟了，即可盛盘。

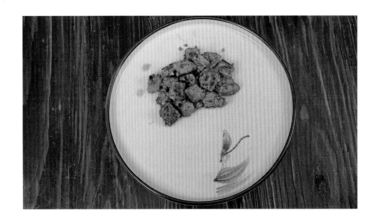

7. 将葱放入锅中炒约 10 秒，最后以微炒过的葱与橘子果肉配色摆盘，即告完成。

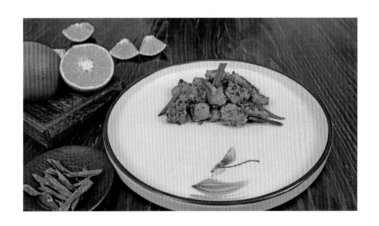

微信扫一扫，
查看本道食谱的制作图文

微信扫一扫，
查看本道食谱的制作视频

◑ 中医观点分析

我们依本品的组成来分析，其中的葱可以用来发汗解表、通阳散寒、驱虫、解毒；洋葱能够理气和胃、健脾、祛风散寒、润肠；鸡蛋之作用在滋阴、润燥、养心、安神、益气；杏仁依中医的观点来看可以止咳、平喘、润肠、通便；橘子功用是在理气和胃、润肺生津；酱油可以用来清热、解毒。

◑ 性味组成分析

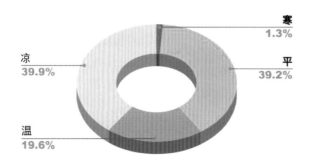

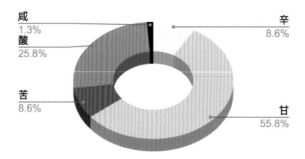

◑ 本草说明

名称	性味	功能	适用
甜椒	性平。味辛	温中，散寒，开胃，消食	①伤寒感冒。②脾胃虚寒，食欲不振、呕吐、腹泻
葱	性温。味辛	发汗解表，通阳散寒，驱虫，解毒	①风寒感冒。②阴盛格阳下利脉微，阴寒腹痛。③外敷有散结通络下乳之功
洋葱	性温。味辛	理气和胃，健脾，祛风散寒，润肠	①消化不良。②风寒感冒、鼻塞。③便秘
鸡蛋	性平。味甘	滋阴，润燥，养心，安神，益气	①小儿疳痢。②气虚。③烦躁
杏仁	性温。味甘、苦	止咳，平喘，润肠，通便	①咳嗽、气喘。②肠燥便秘
橘子	性凉。味甘、酸	理气和胃，润肺生津	①呃逆。②胸膈结气。③消渴
盐	性寒。味咸	凉血，通便，利尿，软坚，解毒，解酒，杀虫	①便秘。②小便不利。③疮疡、毒虫咬伤
酱油	性凉。味咸	清热，解毒	①烧烫伤。②毒虫咬伤
旗鱼	性平。味甘	补虚养气，通便	①便秘。②补养、益气、治虚劳

◑ 食疗机能解说

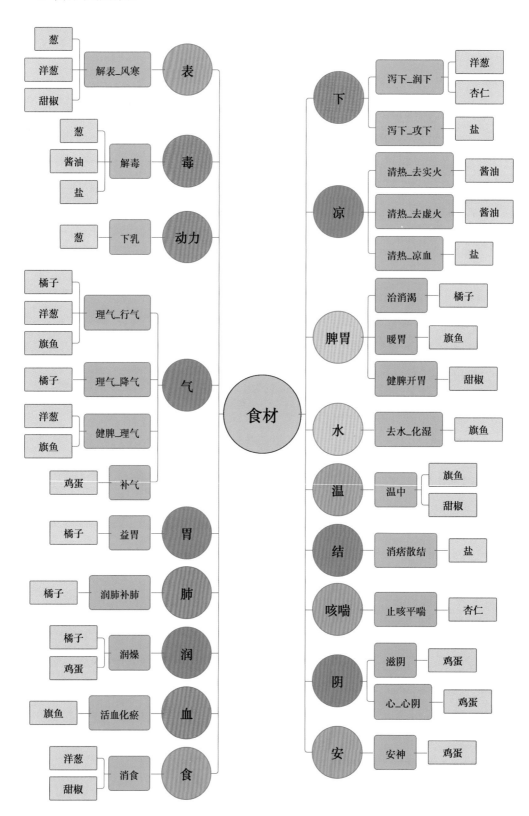

五、清明养生食谱

"清明时节雨纷纷，路上行人欲断魂。借问酒家何处有，牧童遥指杏花村。"唐代诗人杜牧的这首《清明》是脍炙人口的一首名诗，写出了在清明这个节气中的景象，这时候的春雨是比较和暖了，但对肝气不疏的人来说，在这个时候也常会"欲断魂"，所以仍要多吃一些能够调养肝气的绿色蔬食。这时候最应景的就是把一些时蔬都集合在一起的国民美食——"润饼"（润饼在北方又叫作春卷），它集合了各式蔬菜，是最应景又养生的美好食物，在这也跟大家分享"润饼"的制作方法。

【品名】润饼

◗ 材料

A. 豆芽菜 600 克，卷心菜半颗，里脊肉 700 克，豆干 500 克，香菜 1 把，红萝卜 1 条。

B. 菜籽油适量，盐适量，味精适量。

C. 鸡蛋 6 颗。

D. 酱油适量，糖 1 茶匙，胡椒粉适量，五香粉 1 茶匙。

E. 春卷皮 2 斤，沙拉酱 1 包，花生粉 1 包，甜辣酱 1 罐。

◗ 做法

1. 卷心菜洗净切粗丝，香菜洗净切段，红萝卜洗净切丝，豆干切条状，里脊肉切肉丝，豆芽菜洗净，备用。

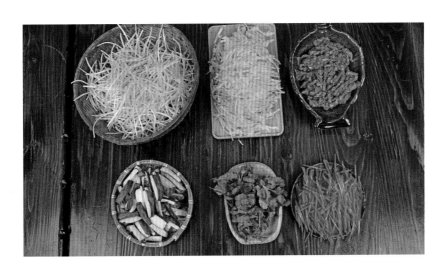

2. 锅中加水煮滚，加入适量盐，分别汆烫红萝卜丝、卷心菜、豆芽菜，烫熟捞起，水沥干，分别加入适量的油、盐、味精混拌均匀备用。

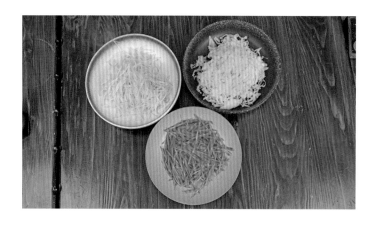

3. 鸡蛋加适量盐打匀，用平底锅煎至两面金黄，蛋皮煎好后，切成条状备用。

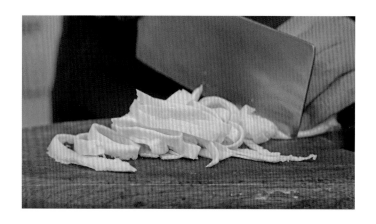

4. 热油锅，将肉丝煸香，接着倒入豆干条翻炒几下，再加入胡椒粉、五香粉、糖，翻炒均匀，最后加入适量酱油翻炒，炒出酱色即可。

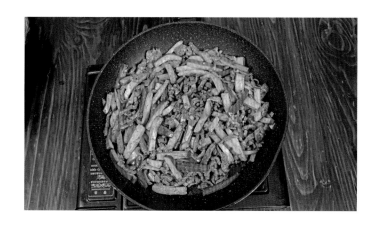

5.包一份春卷时，将两片春卷皮半重叠，在下方约5厘米处刷上酱，中间铺上香菜、卷心菜、豆芽菜、蛋皮、豆干肉丝、花生粉，在上方约5厘米处刷上酱，将其由下往上卷，左右各留3厘米，卷至第二片皮的位置时，左右各3厘米往内折，折好再继续卷完，即告完成。

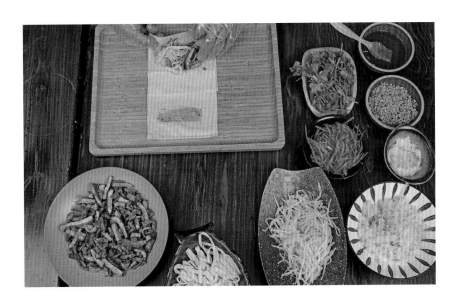

微信扫一扫，
查看本道食谱的制作图文

微信扫一扫，
查看本道食谱的制作视频

◐ 中医观点分析

我们依本品的组成来分析，其中面粉的功用在于养心安神、止渴、利小便；卷心菜可以用来健脾、和胃、行气、止痛；红萝卜能够下气、利胸膈、安五脏、除寒湿；豆芽菜之作用在清热、消暑、解毒、利尿；鸡蛋依中医的观点来看可以滋阴、润燥、养心、安神、益气；豆腐（与豆干成分一样，只是含水量更多）的功用是生津润燥、清热、宽中益气、和脾胃、降浊、解毒；猪肉的功用是滋阴、润燥、补肾、养血；香菜可以用来发汗、透疹、开胃、消食；花生能够润肺、和胃；芥末（辣酱中成分之一）之作用在温中散寒、发汗；菜籽油依中医的观点来看可以清肝明目、消肿散结；胡椒功用是温中、止痛、下气、消痰、解毒；白砂糖可以用来润肺、生津；酱油之作用在清热、解毒。

◑ 性味组成分析

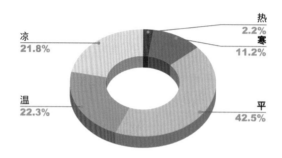

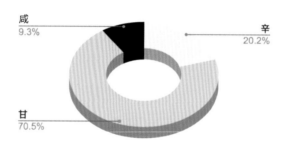

◑ 本草说明

名称	性味	功能	适用
面粉	性凉。味甘	养心安神，止渴，利小便	①脏躁症。②失眠。③消渴，口干。④小便不利而有热者
卷心菜	性平。味甘	健脾，和胃，行气，止痛	①身体虚弱，消化不良。②腹胀、胃痛
红萝卜	性温。味辛、甘	下气，利胸膈，安五脏，除寒湿	①咳嗽。②久痢

名称	性味	功能	适用
豆芽菜	性寒。味甘	清热，消暑，解毒，利尿	①暑热烦渴。②小便不利。③酒毒
鸡蛋	性平。味甘	滋阴，润燥，养心，安神，益气	①小儿疳痢。②气虚。③烦躁
豆腐	性凉。味甘	生津润燥，清热，宽中益气，和脾胃，解毒	①消渴。②肺热、胃火。③赤眼肿痛。④胀满
猪肉	性平。味甘、咸	滋阴，润燥，补肾，养血	①热病伤津、消渴、燥咳。②肾虚体弱。③产后血虚。④便秘
香菜	性温。味辛	发汗，透疹，开胃，消食	①风寒感冒。②麻疹初起。③食积、食欲不振
花生	性平。味甘	润肺，和胃	①燥咳。②反胃。③乳汁少
芥末	性热。味辛	温中散寒，发汗	①腹冷痛。②咳嗽
菜籽油	性温。味辛	清肝明目，消肿散结	①眼疾。②风疹、湿疹。③肿疮
胡椒	性热。味辛	温中，止痛，下气，消痰，解毒	①开胃。②胃寒脘腹冷痛、呕吐、泄泻。③癫痫
白砂糖	性寒。味甘	润肺，生津	①肺燥咳嗽。②口渴。③腹痛、腹胀
盐	性寒。味咸	凉血，通便，利尿，软坚，解毒，解酒，杀虫	①便秘。②小便不利。③疮疡、毒虫咬伤
味精	性平。味酸	滋补，开胃，助消化	①食欲不振。②消化不良
酱油	性凉。味咸	清热，解毒	①烧烫伤。②毒虫咬伤

◑ 食疗机能解说

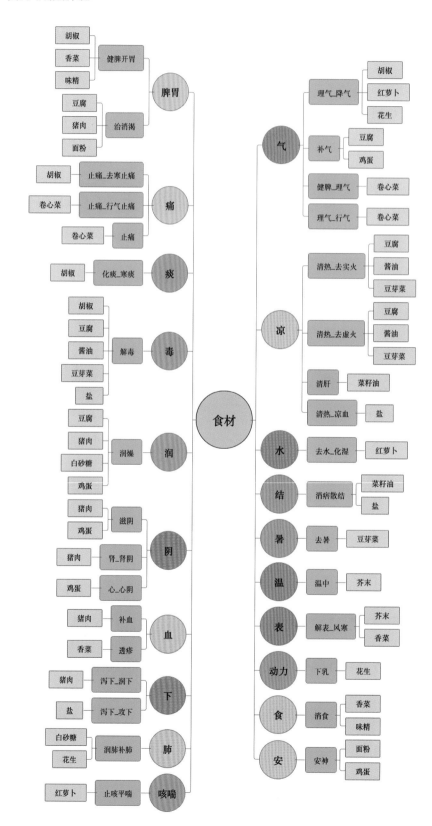

六、谷雨养生食谱

"二月山家谷雨天，半坡芳茗露华鲜。春醒酒病兼消渴，惜取新芽旋摘煎。"（唐·陆希声）

谷雨是春季最后一个节气，在这个时候春雨可以说是特别的丰富，空气中的湿度也增大，我们在这个时候要注意的是保持身体的水液代谢正常，在唐代陆希声的这首诗里面，就提到了因为水液代谢出了问题而造成的消渴，提醒我们要注意水液的代谢。

在这里要推荐给大家一道谷雨节气的养生佳肴，不但效力甚佳还是美味可口的食补圣品——"猪肠四神汤"！

【品名】猪肠四神汤

◗ 材料

A. 姜片 8 片，猪肠 400 克，三层肋排 4 支。

B. 米酒 40 毫升，四神汤药材一份。

C. 盐少许。

◗ 做法

1. 锅中加水煮滚，放入 4 片生姜，汆烫排骨和猪肠，洗净，再另取一锅水放排骨，小火熬汤。

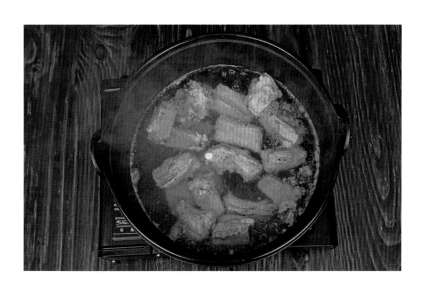

2.另取一锅放入猪肠，加适量水及 4 片生姜，放入电锅，外锅两杯水，把肠子煮软。

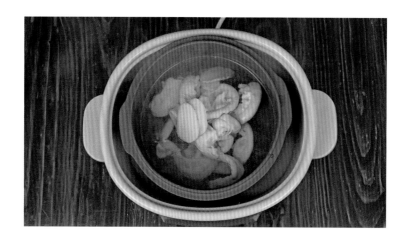

3.将已煮软的猪肠子剪成适合的长度。

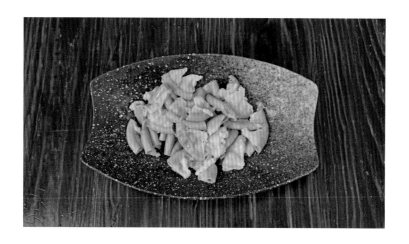

4.排骨汤底熬了 30 分钟后，加入四神汤药材、米酒、猪肠，再煮 20 分钟。

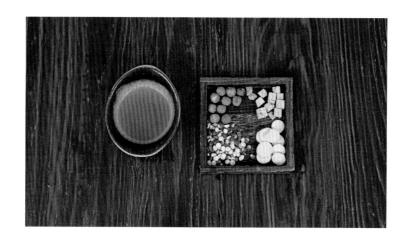

5. 加适量盐调味，即完成。

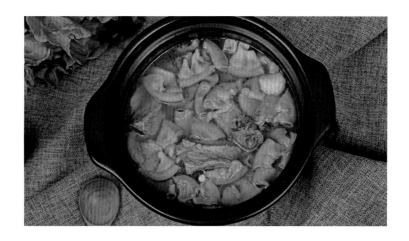

微信扫一扫，
查看本道食谱的制作图文

微信扫一扫，
查看本道食谱的制作视频

◑ 中医观点分析

我们依本品的组成来分析，其中猪肉的功用在于滋阴、润燥、补肾、养血；茯苓可以用来利水渗湿、健脾安神；芡实能够益肾固精、健脾止泻、除湿止带；莲子之作用在补肾、固精、补脾、止泻、止带、安神；山药依中医的观点来看可以益气、养阴、固精、止带；薏苡仁功用是利水、渗湿、健脾、除痹、清热、排脓；米酒的功用在于通血脉、厚肠胃、润皮肤、散湿气；生姜可以用来发汗解表、温肺止咳、温中止呕。

◑ 性味组成分析

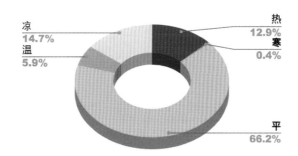

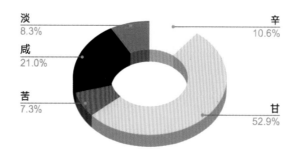

● 本草说明

名称	性味	功能	适用
猪肠	性寒。味甘	清热，祛风，止血	①肠风便血、血痢。②痔漏、脱肛
猪肉	性平。味甘、咸	滋阴，润燥，补肾，养血	①热病伤津、消渴、燥咳。②肾虚体弱。③产后血虚。④便秘
茯苓	性平。味甘、淡	利水，渗湿，健脾，安神	①水肿、小便不利。②脾虚诸症。③心悸、失眠
芡实	性平。味甘	益肾，固精，健脾，止泻，除湿，止带	①遗精、滑精。②脾虚久泻。③带下
莲子	性平。味甘	补肾，固精，补脾，止泻，止带，安神	①遗精、遗尿。②食欲不振、久泻。③带下。④心悸、失眠
山药	性平。味甘	益气，养阴，固精，止带	①脾胃气虚。②消渴。③肺虚咳喘或肺肾两虚久咳久喘。④遗精、尿频、带下清稀
薏苡仁	性凉。味甘、淡	利水，渗湿，健脾，除痹，清热，排脓	①小便不利。②水肿。③腹泻。④湿痹。⑤肺痈、肠痈
米酒	性热。味苦、甘、辛	通血脉，厚肠胃，润皮肤，散湿气	①血瘀。②腰背酸痛、跌打损伤。③风湿痹痛。④消化不良
生姜	性温。味辛	发汗解表，温肺止咳，温中止呕	①风寒感冒。②风寒咳嗽。③胃寒呕吐
盐	性寒。味咸	凉血，通便，利尿，软坚，解毒，解酒，杀虫	①便秘。②小便不利。③疮疡、毒虫咬伤

◗ 食疗机能解说

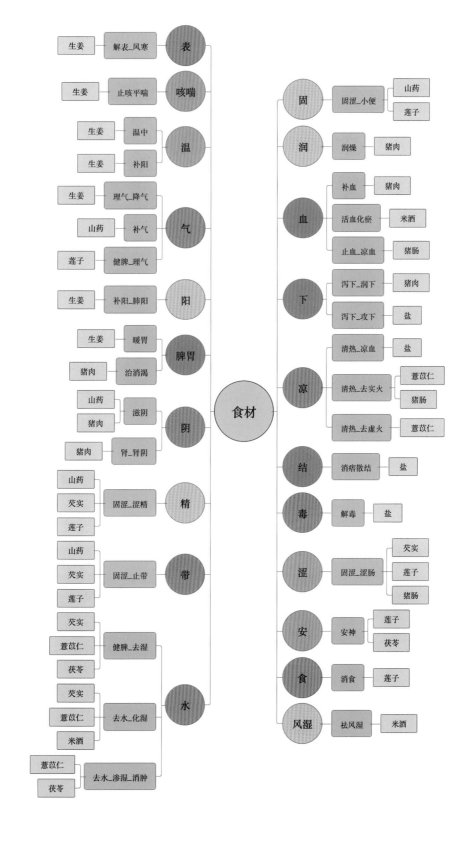

🍲 夏季养生饮食要点

夏天在《黄帝内经》中的总论是"蕃秀"，意思就是说夏天里万物的生长会变得很茂盛。夏天是火的季节，对应的脏腑是心脏跟小肠。夏天在饮食上要少苦多辛，不要吃太多苦，要吃辣的，譬如麻辣锅，吃辣的是为了发汗，把身体里面的汗尽可能发出来。所以夏天的时候，也要多运动，要流汗，用热情和动力在大太阳下面留下我们的汗水，为今年的夏天留下记录，为今年的冬天做好准备。

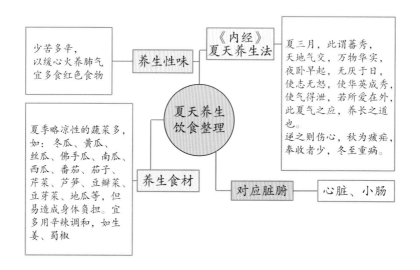

夏天的时候，要发汗，要流汗，要动。

古人说在夏天要夜卧早起，晚点去睡，早早起来，而且无厌于日，无厌于日的意思是不要觉得白天太热很不好活动，在白天就是要多动，这就是夏天。

夏季的养生食材以略凉性的蔬菜为主。夏天出产的蔬菜瓜果，如西瓜，很多都是偏凉的，所以容易增加身体的消化负担，宜多用辛辣调味，如生姜、蜀椒（花椒）。所以在凉拌菜里面就常常会放花椒或辣椒，这样我们夏天吃这些菜，有辛辣调味，身体才会健康。

夏天的时候，有一个常用的时方叫作藿香正气散（又称为藿香正气水），这个方的药性是热的。为什么夏天已经很热了，还要吃热药呢？还记得小时候去童子军露营，老师教我们一首关于洗澡的歌，歌词内容是"……夏天洗澡，要洗热水，不洗热水洗不干净，冬天洗澡要洗冰块，不洗冰块洗不痛快"因为夏天其实要让身体热起来，汗要发出来，所以用热把汗逼出来；冬天则是要让身体有一点点冷，才能够激发身体的力量。在俄罗斯，在冬天的时候，人们就有跳到冰水里锻炼身体的习俗。其他国家如日本也是，在冬天让小孩子穿得很少，去锻炼他们的身体。

夏季略带凉性的蔬菜较多，如：冬瓜、黄瓜、丝瓜、南瓜、西瓜、西红柿、茄子、芹菜、芦笋、地瓜等，但易造成身体消化负担，宜多用辛辣调和，如生姜、蜀椒。以下是这些食材的性味说明：

食物	性味	归经	功能	适用
冬瓜	性寒。味甘	肺、大肠、小肠、膀胱	清热，利尿利水，止咳化痰，生津止渴，解毒，排脓	①水肿。②小便不利。③痰热咳喘。④痤疮。⑤痔疮、脱肛。⑥鱼毒、酒毒
黄瓜	性寒。味甘	脾、胃、大肠	清热，利水，利尿，解毒	①热病烦渴、咽喉肿痛。②烫伤
丝瓜	性凉。味甘	胃、肝、大肠	清热，凉血，化痰，解毒	①热病烦渴。②咳嗽多痰。③肠风下血、痔疮出血、血淋、崩漏。④痈疽疮疡
南瓜	性温。味甘	脾、胃	补中益气，清热，解毒，杀虫	①脾虚气弱。②久咳、肺痈。③烧烫伤。④蛔虫症
西瓜	性寒。味甘	胃、心、膀胱	清热，除烦，解暑，生津，利尿	①热盛津伤。②暑热烦渴。③小便不利。④喉痹、口疮
西红柿	性寒。味甘	肝、脾、胃	生津止渴，健胃消食	①口渴。②食欲不振
茄子	性寒。味甘	脾、胃、大肠	清热，止血，消肿	①皮肤溃疡、热毒痈疮、口舌生疮。②出血
芹菜	性凉。味甘	肺、胃、肝	清热，平肝，利水，止血	①暴热烦渴。②黄疸。③水肿。④小便不利。⑤月经不调、赤白带下
芦笋	性寒。味甘	肺、胃	清肺，止渴，利水，利尿通淋，解毒	①热病口渴。②肺痈、肺痿。③水肿。④小便不利、淋症
豆芽菜	性寒。味甘	胃、三焦	清热，消暑，解毒，利尿	①暑热烦渴。②小便不利。③酒毒
地瓜	性平。味甘	脾、肾	补中益气，生津止渴，和血，通便	①泻泄、痢疾。②便秘。③黄疸。④小儿疳积。⑤血虚

夏季各节气养生食谱

一、立夏养生食谱

立夏是夏天的开始，这个时候大地的温度明显升高，炎热的夏天就要来临，这时候还会伴随着较多雷雨发生，而农作物也进入了夏天这三个月的生长旺季。《素问·四气调神大论》："夏三月，此谓蕃秀；天地气交，万物华实。"这说明了夏天万物旺盛发展的气象。在立夏这个时节要注意不要因为天气开始转热而吃太多寒凉的食物，毕竟暑气还没有到最高峰，这时候还是要以清淡易消化的食物为主，可以试试下面这个适合立夏时候吃的清爽料理——"姜丝香菇冬瓜汤"。

【品名】姜丝香菇冬瓜汤

⊙ 材料

A. 冬瓜 1 片，干香菇 4～6 朵，姜丝适量，枸杞子少许。

B. 米酒 2 瓶盖。

C. 盐适量，白胡椒适量。

⊙ 做法

1. 干香菇用热水泡开，冬瓜去皮切片，枸杞子洗净，洗净香菇后切丝，生姜切丝，备用。

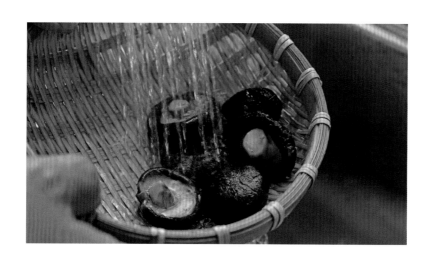

2. 锅中加水煮滚后，把冬瓜、香菇丝放入锅中，并加入米酒。

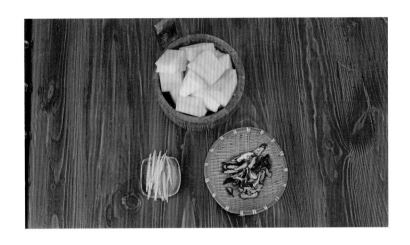

3. 水再次滚沸后，加入姜丝和枸杞子。

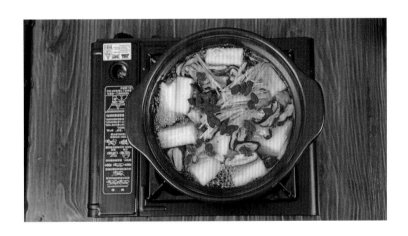

4. 煮到冬瓜几乎变成半透明，或是用筷子略用力可以戳得下去，再加入适量盐与白胡椒调味。

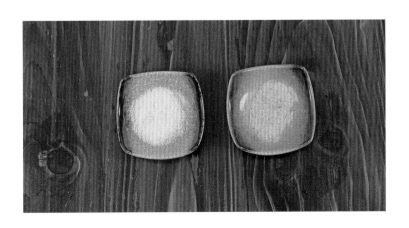

5.炖煮到冬瓜完全变成半透明，即告完成。

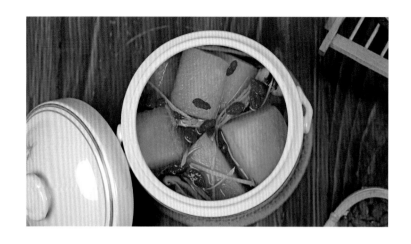

微信扫一扫，
查看本道食谱的制作图文

微信扫一扫，
查看本道食谱的制作视频

◐ 中医观点分析

我们依本品的组成来分析，其中冬瓜的功用在于清热、利尿利水、止咳化痰、生津止渴、解毒、排脓；生姜可以用来发汗解表、温肺止咳、温中止呕；香菇能够扶正补虚、健脾开胃、化痰理气、祛风透疹；枸杞子之作用在补肝肾、明目、润肺；米酒依中医的观点来看可以通血脉、厚肠胃、润皮肤、散湿气；胡椒的功用在于温中、止痛、下气、消痰、解毒。

◐ 性味组成分析

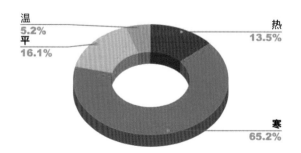

温
5.2%
平
16.1%
热
13.5%
寒
65.2%

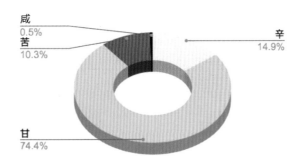

◑ 本草说明

名称	性味	功能	适用
冬瓜	性寒。味甘	清热，利尿，利水，止咳化痰，生津止渴，解毒，排脓	①水肿。②小便不利。③痰热咳喘。④痤疮。⑤痔疮、脱肛。⑥鱼毒、酒毒
生姜	性温。味辛	发汗解表，温肺止咳，温中止呕	①风寒感冒。②风寒咳嗽。③胃寒呕吐
香菇	性平。味甘	扶正补虚，健脾开胃，化痰理气，祛风透疹	①气血两虚，神倦乏力。②脾胃气虚，纳呆、消化不良。③小便不禁。④水肿。⑤麻疹透发不畅
枸杞子	性平。味甘	补肝肾，明目，润肺	①肝肾不足的腰酸遗精、头晕目眩、视力减退、内障目昏、消渴等。②阴虚劳嗽
米酒	性热。味苦、甘、辛	通血脉，厚肠胃，润皮肤，散湿气	①血瘀。②腰背酸痛、跌打损伤。③风湿痹痛。④消化不良
盐	性寒。味咸	凉血，通便，利尿，软坚，解毒，解酒，杀虫	①便秘。②小便不利。③疮疡、毒虫咬伤
胡椒	性热。味辛	温中，止痛，下气，消痰，解毒	①开胃。②胃寒脘腹冷痛、呕吐、泄泻。③癫痫

◐ 食疗机能解说

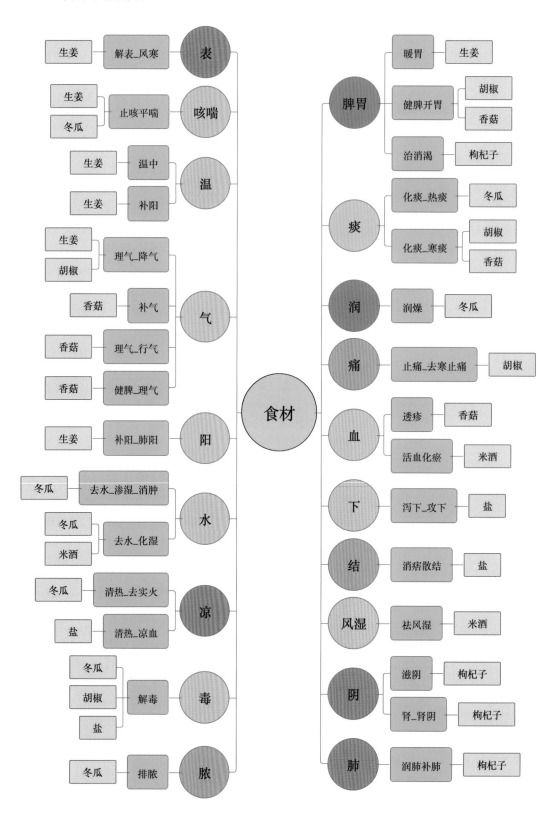

二、小满养生食谱

小满宣告夏天进入了发展期，这时候所有的作物已开始成熟，日渐饱满，但还没有全熟，所以我们称之为小满。在这个时节，温度明显增高，而因为之前的雨水，暑湿也明显加重，开始令环境的湿气变大，所以正如《黄帝内经》所说，要"夜卧早起，无厌于日"，也就是不要在这个时候还早上赖床。而要去除湿气，当然是从食疗做起，薏仁就是很好的食材。另外，小满是我们生长发育最强的时候，非常需要大量的营养补充。根茎类的食物秉大地之气，是能量的好来源。基于以上的原则，在小满节气里，我们推荐"地瓜薏仁粥"。

【品名】地瓜薏仁粥

◑ 材料

A. 绿豆 30 克，大麦仁（小薏仁）150 克。

B. 黄地瓜 100 克，红地瓜 100 克。

C. 冰糖 35 克。

◑ 做法

1. 将绿豆与大麦仁洗净后，以冷水浸泡约 1 小时，沥干，备用。

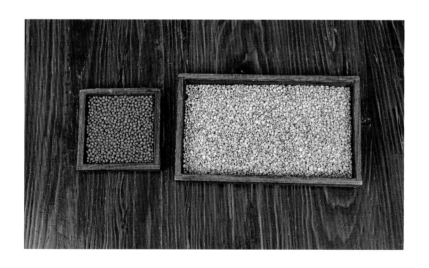

2.将黄地瓜与红地瓜洗净后，去皮切丁，备用。

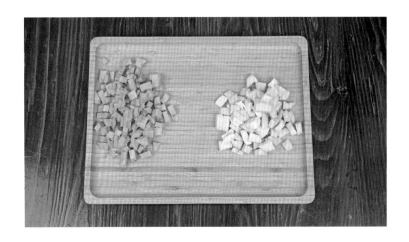

3.锅中加入1200毫升的水，放入大麦仁与绿豆。

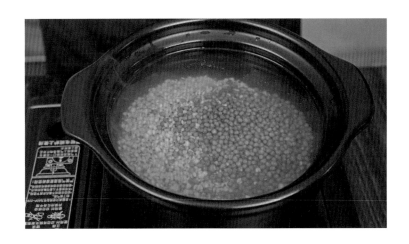

4.大火煮滚后，盖上锅盖，改以小火焖煮约15分钟。

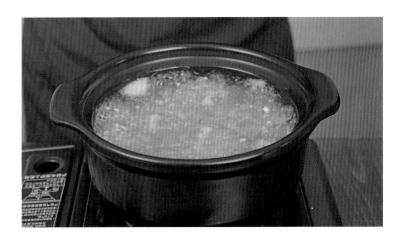

5. 放入地瓜，再煮约 10 分钟。

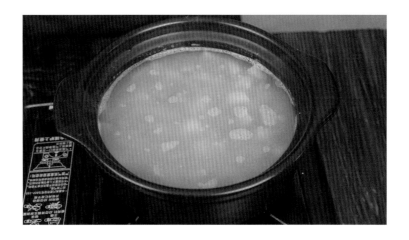

6. 放入冰糖拌匀，再煮 5 分钟，即完成。

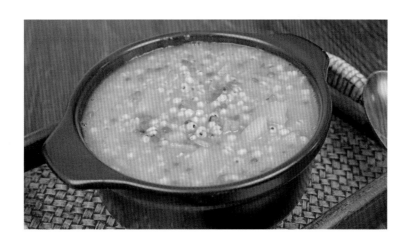

微信扫一扫，
查看本道食谱的制作图文

微信扫一扫，
查看本道食谱的制作视频

◑ 中医观点分析

我们依本品的组成来分析，其中冰糖的功用在于补中益气、和胃润肺、止咳、化痰；大麦可以用来和胃宽肠、消食、止渴、利水；绿豆能够清暑、利湿、解毒、利尿；地瓜之作用在补中益气、生津止渴、和血、通便。

◑ 性味组成分析

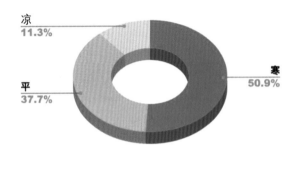

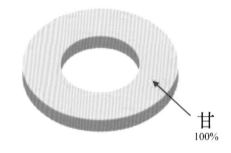

◑ 本草说明

名称	性味	功能	适用
冰糖	性寒。味甘	补中益气，和胃润肺，止咳，化痰	①脾胃气虚。②肺燥咳嗽，痰中带血
大麦	性寒。味甘	和胃宽肠，消食，止渴，利水	①腹胀。②食滞泄泻。③小便淋痛。④水肿
绿豆	性凉。味甘	清暑，利湿，解毒，利尿	①暑热烦渴。②痈肿疮毒
地瓜	性平。味甘	补中益气，生津止渴，和血，通便	①泻泄、痢疾。②便秘。③黄疸。④小儿疳积。⑤血虚

◑ 食疗机能解说

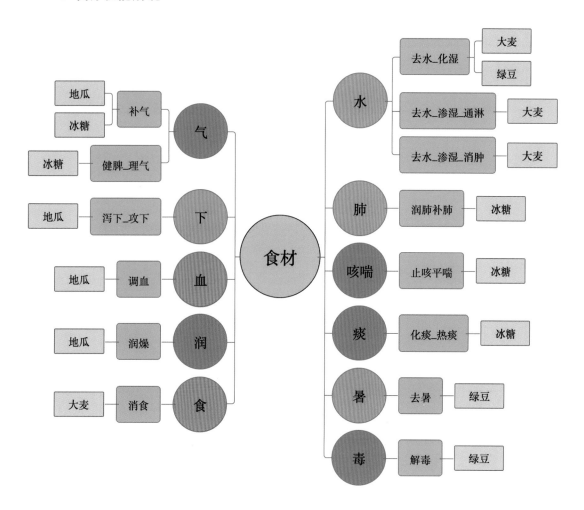

三、芒种养生食谱

"芒种看今日，螳螂应节生。彤云高下影，鸧鸟往来声。渌沼莲花放，炎风暑雨情。相逢问蚕麦，幸得称人情。"（唐・元稹《芒种五月节》）

元稹先生的这首诗写出了在芒种这个节气的情景。所谓的"芒种"是指在这个时节，有芒的谷物就应该成长稳定了，比方说稻米、黍、稷等，而这个时节正是端午节的前后，古代就有在端午饮雄黄酒以去湿瘴的习俗，表示在这个时候很多季节性的疾病和传染病容易发生，此时湿热的影响会比上一个节气进一步扩大，所以在芒种时，一些清热解毒的食材是我们经常会运用的。在这里我们推荐一道非常适合芒种的料理——"百合绿豆清心汤"。

【品名】百合绿豆清心汤

◑ 材料

A. 绿豆 100 克，干百合 100 克。

B. 冰糖 100 克。

◑ 做法

1. 百合与绿豆清洗净备用。

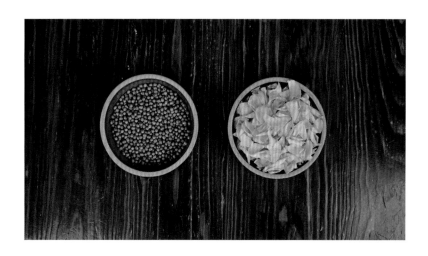

2. 锅中加入 600 毫升的水，放入绿豆。

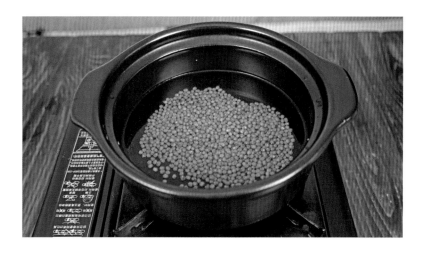

3.大火煮滚后，改以小火慢煮。

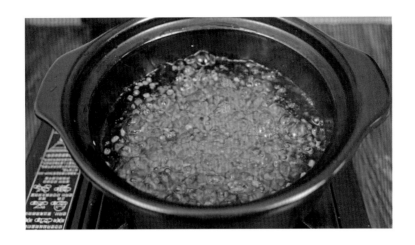

4.等绿豆煮到皮开时，放入百合，继续熬煮。

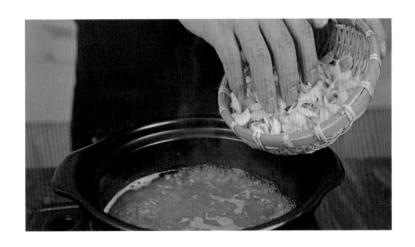

5.等到绿豆与百合都煮熟软后，加入冰糖调味，即告完成。

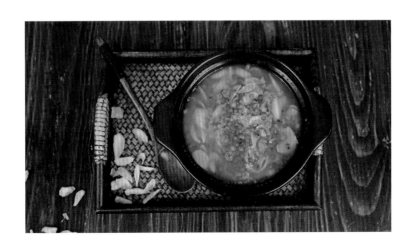

微信扫一扫，
查看本道食谱的制作图文

微信扫一扫，
查看本道食谱的制作视频

◑ 中医观点分析

我们依本品的组成来分析，其中绿豆的功用在于清暑、利湿、解毒、利尿；百合可以用来养阴润肺止咳、清心安神；冰糖能够补中益气、和胃润肺、止咳、化痰。

◑ 性味组成分析

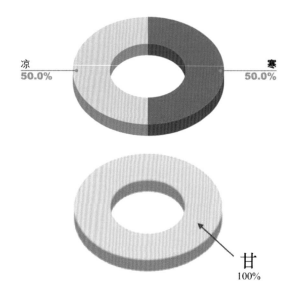

◐ 本草说明

名称	性味	功能	适用
绿豆	性凉。味甘	清暑，利湿，解毒，利尿	①暑热烦渴。②痈肿疮毒
百合	性微寒。味甘	养阴润肺止咳，清心安神	①肺阴虚的燥热咳嗽及劳嗽久咳，痰中带血。②用于热病余热未清之虚烦惊悸、失眠多梦等
冰糖	性寒。味甘	补中益气，和胃润肺，止咳，化痰	①脾胃气虚。②肺燥咳嗽，痰中带血

◐ 食疗机能解说

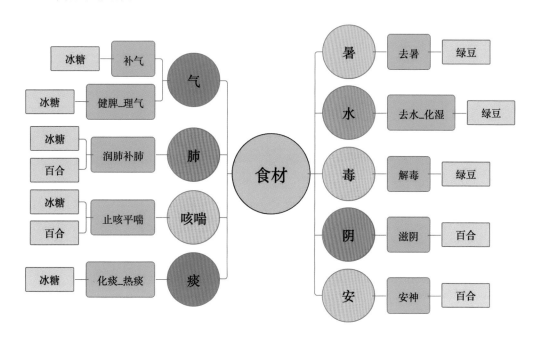

四、夏至养生食谱

夏至时，太阳直射北回归线，是白天时间最长的一天，三国时代魏国的曹丕就著有诗句"从朝至日夕，安知夏节长"。依据我们中医的理论来说，夏至是一年之中阳气最旺的时节，这时我们就要顺着夏季阳盛于外的特点来养生，要保护我们的阳气，应该选择在清晨或傍晚天气较凉爽的时候多做一些运动，适时地流汗可以帮助身体排出体内的寒气并让阳气能够适度升发调和，而在运动后不宜用冷水直接淋浴，要用温水才是养生之道。在饮食方面，由于夏日的一个特色是心火过旺，因此我们应加强肾的力量以制心火，在古代的观点就是多吃一点咸的东西，以现代的医学观点来看，因为夏天大量流汗而流失了太多的钠离子，这时候补充盐是非常有道理的。在这里推荐非常适合这个时节，胃口比较差的时候使用的一道料理——"辣味凉拌小黄瓜"。

【品名】辣味凉拌小黄瓜

◑ 材料

A. 盐2匙，糖2匙，小黄瓜4～5根。

B. 酱油适量2匙，乌醋适量3～4匙，菜籽油3匙，辣椒末适量，辣椒粉适量，大蒜末适量。

C. 花生米1把。

◑ 做法

1. 小黄瓜洗净切块后，用糖和盐腌约20分钟。

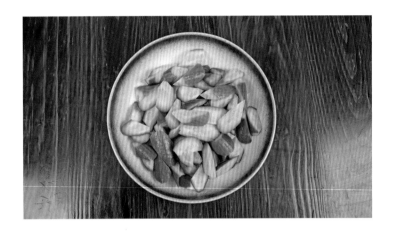

2. 将大蒜、辣椒末、辣椒粉、酱油、乌醋在碗中拌匀，淋上热油。

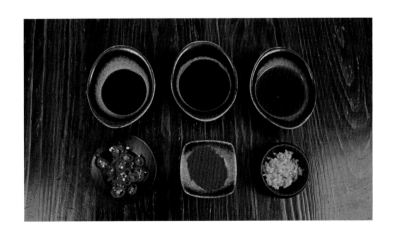

3.把小黄瓜的水分沥干后，加入调味料和花生米拌匀，即告完成。

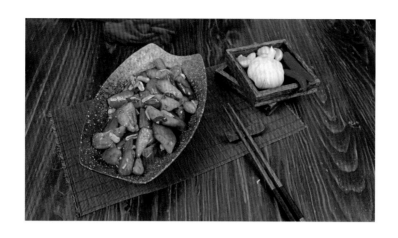

微信扫一扫，
查看本道食谱的制作图文

微信扫一扫，
查看本道食谱的制作视频

◐ 中医观点分析

我们依本品的组成来分析，其中的大蒜可以用来温中、消食、理气、解毒、杀虫；辣椒能够温中、散寒、开胃、消食；酱油之作用在清热、解毒；醋依中医的观点来看可以止血、化瘀消积、安蛔、解毒；白砂糖功用是润肺、生津；菜籽油的功用在于清肝明目、消肿散结；花生可以用来润肺、和胃。

◐ 性味组成分析

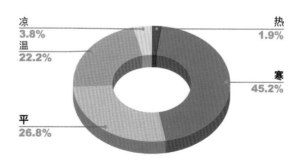

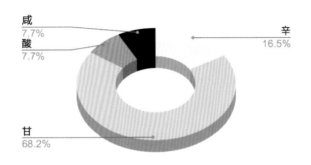

◑ 本草说明

名称	性味	功能	适用
小黄瓜	性寒。味甘	清热，利水，利尿，解毒	①热病烦渴、咽喉肿痛。②烫伤
大蒜	性温。味辛	温中，消食，理气，解毒，杀虫	①脘腹冷痛。②饮食积滞。③泻泄、痢疾。④蛲虫病、钩虫病。⑤风寒头痛。⑥咳嗽。⑦痈肿疮毒
辣椒	性热。味辛	温中，散寒，开胃，消食	①脾胃寒，腹痛、呕吐、泄泻。②伤寒感冒
酱油	性凉。味咸	清热，解毒	①烧烫伤。②毒虫咬伤
醋	性温。味酸	止血，化瘀消积，安蛔，解毒	①出血。②癥瘕。③蛔虫症。④痈肿疮毒。⑤食物中毒
白砂糖	性寒。味甘	润肺，生津	①肺燥咳嗽。②口渴。③腹痛、腹胀
菜籽油	性温。味辛	清肝明目，消肿散结	①眼疾。②风疹、湿疹。③肿疮
花生	性平。味甘	润肺，和胃	①燥咳。②反胃。③乳汁少
盐	性寒。味咸	凉血，通便，利尿，软坚，解毒，解酒，杀虫	①便秘。②小便不利。③疮疡、毒虫咬伤

● 食疗机能解说

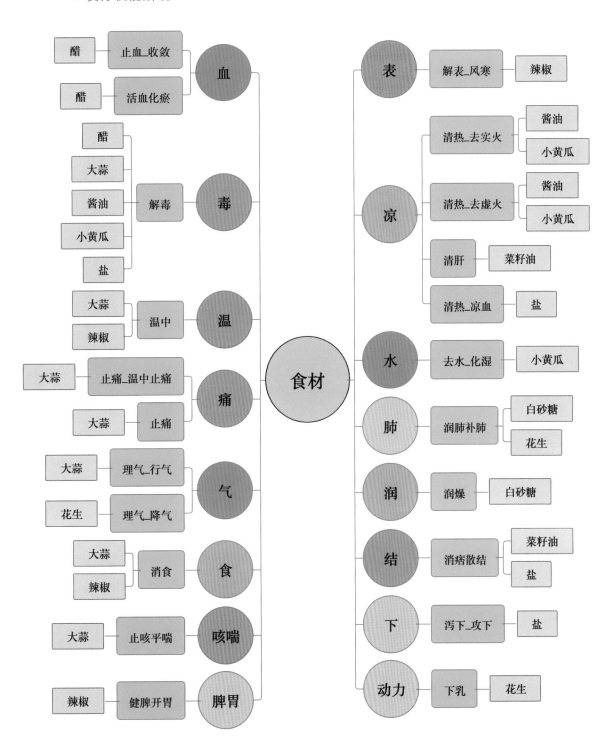

五、小暑养生食谱

小暑时的天气已经非常热，虽然还不是最热的时候，但是夏天的炎热气氛是全面到来了！在这个时节，因为暑气的关系，人易感到心烦不安、疲倦乏力。在南宋陆游的《苦热》这首诗中写道："万瓦鳞鳞若火龙，日车不动汗珠融。无因羽翮氛埃外，坐觉蒸炊釜甑中。"短短几句写尽了炎热天气对人心浮动的推波助澜。这时我们在养生饮食上可以选择稍微吃一点凉爽而有味道的东西，以便让我们的身体能够比较安适一些，也让心中的烦火稍歇。在小暑时节的养生食谱方面，我们要推荐的是"凉拌大豆芽"。

【品名】凉拌大豆芽

◐ 材料

A. 蒜泥 2 茶匙，红萝卜适量，大豆芽菜 450 克，韭菜适量。

B. 盐 1 茶匙，姜 2 片。

C. 豉油 1.5 汤匙，白醋 3 汤匙，砂糖 1 茶匙，辣椒粉 2 汤匙，麻油 1 汤匙。

D. 芝麻 2 茶匙。

◐ 做法

1. 大豆芽洗净，红萝卜和韭菜清洗净切段，蒜头压成蓉，备用。

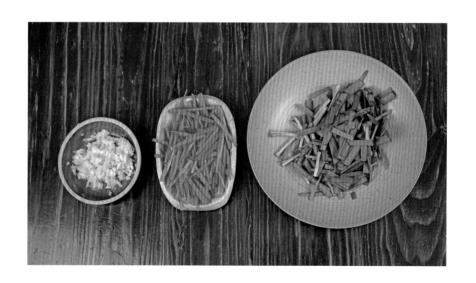

2. 锅中加水煮沸，放入 1 茶匙盐和 2 片姜片，放入大豆芽菜煮约 8 ～ 10 分钟。

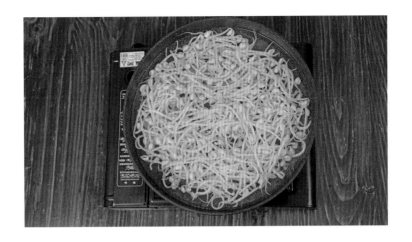

3. 把大豆芽菜捞起后，放入冰水中浸泡 1 分钟，沥干水分。

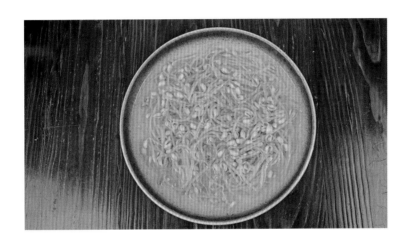

4. 在大豆芽菜中，加入 1 茶匙盐，腌 5 分钟后，再把豆芽中的水分轻轻挤出。

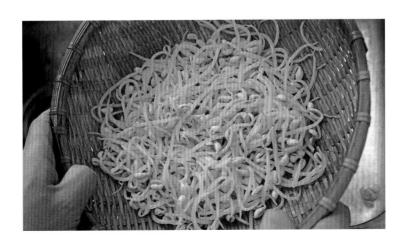

5. 把韭菜和红萝卜放入锅中，煮1分钟，捞起后沥干，放凉备用。

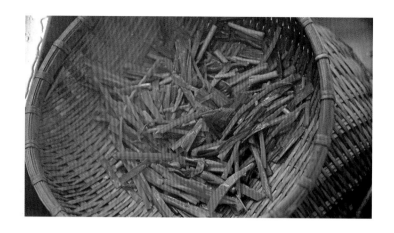

6. 在碗中放入大豆芽菜、韭菜、红萝卜，然后加入砂糖、蒜泥、白醋、辣椒粉、豉油、麻油，拌匀。

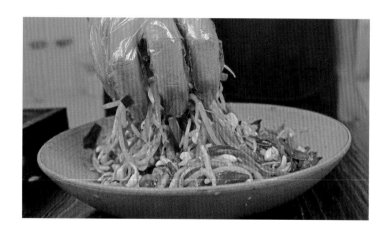

7. 最后撒上芝麻，即告完成。

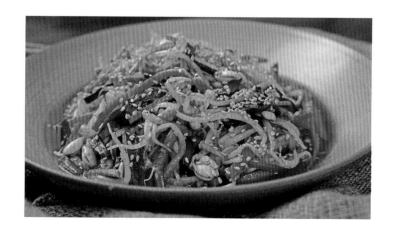

微信扫一扫，
查看本道食谱的制作图文

微信扫一扫，
查看本道食谱的制作视频

◑ 中医观点分析

我们依本品的组成来分析，其中豆芽菜的功用在于清热、消暑、解毒、利尿；韭菜可以用来温中、开胃、行气、活血、化瘀、补肾、助阳；红萝卜能够下气、利胸膈、安五脏、除寒湿；生姜依中医的观点来看可以发汗解表、温肺止咳、温中止呕；白砂糖功用是润肺、生津；大蒜的功用在于温中、消食、理气、解毒、杀虫；醋可以用来止血、化瘀消积、安蛔、解毒；酱油能够清热、解毒；辣椒之作用在温中、散寒、开胃、消食；麻油依中医的观点来看可以补肝肾、润五脏、益精血、滋阴、润肠、乌发；芝麻的功用是补肝肾、润五脏、益精血、滋阴、润肠、乌发。

◑ 性味组成分析

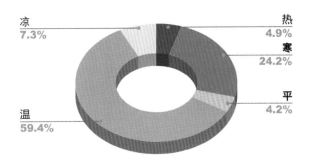

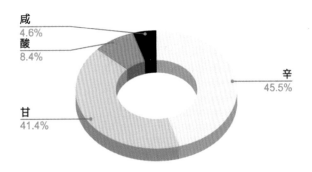

◑ 本草说明

名称	性味	功能	适用
豆芽菜	性寒。味甘	清热，消暑，解毒，利尿	①暑热烦渴。②小便不利。③酒毒
韭菜	性温。味辛	温中，开胃，行气，活血，化瘀，补肾，助阳	①阳痿、早泄、遗精。②多尿。③腹中冷痛、泄泻。④经闭、白带。⑤腰膝痛
红萝卜	性温。味辛、甘	下气，利胸膈，安五脏，除寒湿	①咳嗽。②久痢
盐	性寒。味咸	凉血，通便，利尿，软坚，解毒，解酒，杀虫	①便秘。②小便不利。③疮疡、毒虫咬伤
生姜	性温。味辛	发汗解表，温肺止咳，温中止呕	①风寒感冒。②风寒咳嗽。③胃寒呕吐
白砂糖	性寒。味甘	润肺，生津	①肺燥咳嗽。②口渴。③腹痛、腹胀
大蒜	性温。味辛	温中，消食，理气，解毒，杀虫	①脘腹冷痛。②饮食积滞。③泻泄、痢疾。④蛲虫病、钩虫病。⑤风寒头痛。⑥咳嗽。⑦痈肿疮毒
醋	性温。味酸	止血，化瘀消积，安蛔，解毒	①出血。②癥瘕。③蛔虫症。④痈肿疮毒。⑤食物中毒
酱油	性凉。味咸	清热，解毒	①烧烫伤。②毒虫咬伤
辣椒	性热。味辛	温中，散寒，开胃，消食	①脾胃寒，腹痛、呕吐、泄泻。②伤寒感冒
麻油	性凉。味甘	解毒，通便，生发，杀虫	①肠燥便秘。②胞衣不下。③蛔虫病。④恶疮、疥癣
芝麻	性平。味甘	补肝肾，润五脏，益精血，滋阴，润肠，乌发	①肝肾精血不足的头晕眼花、须发早白。②肠燥便秘

● 食疗机能解说

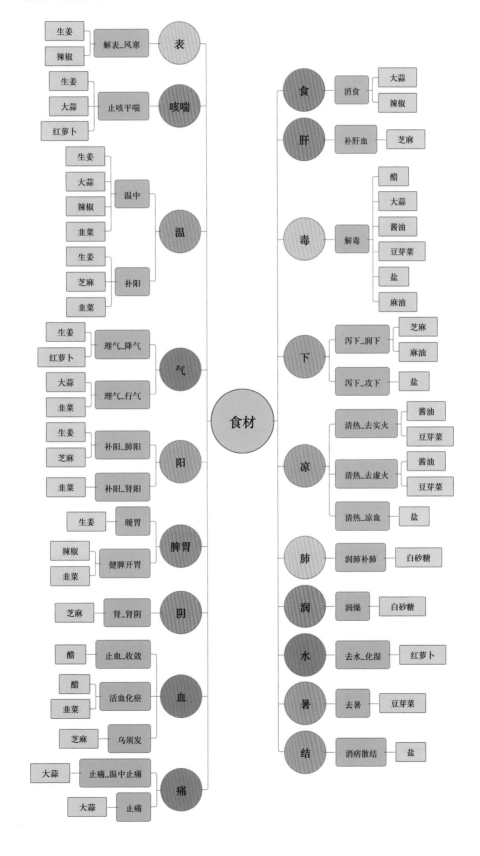

六、大暑养生食谱

大暑是一年中最热的节气了，比起小暑更加炎热，这时候就不只是小暑时的心烦不安了，有时候甚至可以引发中暑的现象，所以在这个时节从事户外活动时，要特别注意。杜甫的诗中说："大暑运金气，荆扬不知秋。林下有塌翼，水中无行舟。"此诗描述了大暑时节，人们无力做户外活动而宁可在林下休憩的情境，所以在这个时候的养生重在避开暑邪，尤其是对水分的补充必须特别注重！很多人在这个时候往往会大量食用寒凉的食物，其实这是对我们阳气的戕伐，最不可取！事实上，根据"春夏养阳"的基本原则，我们应该固护阳气，少食生冷，因为这时候肠胃往往比较不好，而水液的补充又是很重要。因此，在大暑之时，我们会推荐食用滋补的粥品，既能够让脾胃功能虚弱者得到养护，又能够补充在大暑时节容易不足的体液。我们推荐的大暑时节养生食谱是"养生丝瓜粥"。

【品名】养生丝瓜粥

◑ 材料

A. 丝瓜 1 条。

B. 蛤蜊 15 颗。

C. 新鲜香菇 4 朵，蒜 2 颗，葱白 1 根。

D. 白饭 1 碗，白胡椒粉 1 小匙，盐半小匙，菜籽油适量。

◑ 做法

1. 丝瓜洗净切 3 厘米厚块，再切十字，备用。

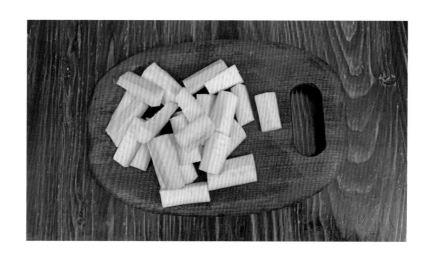

2.蛤蜊加水，放冷藏2天，吐沙。

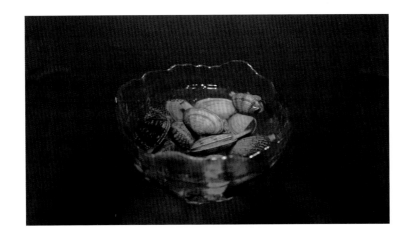

3.蒜洗净切末，葱白洗净切段，新鲜香菇洗净，备用。

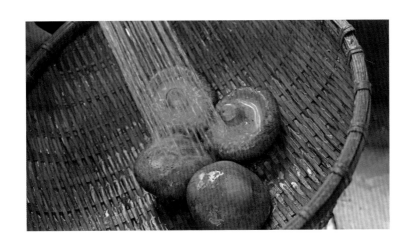

4.将白饭加入1碗半水熬粥，粥滚后，放入白胡椒粉和盐。

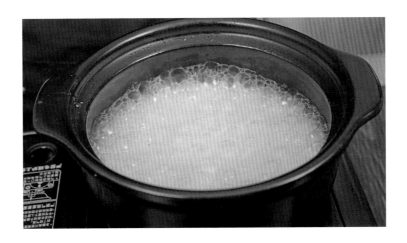

5. 另开一锅，锅中加半小匙油，放入丝瓜、香菇、大蒜、葱白，小火盖锅焖香。

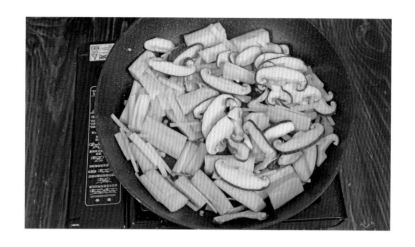

6. 约 2 分钟后，开盖放蛤蜊，炒 1 分钟。

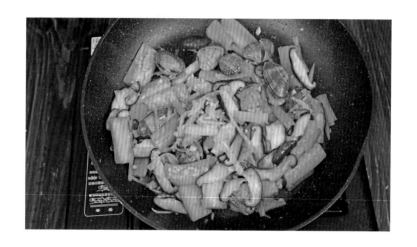

7. 把炒香的料倒进粥中拌匀，蛤蜊开口后熄火，即完成。

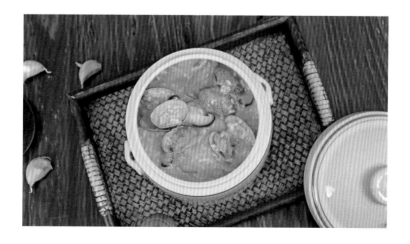

微信扫一扫，
查看本道食谱的制作图文

微信扫一扫，
查看本道食谱的制作视频

◐ 中医观点分析

　　我们依本品的组成来分析，其中丝瓜的功用在于清热、凉血、化痰、解毒；粳米可以用来补中益气、止渴、止泄；蛤蜊能够滋阴、明目、止渴、利水、化痰、软坚、解酒；香菇之作用在扶正补虚、健脾开胃、化痰理气、祛风透疹；大蒜依中医的观点来看可以温中、消食、理气、解毒、杀虫；葱白功用是发汗解表、散寒通阳；胡椒的功用在于温中、止痛、下气、消痰、解毒；菜籽油能够清肝明目、消肿散结。

◐ 性味组成分析

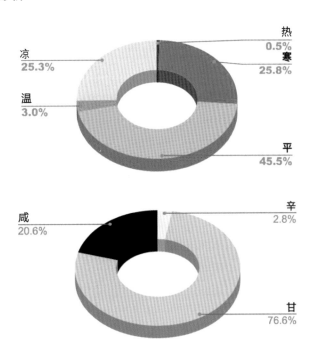

◑ 本草说明

名称	性味	功能	适用
丝瓜	性凉。味甘	清热，凉血，化痰，解毒	①热病烦渴。②咳嗽多痰。③肠风下血、痔疮出血、血淋、崩漏。④痈疽疮疡
粳米	性平。味甘	补中益气，止渴，止泄	①身体虚弱。②泻痢、呕吐。③口渴
蛤蜊	性寒。味甘。咸	滋阴，明目，止渴，利水，化痰，软坚，解酒	①消渴。②水肿。③瘿瘤
香菇	性平。味甘	扶正补虚，健脾开胃，化痰理气，祛风透疹	①气血两虚，神倦乏力。②脾胃气虚，纳呆、消化不良。③小便不禁。④水肿。⑤麻疹透发不畅
大蒜	性温。味辛	温中，消食，理气，解毒，杀虫	①脘腹冷痛。②饮食积滞。③泻泄、痢疾。④蛲虫病、钩虫病。⑤风寒头痛。⑥咳嗽。⑦痈肿疮毒
葱白	性温。味辛	发汗解表，散寒通阳	①感冒风寒表证。②阴盛格阳证
胡椒	性热。味辛	温中，止痛，下气，消痰，解毒	①开胃。②胃寒脘腹冷痛、呕吐、泄泻。③癫痫
盐	性寒。味咸	凉血，通便，利尿，软坚，解毒，解酒，杀虫	①便秘。②小便不利。③疮疡、毒虫咬伤
菜籽油	性温。味辛	清肝明目，消肿散结	①眼疾。②风疹、湿疹。③肿疮

◑ 食疗机能解说

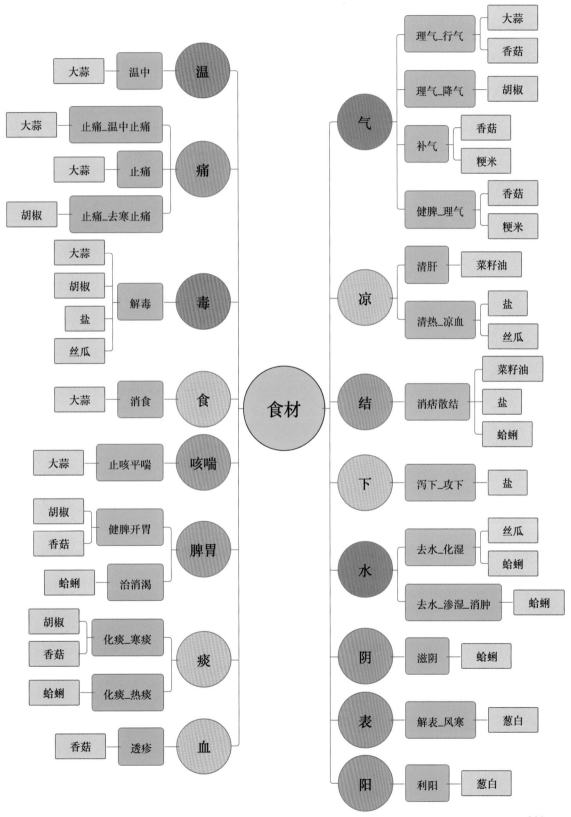

秋季养生饮食要点

笔者是在台湾长大，台湾的秋天也是跟夏天一样湿热，可是现在住在美国加州这边就不一样，秋天比较明显，一进入秋天便开始阴凉起来，空气也有点燥，这个时候我们的身体会越来越干，很多人会出现不舒服的症状，这是因为秋季是偏燥的。

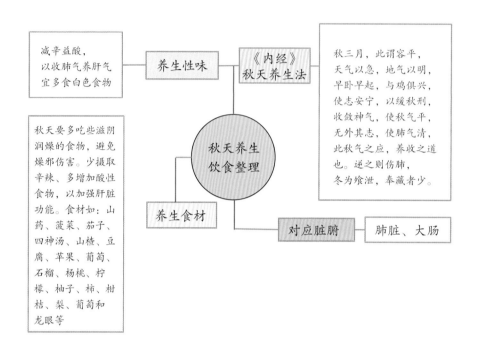

减辛益酸，
以收肺气养肝气
宜多食白色食物 —— 养生性味

《内经》
秋天养生法

秋三月，此谓容平，天气以急，地气以明，早卧早起，与鸡俱兴，使志安宁，以缓秋刑，收敛神气，使秋气平，无外其志，使肺气清，此秋气之应，养收之道也。逆之则伤肺，冬为飧泄，奉藏者少。

秋天要多吃些滋阴润燥的食物，避免燥邪伤害。少摄取辛辣、多增加酸性食物，以加强肝脏功能。食材如：山药、菠菜、茄子、四神汤、山楂、豆腐、苹果、葡萄、石榴、杨桃、柠檬、柚子、柿、柑桔、梨、葡萄和龙眼等

秋天养生饮食整理

养生食材

对应脏腑 —— 肺脏、大肠

秋天是"燥金"，也就是说干燥的秋季是属金性的。金在五行里面是白色，所以要吃白色的食物，就能够润燥。要润燥，最好的东西就是白木耳，同时白木耳还有很多的胶质。我们要骨骼强健，除了要补钙之外，还要有胶质的补充！

大家都说要补钙，预防骨质疏松，于是很多人很喜欢吃钙片，但如果钙片真的有用，那美国的骨质疏松症人数照道理应该是全世界最低的，因为美国的钙片不仅不贵，又很容易买，超市里一大堆，随时可以吃，几乎每个人都在吃，结果却还是一大堆人得了骨质疏松症。如果钙片真的那么有效，那么骨质疏松就一点都不可怕。其实，钙片里的钙吃进去后，没有办法被身体很好地吸收。除了钙片，另外一个大家常拿来补钙的是牛奶，它是天然的东西，可是牛奶喝进人体之后，会使血液呈酸性，于是身体为了要中和它的酸性，便释出骨骼里面的钙，因此牛奶反而越喝越骨质疏松。美国的牛奶超多，美国人可以说是把牛奶当水喝，结果在全世界中，美国的骨质疏松症比例却不是最低，反而是第一名。所以我们要补天然的钙，它还必须是不会造成身体呈酸性的食物。

在天然食物中，有一个东西不会造成身体酸性，而且它的含钙量是牛奶的近十倍，这个东西就是黑芝麻。古时候，很多道士都背着葫芦，没事就从葫芦中倒两颗丸子出来吃，很多人都在想那是什么灵丹妙药、养生不老的仙丹，其实那丸子就是黑芝麻丸。因为黑芝麻补血、补肾，让人心身不老，并且它还含有大量的钙。

可是光吃钙也不行，你看看粉笔，粉笔都是钙，仍是一敲就断掉。所以除了钙以外，还要有一个黏黏的东西，合起来才会坚固，这黏黏的东西就是我们的胶原蛋白。富含胶原蛋白的食物都是稠稠、黏黏，胶质状的东西，譬如猪皮、白木耳、山药等。日本人每天早上吃山药泥，看起来怪恶心的，还把纳豆一起拌进去，简直就像鼻涕一样。我第一次吃的时候也是很害怕，但我想说既然是这么健康的东西，还是吃吃看，配一点他们的酱菜，结果发现其实还蛮好吃的，只要克服了那股恐惧感就好。之所以会黏黏的就是因为有胶质，胶原蛋白再加上钙，我们的骨骼就会很坚固。

还有，为了配合秋天的节气，我们在喝银耳汤时还常放一些杏仁，因为秋燥对肺的影响比较大，所以要润肺，而要润肺，最重要的就是杏仁。杏仁，它会修补我们的肺。这里说的杏仁指的是中国产的南杏和北杏，它们是像瓜子一样小小的，不是市面上常见的大颗的杏仁，那种是美国杏仁，就没有这个药效。南北杏能够润肺、止咳、化痰，但它里面有一点点微量的氰化物，大家可能都知道氰化物有毒，所以杏仁是有小毒的，不过它那个小小的毒性是吃不死人的，就算每天吃都可以。

另外一味在秋天也很好的药是红枣，红枣是帮助我们保护胃的最好的东西。它对胃非常好，如果怕胃受伤害，或胃有穿孔、溃疡，或吃了太多刺激的东西，或中药方中有个药性太强的药时，都会加上红枣。有一个方叫十枣汤，它的组成是甘遂、芫花、大戟，这三个药都是非常毒的，吃下去，人马上狂吐又狂拉，对胃的伤害很大，胃液会大量丢失，为了防止这个状况，方中就用了10颗红枣来煮碗浓浓的汤一起服用，便能把胃液补起来。

红枣和黑枣是一样的东西，都是枣，只是黑枣比较大，并且经过炮制，但它其实跟红枣一样都是枣。

最后还可以再加一点枸杞子。枸杞子是我们在日常会用到的东西，它在美国北加州也可以种植，也会长，所以新鲜的枸杞子也很多。枸杞子这个药不可小看，以前的人，老公出远门，老婆都不准他吃枸杞子，因为枸杞子吃多了，男人的性功能会变强。枸杞子是个好东西，它能补肝肾，而且对眼睛很好。当眼睛太干涩，眼泪很少的时候，就可以用枸杞子。如果反过来，眼泪太多，动不动就眼泪汪汪，广东话叫作"眼湿湿，扮忧郁"，形容的就是一个人眼睛常常湿湿的，看起来很忧郁一样，一直流眼泪，其实那个根本不是忧郁，而是他身体的失衡所导致，那种时候就要吃菊花。

枸杞子与菊花常常泡在一起，一个是针对眼泪太少，一个是眼泪太多，那两个合在一起用，效果不就中和掉？现代医学说，眼泪太少是因为维生素A不够，眼泪太多是维生素K不够，如果我们把维生素A和维生素K都吃进去，当身体需要维生素A，它就会吸收维生素A，维生素K就被排掉；当身体需要维生素K，它就会吸收维生素K，维生素A就被排掉。所以说，身体是很聪明的。而枸杞子和菊花就是这样，一个就像维生素A，一个就像维生素K。古人将这两味药一起用，是因为如果只用它们其中一个，可能本来是干眼的治到后来变成眼泪太多，本来眼泪太多的治到后来变成干眼，所以干脆让身体自己决定，我们就不用担心。这个是中药的一门艺术，两种都开给你，让你身体自己去选择，身体是很聪明的，它会吸收它所需要的材料，排出不用的物质，这个就是我们身体的机制。

秋天在《黄帝内经》中的高度概括是"容平"，"容平"的意思是在情志上能够安定平静，且在养生的重点上能够和缓而和清肃秋气保持一个平衡。要早卧早起，早点睡，也早点起。秋天属金，代表着肃杀的气氛，因为古人认为金属的东西都有肃杀气氛，现代要表现科技感，也要有金属色。秋天对应的脏腑是肺和大肠。

秋天比较燥，常常会引发咳嗽问题，而且天气从热开始变凉，所以在这个温度变化较大的时候，我们要特别注意对肺的保护。

🔵 药食心源小·贴士：蜂蜜萝卜雪梨姜茶治疗久咳不止

到了秋冬季节，因为气候干燥，温度又低，很多人都容易有咳嗽的问题，这种时候就适合来一杯蜂蜜萝卜雪梨姜茶，蜂蜜润燥止咳，白萝卜下气化痰，雪梨润燥化痰，生姜温肺止咳，对这时节的咳嗽症状特别有效。

蜂蜜萝卜雪梨姜茶

◐ 材料

蜂蜜适量、白萝卜半根、雪梨半颗、生姜一小块。

◐ 做法

①白萝卜洗净去皮切薄片，雪梨洗净去皮去核切薄片，生姜洗净切薄片，备用。

②锅中加水煮滚后，加入白萝卜片、雪梨片、生姜片。

③大火煮滚后，转小火煮半小时，加入蜂蜜拌匀，关火，即告完成。

④里头的切片也可以吃。

秋天在饮食上要减辛，不要吃那么辣了；益酸，吃点酸的，因为酸可以把我们的肺气收起来。此外，要多吃白色食物以及润燥的东西。因为秋天比较燥，所以我们就要吃润燥的东西，以避免燥邪伤害。少摄取辛辣，多增加酸性食物，以加强肝脏功能。

对于选择养生食材而言，其实就是要吃当季产的食材，本来当季、当地的食物就是适合那个地方的人吃的。然而现在的人已经不一样了，在冬天也可以吃到夏天的西瓜和芒果，因为世界虽大，但飞机很快，什么东西都并到一起，时序就乱掉了。所以我常说，少买外来的进口水果，多吃一些本地产的水果，这些本地水果才是最能够适应当地的气候生长，而且最能够符合本地人需求的水果。有时候本地人自家种了水果，会送我一些，我也会买一点回来吃，这种符合当地气候的水果，其实是非常好吃的。

秋天适合的食材，我们根据中医养生之道建议：山药、菠菜、茄子、四神汤、山楂、豆腐、苹果、葡萄、石榴、杨桃、柠檬、柚子、柿、柑桔、梨、葡萄和龙眼等。主要食材的性味和功能整理如下表，供您参考：

名称	性味	归经	功能	适用
山药	性平。味甘	脾、肺、肾	益气，养阴，固精，止带	①脾胃气虚。②消渴。③肺虚咳喘或肺肾两虚久咳久喘。④遗精、尿频、带下清稀
菠菜	性寒。味甘	胃、大肠	补血，止血，敛阴，润燥，平肝	①衄血、便血。②消渴。③便秘。④头痛、目眩、目赤
茄子	性寒。味甘	脾、胃、大肠	清热，止血，消肿	①皮肤溃疡、热毒痈疮、口舌生疮。②出血
芡实	性平。味甘	脾、肾	益肾，固精，健脾，止泻，除湿，止带	①遗精、滑精。②脾虚久泻。③带下
莲子	性平。味甘	脾、心、肾	补肾，固精，补脾，止泻，止带，安神	①遗精、遗尿。②食欲不振、久泻。③带下。④心悸、失眠
薏苡仁	性凉。味甘、淡	脾、胃、肺	利水，渗湿，健脾，除痹，清热，排脓	①小便不利。②水肿。③腹泻。④湿痹。⑤肺痈、肠痈
山楂	性凉。味甘、酸	脾、胃、肝	消食，行气，化瘀	①食积。②腹痛。③胸胁痛

名称	性味	归经	功能	适用
豆腐	性凉。味甘	脾、胃、大肠	生津润燥,清热,宽中益气,和脾胃,降浊,解毒	①消渴。②肺热、胃火。③赤眼肿痛。④胀满
苹果	性温。味甘、酸	脾、肺	生津止渴,补中益气,润肺,开胃,醒酒	①口渴。②中气不足、消化不良。③腹泻、便秘。④饮酒过度
葡萄	性平。味酸	肺、脾、肾	补气血,强筋骨,利尿,止渴,除烦,安胎	①气血虚弱。②肺虚咳嗽。③心悸。④盗汗。⑤风湿痹病。⑥浮肿。⑦淋症
石榴	性温。味甘、酸	肺、肾、大肠	生津止渴,止泻,杀虫	①口渴。②虫积。③久痢
杨桃	性寒。味甘、酸	肺、心、小肠	生津止渴,除热,利尿,解毒,凉血	①风热咳嗽。②口烂、牙痛。③石淋
柠檬	性平。味酸	胃、肺	化痰止咳,祛暑生津,健脾,安胎	①咳嗽。②中暑烦渴。③食欲不振。④妊娠呕吐
柚子	性寒。味甘、酸	肺、胃	理气化痰,润肺,生津,消食	①咳嗽多痰。②食积
柿子	性寒。味甘	脾、肺	润肺,止咳,生津,健脾,涩肠,止血	①肺热咳嗽。②出血。③便秘、痔疮
金桔	性温。味辛、甘、酸	肝、肺、脾、胃	疏肝理气,解郁,化痰,解酒,生津	①肝郁。②咽痛。③口渴
梨子	性寒。味甘	胃、肺	清热,生津,润燥,化痰,解酒毒	①热病津伤。②消渴。③反胃。④大便干。⑤肺热咳嗽或痰热咳嗽。⑥饮酒过多
葡萄	性平。味酸	肺、脾、肾	补气血,强筋骨,利尿,止渴,除烦,安胎	①气血虚弱。②肺虚咳嗽。③心悸。④盗汗。⑤风湿痹病。⑥浮肿。⑦淋症
龙眼	性温。味甘	心、脾	补心,健脾,养血,安神	①心悸、失眠、健忘。②气血不足

秋季各节气养生食谱

一、立秋养生食谱

大暑之后进入立秋，在这个节气，天气会渐趋凉爽，理论上不该再有像夏天的那种暑热，然而在很多地区进入初秋之际还会有秋老虎的现象，也就是夏天的暑气还没有结束，尤其是在南方来说更是常见。唐朝的司空曙在其诗句中有一句"向风凉稍动，近日暑犹残"，就颇能贴切地形容立秋时节的凉暑之间变化多端的情形。在这个时候，大地渐渐走向干燥，也还没有到秋高气爽的时候。在这个时候，由于季节的转换，常常会有不少身体比较虚弱的人易得感冒，这时候的养生就显得特别不同。此时可以开始考虑对身体略做滋润的保养，尤其是秋气往往会令肺部感到不舒服，所以润肺化痰的料理非常适合立秋时节。我们在此推荐"萝卜炖排骨"，希望大家在初秋之际就感觉到轻松愉快。

【品名】萝卜炖排骨

◑ **材料**

A. 软骨排 200 克。

B. 葱 1 根，红萝卜 1 根，蒜头 2 瓣，姜 2 片。

C. 八角 1 粒，酱油适量，米酒适量，冰糖适量。

◑ **做法**

1. 排骨洗净，泡水 15 分钟，让血水出来后，把水倒掉。

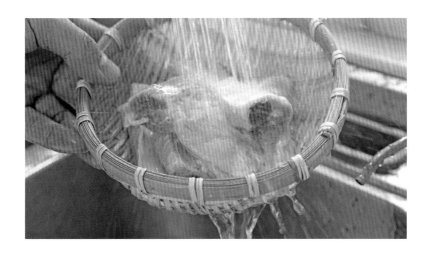

2.锅中加水煮滚，放入排骨，煮至残杂完全出来后，将排骨和锅洗净。

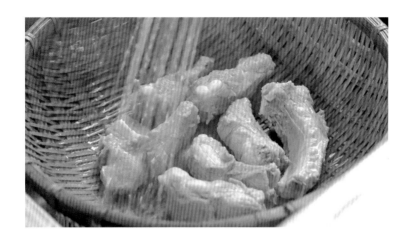

3.葱洗净打结，大蒜洗净拍散，生姜洗净切片，红萝卜洗净切块。

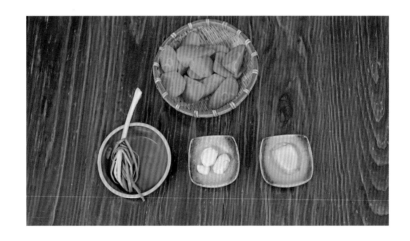

4.锅中加水煮滚，放入排骨、葱、大蒜、姜片、红萝卜、八角、冰糖、酱油、米酒。

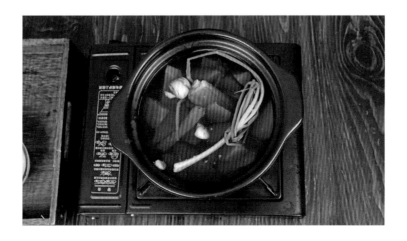

5. 大火煮滚后，转小火，煮到排骨软烂，即告完成。

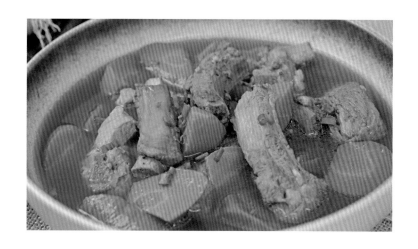

微信扫一扫，
查看本道食谱的制作图文

微信扫一扫，
查看本道食谱的制作视频

◑ 中医观点分析

我们依本品的组成来分析，其中的红萝卜可以用来下气、利胸膈、安五脏、除寒湿；猪肉能够滋阴、润燥、补肾、养血；酱油之作用在清热、解毒；米酒依中医的观点来看可以通血脉、厚肠胃、润皮肤、散湿气；冰糖的功用是补中益气、和胃润肺、止咳、化痰；葱的功用在于发汗解表、通阳散寒、驱虫、解毒；生姜可以用来发汗解表、温肺止咳、温中止呕；大蒜能够温中、消食、理气、解毒、杀虫；八角之作用在散寒、止痛、理气、和中。

◑ 性味组成分析

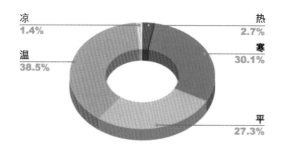

凉 1.4%
热 2.7%
温 38.5%
寒 30.1%
平 27.3%

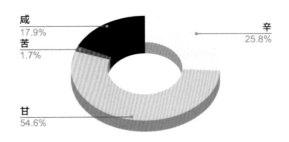

咸
17.9%

苦
1.7%

辛
25.8%

甘
54.6%

◐ 本草说明

名称	性味	功能	适用
红萝卜	性温。味辛、甘	下气，利胸膈，安五脏，除寒湿	①咳嗽。②久痢
猪肉	性平。味甘、咸	滋阴，润燥，补肾，养血	①热病伤津、消渴、燥咳。②肾虚体弱。③产后血虚。④便秘
酱油	性凉。味咸	清热，解毒	①烧烫伤。②毒虫咬伤
米酒	性热。味苦、甘、辛	通血脉，厚肠胃，润皮肤，散湿气	①血瘀。②腰背酸痛、跌打损伤。③风湿痹痛。④消化不良
冰糖	性寒。味甘	补中益气，和胃润肺，止咳，化痰	①脾胃气虚。②肺燥咳嗽，痰中带血
葱	性温。味辛	发汗解表，通阳散寒，驱虫，解毒	①风寒感冒。②阴盛格阳下利脉微，阴寒腹痛。③外敷有散结通络下乳之功
生姜	性温。味辛	发汗解表，温肺止咳，温中止呕	①风寒感冒。②风寒咳嗽。③胃寒呕吐
大蒜	性温。味辛	温中，消食，理气，解毒，杀虫	①脘腹冷痛。②饮食积滞。③泻泄、痢疾。④蛲虫病、钩虫病。⑤风寒头痛。⑥咳嗽。⑦痈肿疮毒
八角	性温。味辛	散寒，止痛，理气，和中	①寒疝腹痛。②少腹冷痛。③痛经

◑ 食疗机能解说

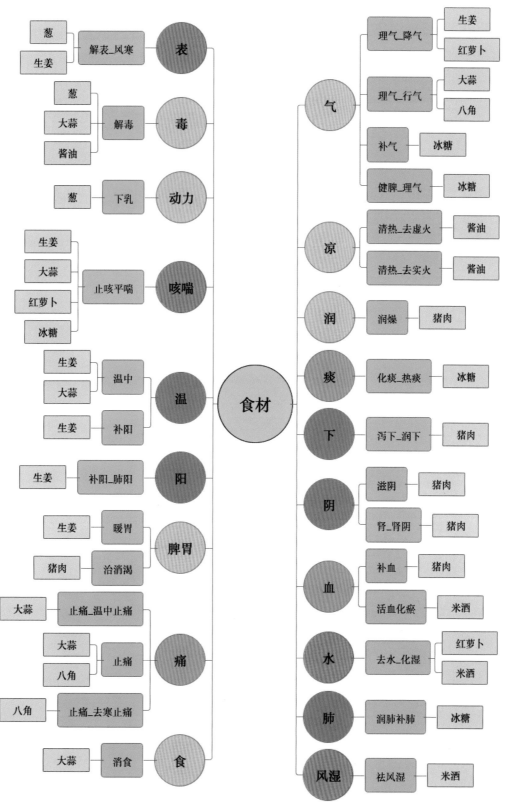

二、处暑养生食谱

处暑，"处"字代表涵养、存在的意思，也就是说这个节气里面暑气还是在的，但也表示这已经是到了暑气最后的阶段了，虽然很多地方秋老虎在这个时候仍肆虐地相当严重，但是毕竟这是夏天的最后身影了。而在《素问·四气调神大论》中说道："秋三月，此谓容平。天气以急，地气以明，早卧早起，与鸡俱兴。"由此可见在这段时间，"早睡早起身体好"的养生常识是最重要的，我们要调整好我们的睡眠，早早上床，早早起，这是处暑阶段最重要的养生原则。而在养生的食谱里面，我们还是要选择一些比较易消化而不要太油腻的食物，在处暑时节里，我们推荐的料理是"波菜豆腐玉子羹"，帮助我们安然度过处暑，迎向秋高气爽的时节！

【品名】波菜豆腐玉子羹

◑ 材料

A. 蒜末适量，豆腐 1 盒，菠菜 3 把。

B. 鸡粉适量，胡椒适量，鸡蛋 2 颗。

C. 太白粉水少许。

◑ 做法

1. 豆腐用油炸过定形，蒜末爆香，菠菜洗净切末，备用。

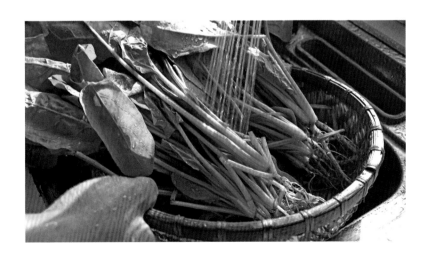

2. 锅中热油后，放入菠菜、豆腐、鸡蛋，拌匀，加入鸡粉和胡椒调味。

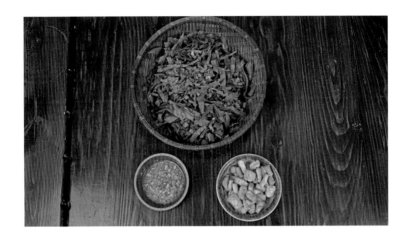

3. 太白粉调成水加入锅中。

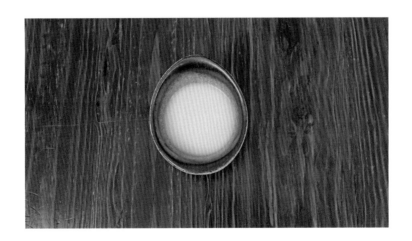

4. 快速炒匀，即可盛盘。

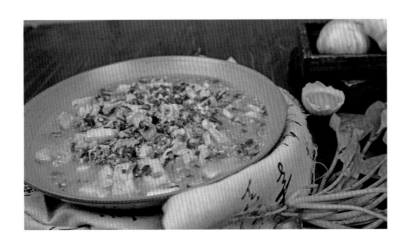

微信扫一扫，
查看本道食谱的制作图文

微信扫一扫，
查看本道食谱的制作视频

◗ 中医观点分析

我们依本品的组成来分析，其中菠菜的功用在于补血、止血、敛阴、润燥、平肝；鸡蛋可以用来滋阴、润燥、养心、安神、益气；豆腐能够生津润燥、清热、宽中益气、和脾胃、降浊、解毒；鸡肉（鸡粉的成分之一）之作用在补脾、补血、补肾；胡椒能够温中、止痛、下气、消痰、解毒；太白粉依中医的观点来看可以补中益气、健脾、和胃、解毒、消肿；大蒜的功用是温中、消食、理气、解毒、杀虫。

◗ 性味组成分析

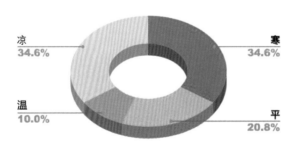

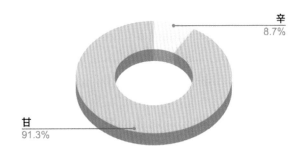

辛
8.7%

甘
91.3%

◑ **本草说明**

名称	性味	功能	适用
菠菜	性寒。味甘	补血，止血，敛阴，润燥，平肝	①衄血、便血。②消渴。③便秘。④头痛、目眩、目赤
鸡蛋	性平。味甘	滋阴，润燥，养心，安神，益气	①小儿疳痢。②气虚。③烦躁
豆腐	性凉。味甘	生津润燥，清热，宽中益气，和脾胃，解毒	①消渴。②肺热、胃火。③赤眼肿痛。④胀满
鸡肉	性温。味甘	补脾，补血，补肾	①脾胃阳虚。②肝脾血虚。③肾精不足
胡椒	性热。味辛	温中，止痛，下气，消痰，解毒	①开胃。②胃寒脘腹冷痛、呕吐、泄泻。③癫痫
太白粉	性平。味甘	补中益气，健脾，和胃，解毒，消肿	①脾胃气虚，胃痛。②痈肿、湿疹、烫伤
大蒜	性温。味辛	温中，消食，理气，解毒，杀虫	①脘腹冷痛。②饮食积滞。③泻泄、痢疾。④蛲虫病、钩虫病。⑤风寒头痛。⑥咳嗽。⑦痈肿疮毒

◐ 食疗机能解说

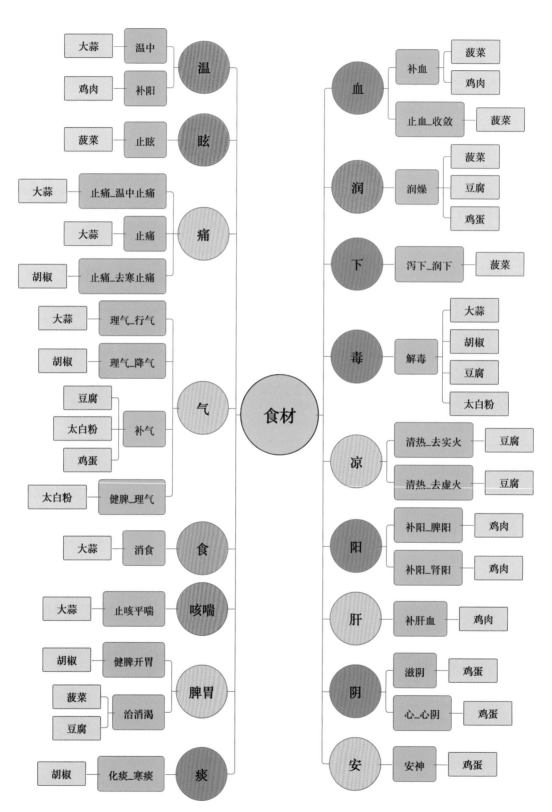

三、白露养生食谱

唐朝元稹的诗句"露霑蔬草白，天气转青高"形容的就是白露这个节气的景象。白露时节是正式告别尚有暑热的初秋，进入秋高气爽的时候，但是也因为天气变冷，往往在夜晚时，空气中的水汽就会在草木上凝结成白色的露珠，所以我们才会称这个节气为"白露"。时节到了这里，我们终于可以正式展开纯粹秋季的养生，一些当季的蔬果就是在这个时节对我们身体最好的食物，比方说，食用葱白、生姜、豆蔻、香菜等，这类有辛香气味的菜，可预防和治疗感冒；食用当令的甜菜汁、樱桃汁，可预防麻疹；用白萝卜、鲜橄榄煎汁，可预防白喉；用红萝卜煮粥，可预防头晕；食用荔枝可预防口腔炎、胃炎引起的口臭症等。节气到此已是接近中秋，这时候上市的柚子不但营养丰富而且气味芳香怡人，所以我们推荐的当季料理是"柚香豚肉秋葵卷"，在甜蜜而清爽的料理中度过这个节气。

【品名】柚香豚肉秋葵卷

◑ 材料

A. 火锅猪肉片 5 片，秋葵 5 根。

B. 麻油 6 克。

C. 酱油 12 克，米酒 12 克。

D. 蜂蜜柚子酱 12 克。

E. 白芝麻适量。

◑ 做法

1. 秋葵洗净擦干，用猪肉片卷起。

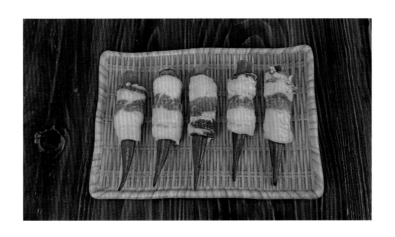

2.中火热锅放油，放入秋葵猪肉卷煎至肉变色。

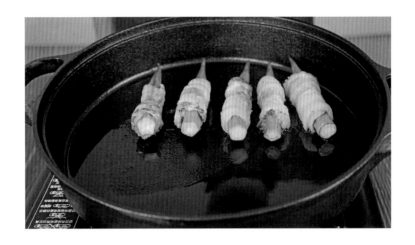

3.加入米酒、酱油，煎至上色。

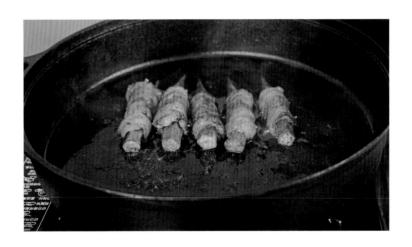

4.加入蜂蜜柚子酱，煎至均匀即可起锅。

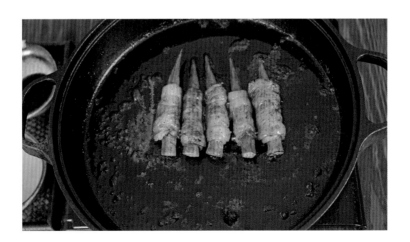

5.最后撒上适量白芝麻，即告完成。

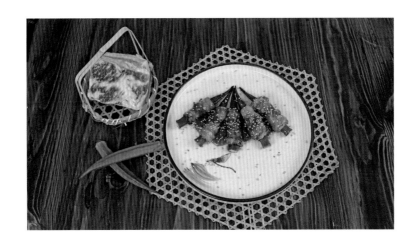

微信扫一扫，
查看本道食谱的制作图文

微信扫一扫，
查看本道食谱的制作视频

◑ **中医观点分析**

我们依本品的组成来分析，其中秋葵的功用在于利咽、利尿、通淋、催乳；猪肉可以用来滋阴、润燥、补肾、养血；麻油能够补肝肾、润五脏、益精血、滋阴、润肠、乌发；米酒之作用在通血脉、厚肠胃、润皮肤、散湿气；酱油依中医的观点来看可以清热、解毒；蜂蜜功用是清热、补中益气、缓急止痛、润燥、解毒、缓和药性；柚子的功用在于理气化痰、润肺、生津、消食；芝麻可以用来补肝肾、润五脏、益精血、滋阴、润肠、乌发。

◑ **性味组成分析**

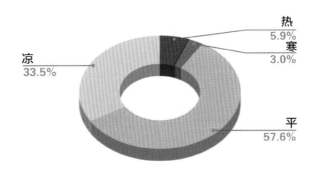

热
5.9%

寒
3.0%

凉
33.5%

平
57.6%

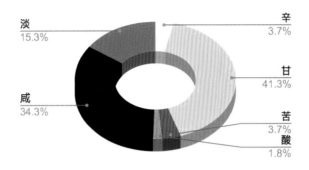

◑ **本草说明**

名称	性味	功能	适用
秋葵	性凉。味淡	利咽，利尿，通淋，催乳	①喉痛。②淋症。③小便不利。④乳汁少
猪肉	性平。味甘、咸	滋阴，润燥，补肾，养血	①热病伤津、消渴、燥咳。②肾虚体弱。③产后血虚。④便秘
麻油	性凉。味甘	解毒，通便，生发，杀虫	①肠燥便秘。②胞衣不下。③蛔虫病。④恶疮、疥癣
米酒	性热。味苦、甘、辛	通血脉，厚肠胃，润皮肤，散湿气	①血瘀。②腰背酸痛、跌打损伤。③风湿痹痛。④消化不良
酱油	性凉。味咸	清热，解毒	①烧烫伤。②毒虫咬伤
蜂蜜	性平。味甘	清热，补中益气，缓急止痛，润燥，解毒，缓和药性	①中虚脘腹疼痛。②肺虚燥咳。③肠燥便秘
柚子	性寒。味甘、酸	理气化痰，润肺，生津，消食	①咳嗽多痰。②食积
芝麻	性平。味甘	补肝肾，润五脏，益精血，滋阴，润肠，乌发	①肝肾精血不足的头晕眼花、须发早白。②肠燥便秘

◗ 食疗机能解说

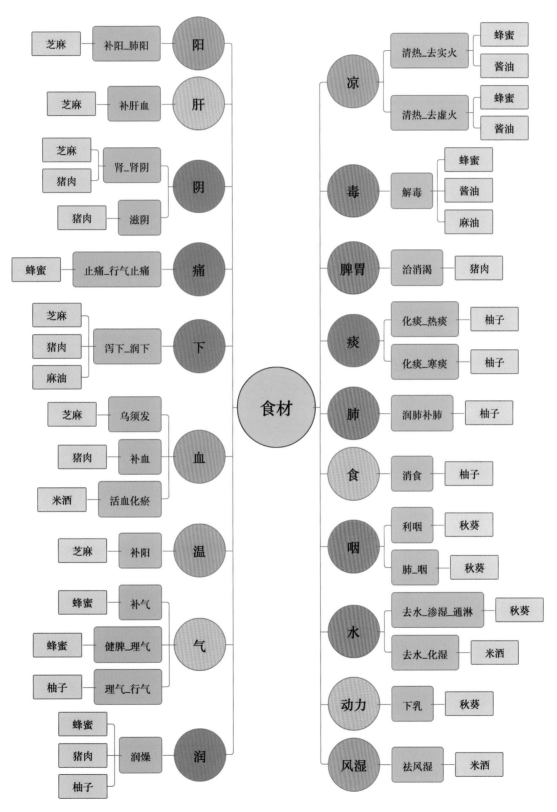

☯ 药食心源小·贴士：外敷葱白可以治鸡眼

鸡眼是一种在手脚上常见的病，其中又以脚上最为常见，因为形状长得像鸡的眼睛，故名"鸡眼"，又称"鸡眼疮"。鸡眼通常有一个核心，外围被多层厚皮组织包覆，外观就是一个增生变厚角质化的小圆硬块，但其根部则深嵌入肉里，在行走时会受到挤压而导致疼痛感。病因是皮肤局部长期受到摩擦或挤压，导致表皮增厚，形成的一个圆锥状的角质增生。要治疗鸡眼，可以使用葱白，也就是青葱靠近根部的白色鳞茎，将葱白的外表干皮去掉后，取下一层，用医疗胶布贴在鸡眼上，一天后取下，换一片新的葱白再贴上，连续至少三天，依鸡眼的大小与严重程度决定，鸡眼部分的皮肤会逐渐变白、变软，最后鸡眼就会跟着脱落。

☯ 药食心源小·贴士：柚子茶治腹痛、腹泻、消化不良

柚子茶有行气、止痛、消食的功用，可以用来治腹痛、腹泻、消化不良等问题。在柚子茶的材料中所使用的柚子，并不是柚子的果肉或果汁，而是一般人吃柚子时会丢掉的柚子皮。从中医的角度来看，柚子皮其实是一种中药，叫作化橘红，性温，味苦、辛，功用包括散寒、燥湿、利气、化痰等。至于茶叶的功用则是消食、开胃，因此当肠胃不适，无论是轻微的消化不良，还是肚子痛、拉肚子等问题，都可以喝一杯柚子茶，很多时候一杯下去，问题就已解决。从营养学的角度来看，柚子皮含有蛋白质、维生素 B1、维生素 B2、维生素 C、烟酸、钙、磷、有机酸、多种挥发油和黄酮类成分等，包括柠檬烯、柚皮苷、芳樟醇等，其中柠檬烯能使呼吸道分泌物的黏度降低，有去痰的效果，并且能促进消化液的分泌；柚皮苷能降低血胆固醇，降低血栓的形成，有预防心血管疾病的效果，此外还能抗炎、抗病毒、抗癌等；芳樟醇能抗菌，同时有帮助睡眠的效果。可见柚子茶除了能帮助消化之外，也能止咳去痰、预防心血管疾病，是一道很好的养生保健饮品。

柚子茶

◐ 材料

柚子 1 颗、茶叶 100 克。

◐ 做法

①柚子洗净沥干。

②在柚子靠近顶部的位置平切下一盖，将果肉挖出。

③把茶叶装进去掉果肉的柚子中，把顶盖回去并且包扎起来。

④放置在阴凉干燥的地方。

⑤放了一年以上之后，完成。

⑥取其中的茶叶来冲泡，冲泡方式与一般泡茶一样。

四、秋分养生食谱

从秋分这一天开始，阳光对地球直射的位置持续往南半球推进，所以北半球开始昼短夜长，而这时候的大地也已经完完全全进入秋天的氛围，不同于白露时节的温燥，秋分的燥属于凉燥，这时我们要吃一些温润的东西来养生。在宋朝陆游先生的《二十四节气之秋分》诗中提到"一分秋意一分凉，野外繁露披衣裳。八九菊黄蟹儿肥，风和气爽丹桂香"，一方面说明了从秋分开始天气已经转凉，另一方面也告诉我们此时正是菊黄蟹肥的时节。在这秋分时节我们推荐的料理是"百合芦笋炒蟹"，这是最能在秋分时节提供我们温暖而滋润的一道好菜，蟹肉正是当季的食材，但是因为天气开始变凉，所以我们要在里面加上蒜和辣椒这一类辛辣的食物去稍微缓和螃蟹的凉性，再加上百合和芦笋的润性，这阴阳寒热调和是传统文化中养生理念的一个具体表现，提供给大家作为在秋分养生的参考。

【品名】百合芦笋炒蟹肉

◗ 材料

A. 芦笋 4 两，红辣椒半条，百合 4 两，蒜瓣 6 瓣，蟹管肉 1 小盒。

B. 盐适量。

◗ 做法

1. 将芦笋、蟹管肉、百合、辣椒、大蒜洗净，芦笋切断，大蒜洗净去膜拍碎，辣椒洗净对切去籽切斜刀，备用。

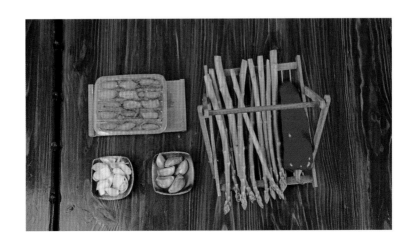

2. 锅中加水 1000 毫升煮滚，放入百合煮 20 秒，再放入芦笋一起煮 20 秒钟，捞起泡冰水。

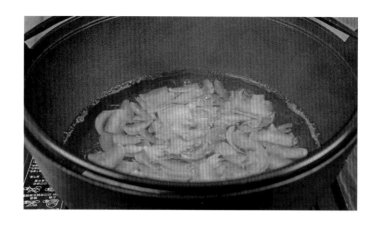

3. 热锅，热油，改小火，放入蒜粒、辣椒爆香。

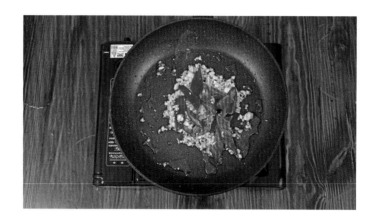

4. 等蒜粒变色后，改大火，放入蟹管肉，拌炒 5 秒钟，再放入百合拌炒，再放入芦笋拌炒。

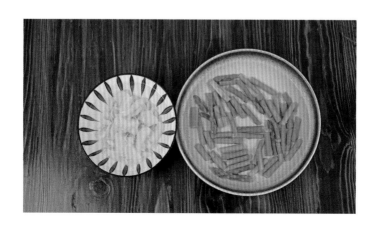

5. 最后加入盐，翻炒至汤汁收干，即告完成。

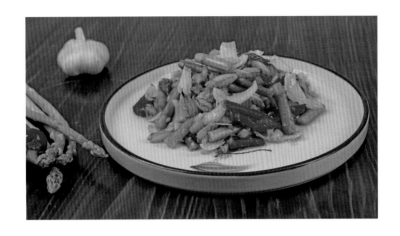

微信扫一扫，
查看本道食谱的制作图文

微信扫一扫，
查看本道食谱的制作视频

◐ 中医观点分析

我们依本品的组成来分析，其中芦笋的功用在于清肺、止渴、利水、利尿通淋、解毒；百合可以用来养阴润肺止咳、清心安神；螃蟹能够清热、化瘀、消肿、解毒、续绝伤；大蒜之作用在温中、消食、理气、解毒、杀虫；辣椒依中医的观点来看可以温中、散寒、开胃、消食。

◐ 性味组成分析

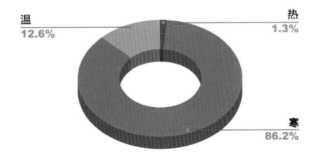

温
12.6%

热
1.3%

寒
86.2%

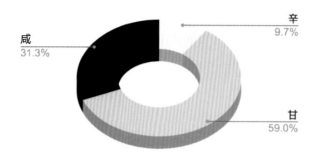

◑ 本草说明

名称	性味	功能	适用
芦笋	性寒。味甘	清肺，止渴，利水，利尿通淋，解毒	①热病口渴。②肺痈、肺痿。③水肿。④小便不利、淋症
百合	性微寒。味甘	养阴润肺止咳，清心安神	①肺阴虚的燥热咳嗽及劳嗽久咳，痰中带血。②热病余热未清之虚烦惊悸、失眠多梦等
螃蟹	性寒。味甘、咸	清热，化瘀，消肿，解毒，续绝伤	①疟疾。②黄疸。③跌打损伤
大蒜	性温。味辛	温中，消食，理气，解毒，杀虫	①脘腹冷痛。②饮食积滞。③泻泄、痢疾。④蛲虫病、钩虫病。⑤风寒头痛。⑥咳嗽。⑦痈肿疮毒
辣椒	性热。味辛	温中，散寒，开胃，消食	①脾胃寒，腹痛、呕吐、泄泻。②伤寒感冒
盐	性寒。味咸	凉血，通便，利尿，软坚，解毒，解酒，杀虫	①便秘。②小便不利。③疮疡、毒虫咬伤

◐ 食疗机能解说

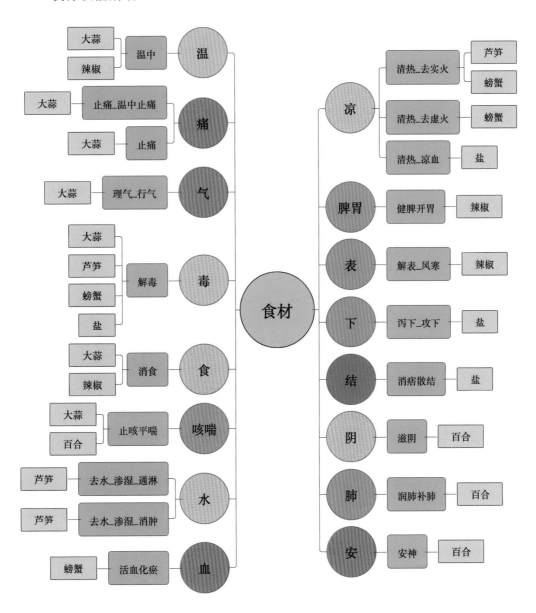

五、寒露养生食谱

　　寒露这个节气又比之前再进一步地寒冷而萧瑟，在秋分前有白露，那时已经开始略凉，但进入寒露的时候，从"寒"这个字就可以看出来它的气候变迁更进一步，温度是降得更低了。这时候我们就必须在滋润的食物中加入更多保暖的考量，比方说多用些姜。

　　而由于大地开始萧索起来，人们的心情也会因此而引发一些凄凉感，这时候如果情绪不稳而易感伤的人，就会有忧郁的倾向发生。唐朝宋之问就有一首诗描述了寒露时节，其中之描述就颇能表达这种凄清萧瑟的感觉："授衣感穷节，策马凌伊关。归齐逸人趣，日觉秋琴闲。寒露衰北皋，夕阳破东山。浩歌步榛槲，栖鸟随我还。"所以这个时节也是我们调节神志，做好心理健康工作的重要时刻。

在中医的养生食谱里面，确实有可以令神志平和的食材，比方说百合就是我们常用的。在上一个节气的食谱中，我们就已经运用到了百合，在这一季的食谱，我们继续推荐另外一道以百合为中心的好菜——"百合蘑菇鸡汤"，非常适合在这个节气食用。

【品名】百合蘑菇鸡汤

◐ 材料

有机巴西蘑菇干1包，切块鸡腿肉1份，百合适量，姜片少许。

◐ 做法

1. 巴西蘑菇洗净，百合拨开洗净，生姜洗净切片，切块鸡腿肉退冰，备用。

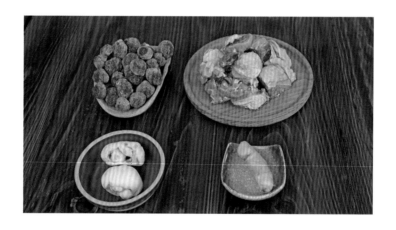

2. 锅中加水煮滚，放入姜片和鸡腿肉，快速汆烫，捞起，将锅洗净。

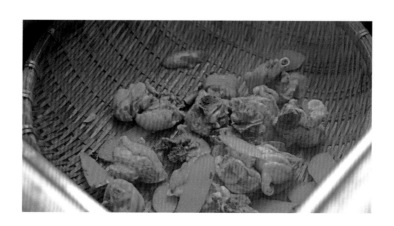

3. 锅中加水 1000 毫升，放入姜片、巴西蘑菇，煮滚至略有香气。

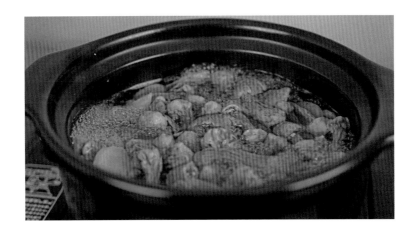

4. 放入鸡腿块，以中火炖约 20 分钟。

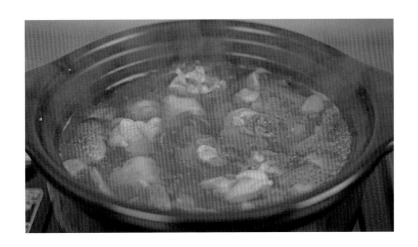

5. 起锅前 5 分钟，放入百合一起炖煮，即告完成。

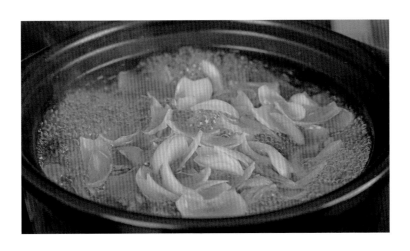

微信扫一扫，
查看本道食谱的制作图文

微信扫一扫，
查看本道食谱的制作视频

◑ 中医观点分析

我们依本品的组成来分析，其中鸡肉的功用在于补脾、补血、补肾；蘑菇可以用来消食、提神；百合能够养阴润肺止咳、清心安神；生姜之作用在发汗解表、温肺止咳、温中止呕。

◑ 性味组成分析

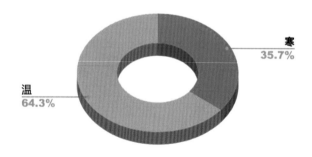

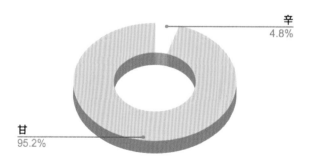

◑ 本草说明

名称	性味	功能	适用
鸡肉	性温。味甘	补脾，补血，补肾	①脾胃阳虚。②肝脾血虚。③肾精不足
蘑菇	性寒。味甘	消食，提神	①消化不良、食欲不振。②精神不振
百合	性微寒。味甘	养阴润肺止咳，清心安神	①肺阴虚的燥热咳嗽及劳嗽久咳，痰中带血。②热病余热未清之虚烦惊悸、失眠多梦等
生姜	性温。味辛	发汗解表，温肺止咳，温中止呕	①风寒感冒。②风寒咳嗽。③胃寒呕吐

◑ 食疗机能解说

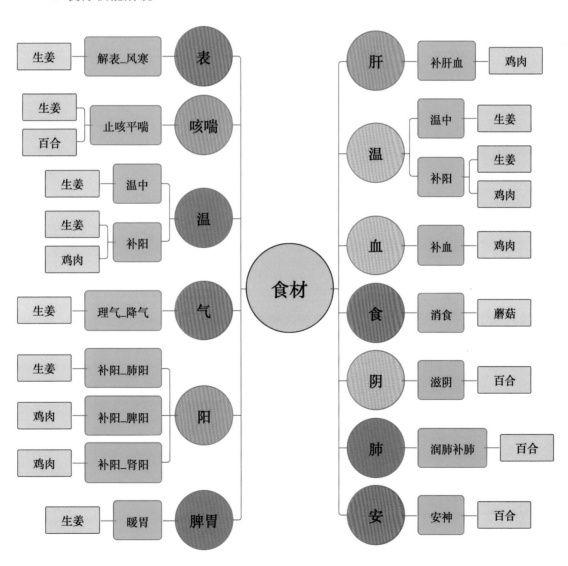

六、霜降养生食谱

在《易经》坤卦的初六中提到"履霜坚冰至"，意思是说当我们的脚踩到地上霜的时候，就应该明白结冰的日子快到了，而这正是霜降这个节气名称的最好解释，也就是告诉我们秋季已经接近尾声，冬季即将开始了。这是大地要完成秋收而准备过冬的时节。在深秋时节寒气较重，而秋天又是在五行上属金性的季节，所以我们要特别注意保养我们的肺脏，在这段时间最容易犯咳嗽和支气管的问题。食材中的白果（银杏）、白萝卜等一类色白入肺的食材是对肺最好的，针对这一点，我们推荐的料理是"白果萝卜排骨汤"。

【品名】白果萝卜排骨汤

◑ 材料

A. 白萝卜 1 条（约 900 克），白果 1 罐（约 180 克）。

B. 排骨 200 ～ 300 克。

C. 盐少许。

◑ 做法

1. 白果洗净，白萝卜洗净削皮去头尾切块，备用。

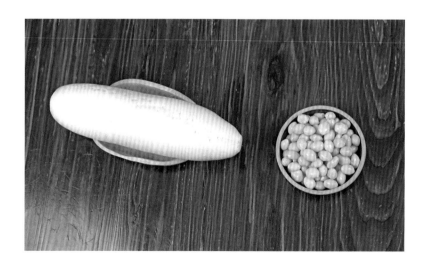

2. 锅中加水煮滚，放入白果，汆烫约 2 分钟，捞起备用。

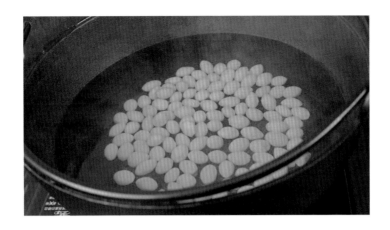

3. 锅中加水煮滚，放入排骨，大火煮约 3 分钟，捞起排骨，将排骨与锅清洗干净。

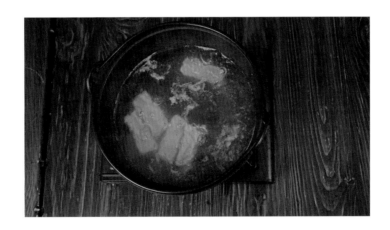

4. 另外开一锅，放入排骨和白萝卜，加水，大火煮滚后，改中小火，煮约 15 ～ 20 分钟，至白萝卜约 9 分熟。

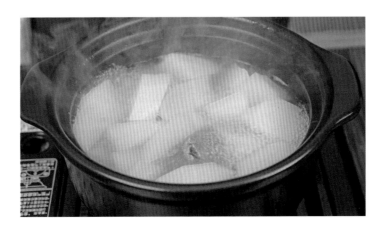

5. 放入汆烫过的白果，再一起煮约 5 分钟。

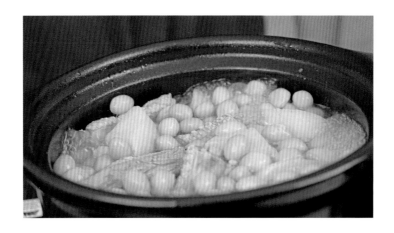

6. 加入适量盐调味，即告完成。

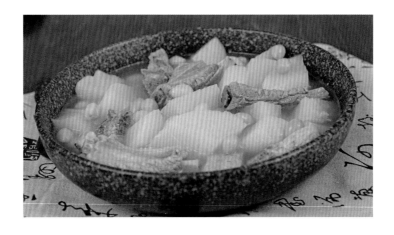

微信扫一扫，
查看本道食谱的制作图文

微信扫一扫，
查看本道食谱的制作视频

◑ 中医观点分析

我们依本品的组成来分析，其中生白萝卜的功用在于消食、化痰、下气，宽中；银杏果（即白果）可以用来敛肺平喘、止带、缩尿；猪肉能够滋阴、润燥、补肾、养血。

◑ 性味组成分析

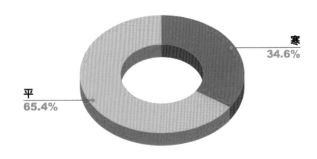

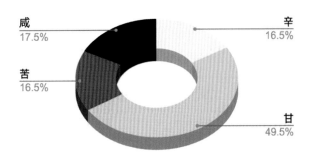

◑ 本草说明

名称	性味	功能	适用
生白萝卜	性寒。味辛、甘	消食，化痰，下气，宽中	①呕吐。②食积、消化不良。③咳嗽痰多
白果	性平。味甘、苦	敛肺平喘，止带，缩尿	①咳喘。②带下。③频尿
猪肉	性平。味甘、咸	滋阴，润燥，补肾，养血	①热病伤津、消渴、燥咳。②肾虚体弱。③产后血虚。④便秘
盐	性寒。味咸	凉血，通便，利尿，软坚，解毒，解酒，杀虫	①便秘。②小便不利。③疮疡、毒虫咬伤

◑ 食疗机能解说

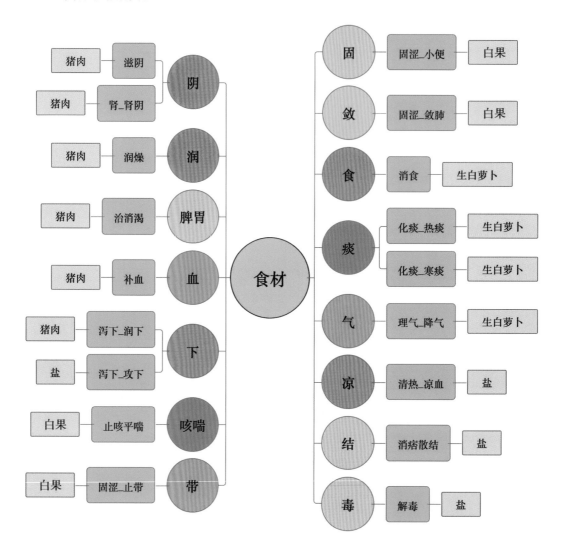

冬季养生饮食要点

冬天在《黄帝内经》中的总论是"闭藏","闭藏"顾名思义就是要保留、储藏、收摄，也就是在神志上不要过度外耗，对身体的能量要尽量保存，所有的活动要以不消耗能量而纳藏为原则。在冬天要早卧晚起，一大早就去睡，很晚才起来，因为冬天的晚上变得比较长。也就是说，冬天要尽量躲在温暖舒适的被窝里面，早早上床，晚些起床，《黄帝内经》里的这个冬季养生之道应该是不难做到的。冬天对应的脏腑是肾脏和膀胱，所属颜色是黑色。

至此我们走过四季的变化，而各有各的重点和特殊考量，也就是"春生、夏长、秋收，冬藏"，每一个季节都有一个中心要点一定得把握，这样来做养生就会有一个明确的大方向。

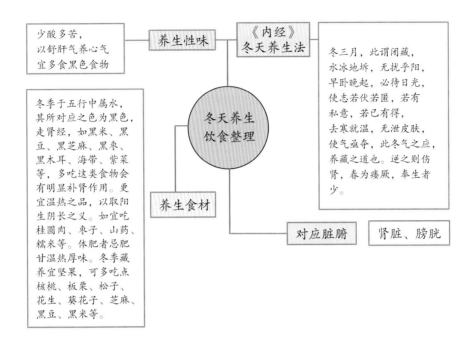

饮食方面，在冬天要少酸多苦（苦的食物如苦瓜），以舒肝气养心气。多食黑色食物，五行中，黑色属水，走肾经，黑色食物包括黑米、黑豆、黑芝麻、黑枣、黑木耳、海带、紫菜等。还有桂圆肉、枣、山药、糯米，也适合多吃。另外，也多吃点坚果，例如核桃。

在冬天最适合的食物应该就是黑芝麻了，所以我们到了冬天吃的是芝麻汤圆，也可以做点芝麻包和芝麻糊。不过芝麻这个好东西并不是只能在冬天吃，在平时也可以常做来吃。

我们根据中医养生之道，建议大家在冬天适合的食材有：黑米、黑豆、黑芝麻、黑木耳、海带、紫菜、枣、山药、糯米、核桃、栗子、松子、花生、葵瓜子等。这些食材的性味和功能整理如下表，供您参考：

食物	性味	归经	功能	适用
黑米	性平。味甘	脾、胃、肾	开胃，健脾，滋阴，补肾，活血，明目	①肾气虚。②脾胃虚弱。③头晕目眩。④眼疾
芝麻	性平。味甘	肝、肾、大肠	补肝肾，润五脏，益精血，滋阴，润肠，乌发	①肝肾精血不足的头晕眼花、须发早白。②肠燥便秘

续表

食物	性味	归经	功能	适用
黑豆	性平。味甘	脾、肾	活血，利水，祛风湿，补血，安神，明目，健脾，补肾，滋阴，解毒，乌发	①肾气虚。②水肿。③黄疸。④风湿痹痛。⑤痈肿疮毒
黑木耳	性平。味甘	胃、大肠	凉血，止血，润肠	①肠风、血痢、血淋。②崩漏。③痔疮
海带	性寒。味咸	肝、肾	软坚散结，利水消肿	①瘰疬瘿瘤。②水肿
紫菜	性寒。味甘	肺	化痰，软坚，清热，利水	①水肿。②咳嗽。③瘿瘤。④淋症
枣	性平。味甘	脾、胃	补中益气，养血，安神	①脾气虚。②血虚。③脏躁症
山药	性平。味甘	脾、肺、肾	益气，养阴，固精，止带	①脾胃气虚。②消渴。③肺虚咳喘或肺肾两虚久咳久喘。④遗精、尿频、带下清稀
糯米	性温。味甘	脾、胃、肺	补中益气，健脾暖胃，固表止汗	①脾胃虚寒。②自汗
核桃	性温。味甘	肺、肾、大肠	补肾阳，温肺，平喘，润肠，通便	①肾阳虚，腰膝酸软、遗精、尿频。②肺肾两虚，咳喘。③肠燥便秘
栗子	性平。味甘、咸	脾、胃、肾	养胃健脾，补肾强筋，活血止血	①反胃。②泄泻、痢疾。③衄血、吐血、便血。④筋伤骨折肿痛、瘰疬疮毒
松子	性温。味甘	肝、肺、大肠	滋阴，息风，润肺止咳，滑肠通便	①年老体弱。②风痹，头眩。③燥咳。④便秘
花生	性平。味甘	脾、肺	润肺，和胃	①燥咳。②反胃。③乳汁少
葵瓜子	性平。味甘	大肠	补气，润肠，利尿	①肠燥便秘。②小便不利

冬季各节气养生食谱

一、立冬养生食谱

立冬是一个重要的节气，它表示冬天的开始，我们的养生方式在此要做很大的调整，在《素问·四气调神大论》中指出："冬三月，此谓闭藏，水冰地坼，无扰乎阳，早卧晚起，必待日光，使志若伏若匿，若有私意，若已有得，去寒就温，无泄皮肤，使气亟夺，此冬气之应，养藏之道也。"这段文字非常清楚地说明了我们在冬天的起居调养及生活方式不同于夏季的外放和主动，我们要开始渐趋保守，保持好我们的体力、精神和能量，这才是冬季养生的重点。"秋冬养阴"的观念到了立冬会更加被强调，很多人也就是在这个时候开始进补，主要就是要做到滋阴涵养以过冬的准备。我们会随着冬季节气的改变，提供一系列的养生饮食参考，而立冬之初，我们要介绍的是"药膳排骨汤"。

【品名】药膳排骨汤

⊙ 材料

A. 肋排骨切块 1 盒（约 540 克）。

B. 姜 5 片。

C. 中药包 1 包：黄芪 15 克、炙甘草 10 克、川芎 10 克、肉桂 5 克、熟地黄 15 克、当归 10 克、桂枝 5 克。

D. 枸杞子 20 克，米酒 200 毫升。

⊙ 做法

1. 枸杞子泡 1 大匙米酒备用。

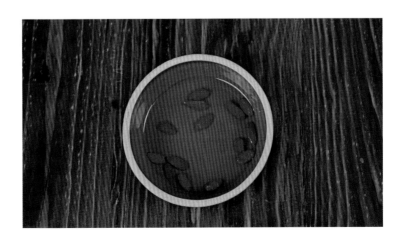

2. 锅中加水煮滚，排骨氽烫，将排骨与锅清洗干净。

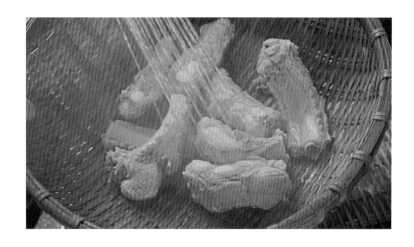

3. 把中药包、水、米酒放入锅，锁锅焖煮。

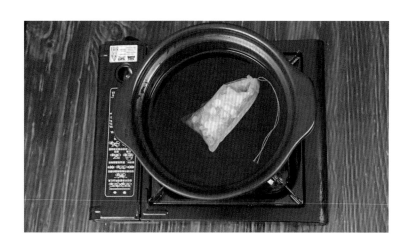

4. 煮滚后，放入生姜和排骨，锁锅煮沸，改小火煮15分钟，焖1小时10分钟。

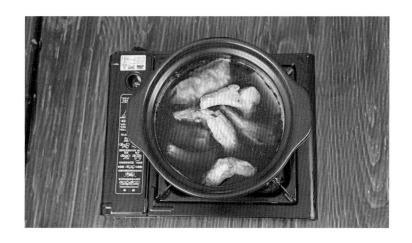

5. 打开煮滚后，取出中药包，并加入枸杞子和米酒，熄火，即告完成。

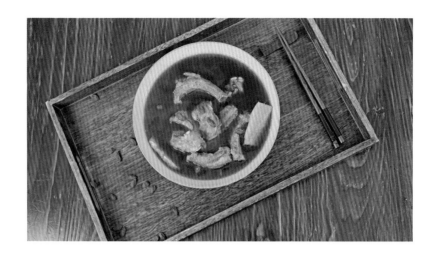

微信扫一扫，
查看本道食谱的制作图文

微信扫一扫，
查看本道食谱的制作视频

◐ 中医观点分析

我们依本品的组成来分析，其中猪肉的功用在于滋阴、润燥、补肾、养血；生姜可以用来发汗解表、温肺止咳、温中止呕；当归能够补血、活血、调经、止痛、润肠；川芎之作用在活血行气、祛风止痛；黄芪依中医的观点来看可以补气升阳、益卫固表、利水消肿、托疮生肌；熟地黄的功用是补血滋阴、益精填髓；炙甘草的功用在于补脾和胃、益气复脉；肉桂可以用来补火助阳、散寒止痛、温经通脉；桂枝能够发汗解肌、温经通脉、通阳化气；米酒之作用在通血脉、厚肠胃、润皮肤、散湿气；枸杞子依中医的观点来看可以补肝肾、明目、润肺。

◑ 性味组成分析

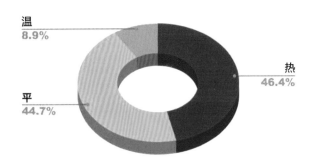

温
8.9%

热
46.4%

平
44.7%

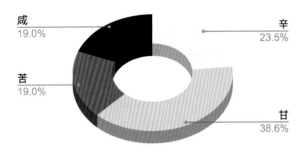

咸
19.0%

辛
23.5%

苦
19.0%

甘
38.6%

◑ 本草说明

名称	性味	功能	适用
猪肉	性平。味甘、咸	滋阴，润燥，补肾，养血	①热病伤津、消渴、燥咳。②肾虚体弱。③产后血虚。④便秘
生姜	性温。味辛	发汗解表，温肺止咳，温中止呕	①风寒感冒。②风寒咳嗽。③胃寒呕吐
米酒	性热。味苦、甘、辛	通血脉，厚肠胃，润皮肤，散湿气	①血瘀。②腰背酸痛、跌打损伤。③风湿痹痛。④消化不良
枸杞子	性平。味甘	补肝肾，明目，润肺	①肝肾不足的腰酸遗精、头晕目眩、视力减退、内障目昏、消渴等。②阴虚劳嗽

名称	性味	功能	适用
当归	性温。味甘、辛	补血，活血，调经，止痛，润肠	①血虚诸症。②血虚或血虚而兼有瘀滞的月经不调、痛经、经闭等症。③血虚、血滞或寒滞，以及跌打损伤、风湿痹阻的疼痛症。④痈疽疮疡。⑤血虚肠燥便秘
川芎	性温。味辛	活血行气，祛风止痛	①血瘀气滞证。②头痛。③风湿痹痛、肢体麻木
黄芪	性微温。味甘	补气升阳，益卫固表，利水消肿，托疮生肌	①脾胃气虚及中气下陷之证。②肺气虚及表虚自汗、气虚感冒之证。③气虚水湿失运的浮肿、小便不利。④气血不足、疮疡内陷的脓成不溃或溃久不敛。⑤气虚血亏的面色萎黄、神倦脉虚等症。⑥气虚不能摄血的便血、崩漏等症。⑦气虚血滞不行的关节痹痛、肢体麻木或半身不遂等症。⑧气虚津亏的消渴病
熟地黄	性微温。味甘	补血滋阴，益精填髓	①血虚萎黄、眩晕、心悸、失眠、月经不调、崩漏等症。②肾阴不足的潮热骨蒸、盗汗、遗精、消渴等症。③肝肾精血亏虚的腰膝酸软、眩晕、耳鸣、须发早白等症
炙甘草	性平。味甘	补脾和胃，益气复脉	①脾胃虚弱，倦怠乏力。②心动悸，脉结代。③可解附子毒
肉桂	性热。味辛、甘	补火助阳，散寒止痛，温经通脉	①肾阳不足，命门火衰。②寒疝、寒痹腰痛、胸痹、阴疽。③闭经、痛经
桂枝	性温。味辛、甘	发汗解肌，温经通脉，通阳化气	①感冒风寒表证。②寒凝血滞的痹证、脘腹冷痛、痛经、经闭等症。③胸痹、痰饮、水肿。④心动悸，脉结代

◑ 食疗机能解说

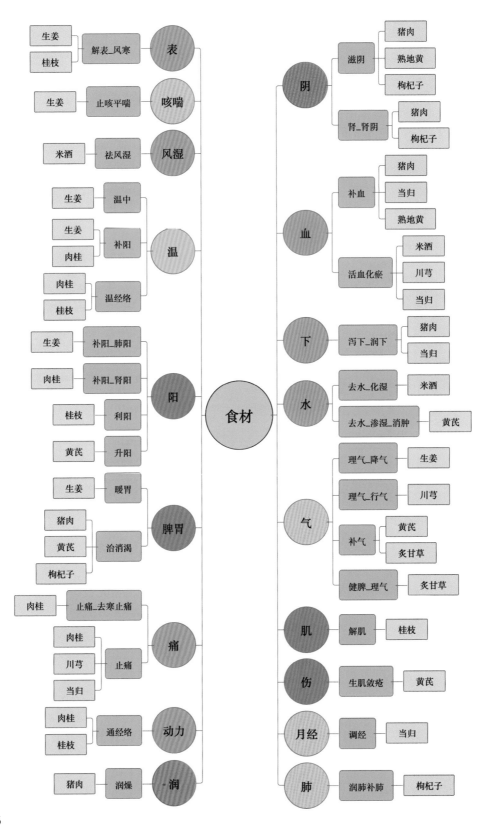

二、小雪养生食谱

唐朝白居易的《问刘十九》是在小雪时节作的一首脍炙人口的名诗，诗中云："绿蚁新醅酒，红泥小火炉。晚来天欲雪，能饮一杯无？"

小雪这个节气，从名称上看起来就知道在北方是要开始下雪了，也就是白居易诗中所写的"天欲雪"，而南方的气候也是渐渐地寒冷，这个时候日光照射的时间越来越短，冬令进补的益处也会越来越大。中医在冬季经常建议大家把身体的气血调补好以因应春天气候变化时会有的疾病。在补血的食材方面，桂圆是一个非常好的选择，而补气的食物则是以米最为平和持久，最能够补养我们的脾胃之气。在小雪时节，我们要推荐给大家的是一道非常好吃而营养的甜品，也能通过这样的料理来补气养血。我们推荐的是"桂圆黑糖米糕"。

【品名】桂圆黑糖米糕

◑ 材料

A. 桂圆 60 克。

B. 绍兴酒 50 克，糯米 370 克。

C. 白砂糖 30 克，食用菜籽油 15 克，黑糖 80 克。

◑ 做法

1. 桂圆去壳备用。

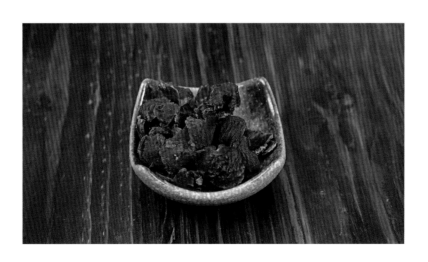

2. 糯米洗净浸泡 2 小时，沥干水分后，放入电锅内锅中，加水、绍兴酒、桂圆，外锅加 2 杯水，煮至跳起后，焖 20 分钟。

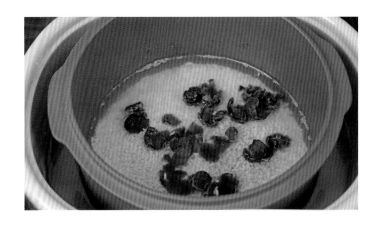

3. 趁热拌入黑糖、白砂糖、油，拌匀。

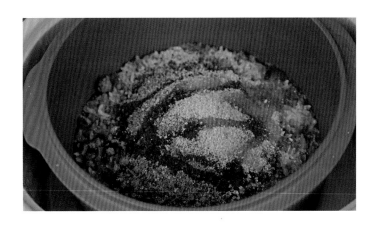

4. 取一方形容器，先铺上一层保鲜膜，将米糕倒入，用刮板压平，边角压紧实，放凉后脱模。

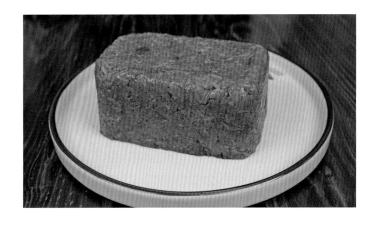

5.将方形米糕切成适当大小，即告完成。

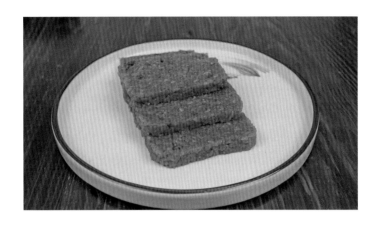

微信扫一扫，
查看本道食谱的制作图文

微信扫一扫，
查看本道食谱的制作视频

◑ 中医观点分析

我们依本品的组成来分析，其中糯米的功用在于补中益气、健脾暖胃、固表止汗；龙眼肉（桂圆）可以用来补益心脾、养血安神；黑糖能够补中益气、润肺、和肝、补血、解酒；白砂糖之作用在润肺、生津；菜籽油依中医的观点来看可以清肝明目、消肿散结。

◐ 性味组成分析

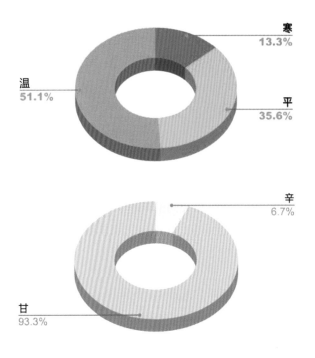

◐ 本草说明

名称	性味	功能	适用
糯米	性温。味甘	补中益气，健脾暖胃，固表止汗	①脾胃虚寒。②自汗
龙眼肉	性温。味甘	补心，健脾，养血，安神	①心悸、失眠、健忘。②气血不足
黑糖	性平。味甘	补中益气，润肺，和肝，补血，解酒	①肺热咳嗽，咽喉肿疼。②酒毒
白砂糖	性寒。味甘	润肺，生津	①肺燥咳嗽。②口渴。③腹痛、腹胀
菜籽油	性温。味辛	清肝明目，消肿散结	①眼疾。②风疹、湿疹。③肿疮
绍兴酒	性热。味苦、甘、辛	通血脉，厚肠胃，润皮肤，散湿气	①血瘀。②腰背酸痛、跌打损伤。③风湿痹痛。④消化不良

◗ 食疗机能解说

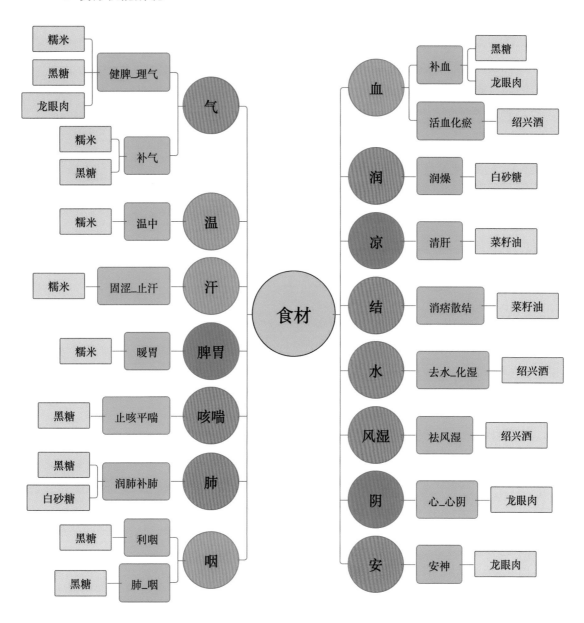

🌀 **药食心源小·贴士：食用桂圆可以改善睡眠**

从中医的角度来看，有一种失眠是属于心脾两虚的证型，主要是由于思虑过度而耗损脾气与心血所导致，常见的症状除了失眠，还有多梦、头晕、心悸、记忆力减退、食欲不振、精神倦怠、面色萎黄等。这种失眠的根本原因是心脾两虚，所以治疗方法就是补益心脾，要补益心脾有一个非常适合的食物，就是桂圆，又称龙眼肉。在《本草求真》

中说道："龙眼专入心、脾。气味甘温，多有似于大枣。但此甘味更重，润气尤多，于补气之中，温则补气。又更存有补血之力。润则补血。故书载能益脾和智，脾益则智长。养心葆血，血葆则心养。为心脾要药。"桂圆的功效就是补益心脾，养血安神，所以，当有心脾两虚的失眠时，用桂圆泡茶或煮汤来喝，对睡眠的改善都有很大的帮助。一般而言，单用一味桂圆，每天吃五到十颗，长期下来，对失眠就能有不错的缓解作用，当然，除此之外，还有一些其他食材或药材也能与桂圆一起合用以改善睡眠的质量，例如酸枣仁、芡实、百合、莲子等。由于桂圆甜甜的，无论是配合以上哪种食材，做出来都是好吃的，例如桂圆芡实酸枣仁汤、桂圆百合莲子汤，都很适合作为饭后甜汤长期服用。

桂圆芡实酸枣仁汤

◑ 材料

桂圆 10 克、芡实 10 克、酸枣仁 10 克、冰糖 10 克。

◑ 做法

①将芡实洗净沥干。

②将酸枣仁洗净沥干，用布包袋或茶包袋包起。

③锅中加水煮滚后，加入芡实，煮半小时。

④加入桂圆和酸枣仁，再煮半小时。

⑤关火，将酸枣仁包取出丢弃。

⑥加入冰糖调味，即告完成。

桂圆百合莲子汤

◑ 材料

莲子 10 克、百合 10 克、桂圆 10 克、冰糖 10 克。

◑ 做法

①将莲子和百合洗净，用清水浸泡半小时后，沥干。

②锅中加水煮滚后，加入莲子和百合，煮半小时。

③加入桂圆，再煮半小时。

④关火，加入冰糖调味，即告完成。

三、大雪养生食谱

"夜深知雪重，时闻折竹声。"（白居易《夜雪》）

走过了小雪，我们终于走进了大雪这个节气，至此，北方万里雪飘的景象更是处处可见了。虽然这时候的冬天还不是最冷的时候，但已经是全面进入冬季养生旺季的时候，很多人都在讨论是要补气还是补血，补阳还是补阴。根据《素问·四气调神大论》中所说："冬三月，此谓闭藏……逆之则伤肾，春为痿厥，奉生者少。"可见，冬天是我们补肾的重要日子，肾涵藏了我们的先天之气，如果不能好好顾护的话，人就容易迅速衰老。冬季如果不能好好补肾的话，中年之后的人，身体就会进一步地虚衰，所以在冬季，我们应该多吃一些温润益肾的食物，比方说黑芝麻的相关料理，因为黑色入肾而芝麻又非常补肾，所以它就是一个很好的选择。在这里我们推荐"老姜麻油腰子"。

【品名】老姜麻油腰子

◑ 材料

A. 老姜 6 片。

B. 腰子 1 副。

C. 麻油 30 毫升。

D. 米酒些许。

◑ 做法

1. 腰子洗净，用活水冲泡个 10 分钟，去除骚味。

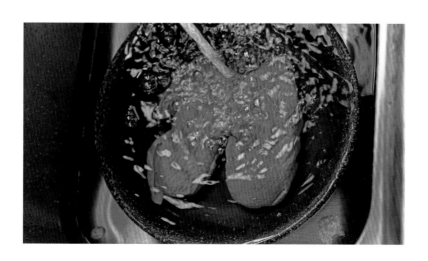

2. 锅中加水煮滚,放入腰子,氽烫约 1 分钟即可,捞起沥干。

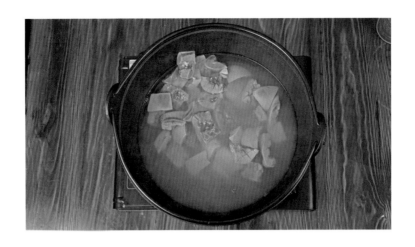

3. 另外热锅,加入麻油,爆姜片至姜片卷曲。

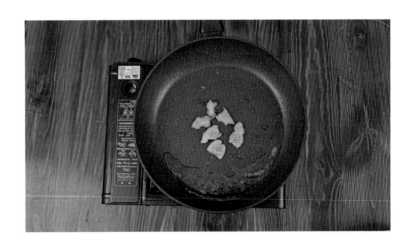

4. 放入腰子,加入米酒,翻炒一下,焖约 3 分钟,起锅。

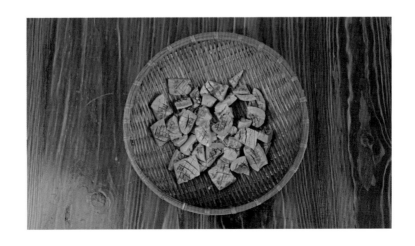

5.最后加入一点麻油提味，即告完成。

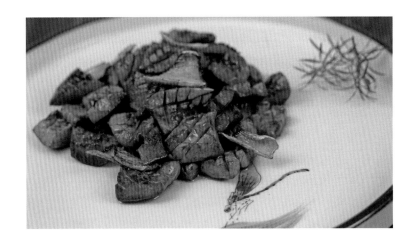

微信扫一扫，
查看本道食谱的制作图文

微信扫一扫，
查看本道食谱的制作视频

◐ 中医观点分析

　　我们依本品的组成来分析，其中生姜的功用在于发汗解表、温肺止咳、温中止呕；米酒可以用来通血脉、厚肠胃、润皮肤、散湿气；麻油能够补肝肾、润五脏、益精血、滋阴、润肠、乌发。

◑ 性味组成分析

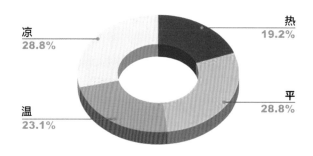

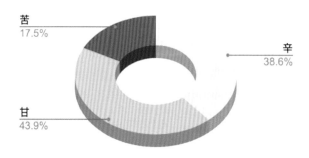

◑ 本草说明

名称	性味	功能	适用
猪腰子	性平。味甘、咸	补肾气，利水	①肾虚腰痛。②肾虚久泻
生姜	性温。味辛	发汗解表，温肺止咳，温中止呕	①风寒感冒。②风寒咳嗽。③胃寒呕吐
米酒	性热。味苦、甘、辛	通血脉，厚肠胃，润皮肤，散湿气	①血瘀。②腰背酸痛、跌打损伤。③风湿痹痛。④消化不良
麻油	性凉。味甘	解毒，通便，生发，杀虫	①肠燥便秘。②胞衣不下。③蛔虫病。④恶疮、疥癣

◑ 食疗机能解说

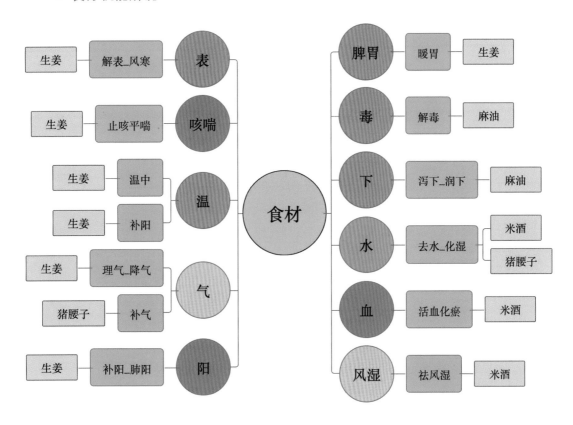

四、冬至养生食谱

　　一说到冬至，大家就会不由自主地想到吃汤圆，这表示冬至是一个非常特殊的节气，甚至我们可以说冬至这一天也是一个重要的节日，这一天是一年中白天最短的时候，在这一天过后，随着太阳直射地球位置向北移动，白天也会慢慢地变长，所以又有"冬至一阳生"的说法，就是说冬至之后阳气就慢慢地生发起来。在汉朝就把冬至定为公定的节日，甚至文武百官都可以放一天假，宋代之后以冬至为"亚岁"，是仅次于过年的节令，按《东京梦华录》《武林旧事》等宋籍记载，宋代的冬至如同过年般盛大，皇帝也在冬至日举行祭天大典，且大赦罪犯，皇帝于冬至祭天之俗至清代仍然留存。而今台湾还有过"冬节"的习俗，甚至在台湾有"冬至过大年"的说法，也就是把这一天看作和过年一样重要。台湾把冬至这一天又称为"冬节"，这时候家家户户就会开始搓汤圆并设宴款待宗族，这是一个非常传统的节庆。当冬至节气到来之时，我们就来做一道应景又美味的"黑糖红枣枸杞汤圆"吧！

【品名】黑糖红枣枸杞汤圆

◑ 材料

A. 糯米粉 600 克。

B. 黑糖随意，白砂糖随意，枸杞子随意，红枣随意。

◑ 做法

1. 取一个大盆子，放入糯米粉，加入一半的水，用筷子拌匀，拌到糯米出现一团团的样子，水不够就再加些，剩下的水备用；用手去试着捏看看，如果可以成团而不散开，就不要再加水进去了。

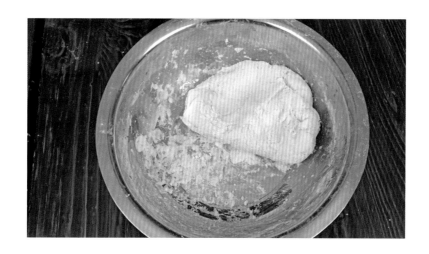

2. 以糯米粉团量的 1/4 左右，捏几个小团子，捏小一点，扁的也行；锅中加水煮滚，煮小团子，煮好的团子放回盆中，倒入糯米粉。

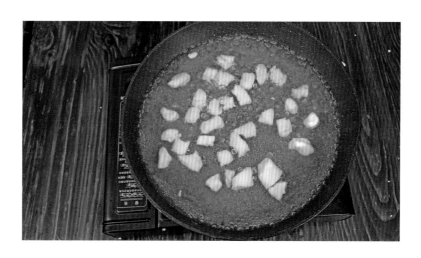

3.用手使劲地把它们揉均匀，如果水分不够，就再加些水；如果水分够了，就不要再加水了。以不黏手的程度为主，如果会黏手，表示太湿了，就再加些粉。

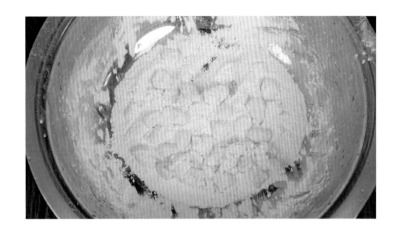

4.将熟粉团与干粉揉匀后，做成汤圆。

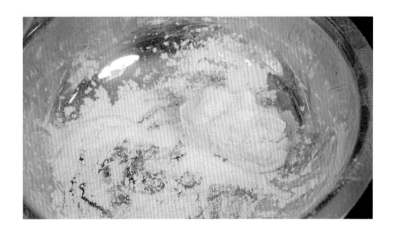

5.锅中加水煮滚，放入汤圆、红枣、枸杞子、白砂糖、黑糖，煮熟，即告完成。

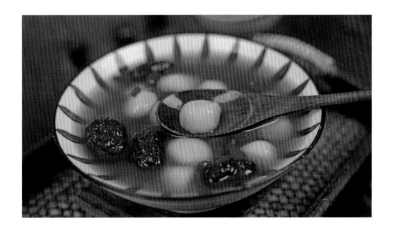

微信扫一扫，
查看本道食谱的制作图文

微信扫一扫，
查看本道食谱的制作视频

◑ 中医观点分析

我们依本品的组成来分析，其中糯米的功用在于补中益气、健脾暖胃、固表止汗；黑糖可以用来补中益气、润肺、和肝、补血、解酒；白砂糖能够润肺、生津；大枣之作用在补中益气、养血安神、缓和药性；枸杞子依中医的观点来看可以补肝肾、明目、润肺。

◑ 性味组成分析

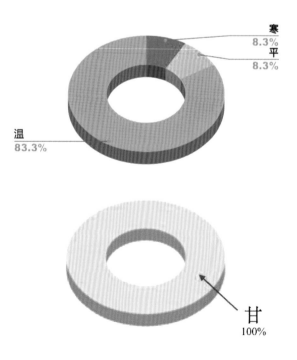

◐ 本草说明

名称	性味	功能	适用
糯米	性温。味甘	补中益气,健脾暖胃,固表止汗	①脾胃虚寒。②自汗
黑糖	性平。味甘	补中益气,润肺,和肝,补血,解酒	①肺热咳嗽,咽喉肿疼。②酒毒
白砂糖	性寒。味甘	润肺,生津	①肺燥咳嗽。②口渴。③腹痛、腹胀
大枣	性温。味甘	补中益气,养血安神,缓和药性	①脾虚食少便溏、倦怠乏力。②血虚萎黄及妇女脏躁、神志不安。③减少烈性药的副作用并保护正气
枸杞子	性平。味甘	补肝肾,明目,润肺	①肝肾不足导致的腰酸遗精、头晕目眩、视力减退、内障目昏、消渴等。②阴虚劳嗽

◐ 食疗机能解说

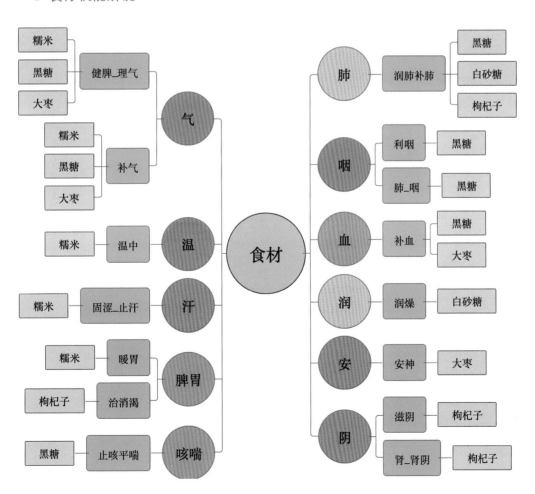

五、小寒养生食谱

虽然小寒之后还有大寒，从字面上的意义来看似乎是大寒比较冷，但是根据气象资料来看，小寒节气正处于三九（从冬至起算起的第三个九天），是一年当中气候最冷的时段。因此，我们最好在小寒之时多吃一些补阳温肾的食物，自古就有"三九补一冬，来年无病痛"的说法，经过了一年的消耗，各脏腑之阴阳气血都会有所偏衰，这时候除了补肾，我们也要同时注意气血的调补。在小寒节气，我们要推荐医圣张仲景先生所著《金匮要略》中最有名的补气血之方，也就是著名的"当归生姜羊肉汤"！它不仅是在临床上的一个重要方剂，也是一道相当美味而滋补的料理，当归补血，而生姜温中益阳，再加上《本草纲目》中记载有"羊食百草，其肉滋补"之称的羊肉，就是在这个时节里最好的饮食组合！

【品名】当归生姜羊肉汤

◑ 材料

A. 当归羊肉汤药包 1 包：黄芪 20 克、当归 12 克、人参 12 克、生姜 10 克。

B. 高汤 1000 毫升。

C. 盐适量。

D. 姜丝适量，枸杞子适量。

E. 羊肉片 300 克。

◑ 做法

1. 当归羊肉汤药包预先泡水 1000 毫升，泡半小时。

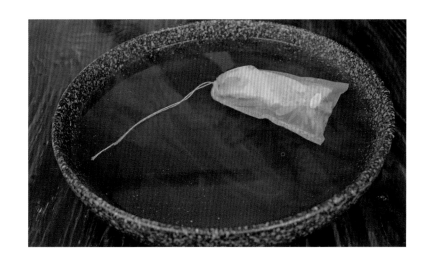

2. 锅中加入高汤、中药包和泡中药的水，煮约 20 分钟。

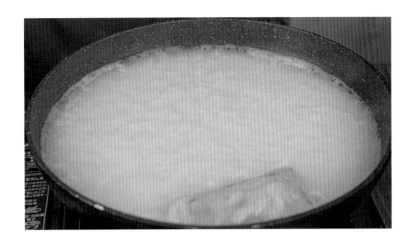

3. 把药包沥干丢掉，放入姜丝、枸杞子，煮滚。

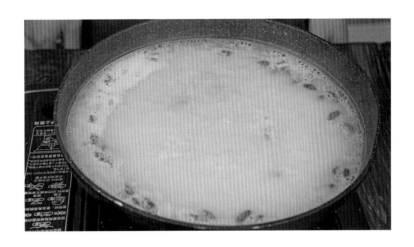

4. 加盐调味。

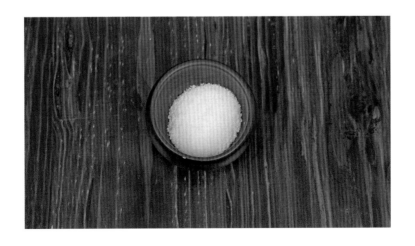

5.最后放入羊肉片去涮一涮，即告完成。

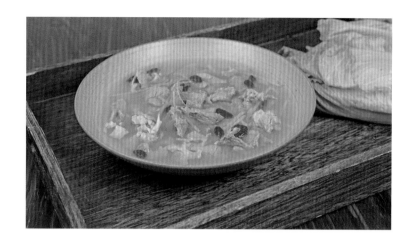

微信扫一扫，
查看本道食谱的制作图文

微信扫一扫，
查看本道食谱的制作视频

◐ 中医观点分析

　　我们依本品的组成来分析，其中黄芪的功用在于补气升阳、益卫固表、利水消肿、托疮生肌；人参可以用来大补元气、补脾益肺、生津止渴、安神益智；当归能够补血、活血、调经、止痛、润肠；生姜之作用在发汗解表、温肺止咳、温中止呕；羊肉依中医的观点来看可以暖中补虚、补中益气、开胃健力；味噌（此处以味噌做高汤）的功用在于健脾胃、理气血、解毒、助消化、止吐、乌发、润肤；麻油可以用来补肝肾、润五脏、益精血、滋阴、润肠、乌发；枸杞子能够补肝肾、明目、润肺。

◐ 性味组成分析

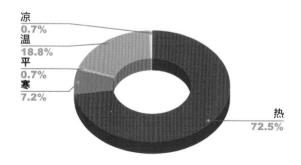

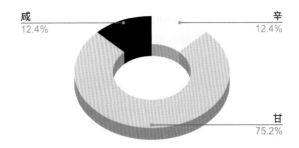

咸
12.4%

辛
12.4%

甘
75.2%

◑ 本草说明

名称	性味	功能	适用
黄芪	性微温。味甘	补气升阳，益卫固表，利水消肿，托疮生肌	①脾胃气虚及中气下陷之证。②肺气虚及表虚自汗、气虚感冒之证。③气虚水湿失运的浮肿、小便不利。④气血不足、疮疡内陷的脓成不溃或溃久不敛。⑤气虚血亏的面色萎黄、神倦脉虚等症。⑥气虚不能摄血的便血、崩漏等症。⑦气虚血滞不行的关节痹痛、肢体麻木或半身不遂等症。⑧气虚津亏的消渴病
人参	性微温。味甘、微苦	大补元气，补脾益肺，生津止渴，安神益智	①气虚欲脱，脉微欲绝的危重证候。②肺气虚弱的短气喘促、懒言声微、脉虚自汗等症。③脾气不足的倦怠乏力、食少便溏等症。④热病气津两伤之身热口渴及消渴等症。⑤气血亏虚的心悸、失眠、健忘等症
当归	性温。味甘、辛	补血，活血，调经，止痛，润肠	①血虚诸症。②血虚或血虚而兼有瘀滞的月经不调、痛经、经闭等症。③血虚、血滞或寒滞，以及跌打损伤、风湿痹阻的疼痛症。④痈疽疮疡。⑤血虚肠燥便秘
生姜	性温。味辛	发汗解表，温肺止咳，温中止呕	①风寒感冒。②风寒咳嗽。③胃寒呕吐
羊肉	性热。味甘	暖中补虚，补中益气，开胃健力	①虚劳恶冷。②五劳七伤
盐	性寒。味咸	凉血，通便，利尿，软坚，解毒，解酒，杀虫	①便秘。②小便不利。③疮疡、毒虫咬伤
味噌	性温。味甘、咸。	健脾胃，理气血，解毒，助消化，止吐，乌发，润肤	①帮助消化去腹胀。②增加二氧化碳和氧气交换。③美颜防老化
麻油	性凉。味甘	解毒，通便，生发，杀虫	①肠燥便秘。②胞衣不下。③蛔虫病。④恶疮、疥癣
枸杞子	性平。味甘	补肝肾，明目，润肺	①肝肾不足的腰酸遗精、头晕目眩、视力减退、内障目昏、消渴等。②阴虚劳嗽

◑ 食疗机能解说

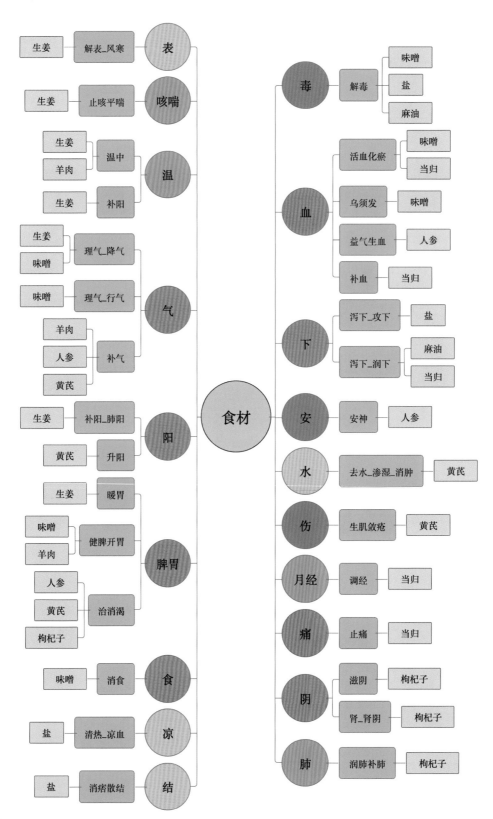

药食心源小·贴士： 食用生姜能美容抗老

生姜中含有大量的特殊植化素，包括姜烯酚、姜辣素、姜酮等，其中的姜辣素又称为生姜酚，它有很强的抗氧化作用，能对抗人体中的氧自由基。我们都知道氧是人生存所必需，但是氧也会对人体有害，当身体细胞经呼吸得到氧后，大部分都会被转化为能量，提供细胞活动的需要，然而却会有大约百分之二的氧被转化成氧自由基。氧自由基的化学性质很活跃，几乎能跟任何物质起作用，导致一系列对细胞有害的连锁反应，造成人体快速衰老。这时候，就要靠身体中的抗氧化剂去与氧自由基发生还原反应进而清除氧自由基，所以抗氧化剂对人体非常重要。最常见的抗氧化剂是维生素 E，而姜辣素的抗氧化效果比维生素 E 还强很多。另外，不饱和脂肪酸氧化后，会形成一种棕黑色的产物，叫作脂褐素，当这些棕黑色的色素大量堆积在皮肤细胞内时，就是我们俗称的老人斑或老年斑。姜辣素的抗氧化作用也能抑制体内脂褐素的产生，因此，食用生姜不仅能抗老化，而且对皮肤也有美白的效果。

六、大寒养生食谱

比起在小寒期间的酷冷，大寒已经是比较适合活动的时候，而且在这个时候正是人们开始准备除旧布新、迎接新年的时节，从唐朝元稹的《咏廿四气诗·大寒十二月中》这首诗中可以感受到大寒时节的气氛："腊酒自盈樽，金炉兽炭温。大寒宜近火，无事莫开门。冬与春交替，星周月讵存？明朝换新律，梅柳待阳春。"这个时节虽是出门不易，但为了迎接春节的到来，大家还是要把家里打扫干净，并且外出采购年货，隐隐约约地感受到春天的脚步就要来了。在这个时节，因为大家已经经过了这么长的冬季，长期缺乏活动，往往会有一些气滞的问题，所以在这个时候，我们也要适时地用一些补气、去气滞的药，让我们身体的气机能够活泼起来，准备春节时也就能比较有活力！在这里推荐给大家一道可以补气的"人参红枣香菇鸡汤"。

【品名】人参红枣香菇鸡汤

◑ 材料

A. 全鸡 1 只。

B. 红枣 1 把（去籽），香菇 6 朵，人参须 1 把。

C. 枸杞子 1 把，米酒少许。

◐ 做法

1. 锅中加水煮滚，放入全鸡，氽烫，将锅和全鸡洗净。

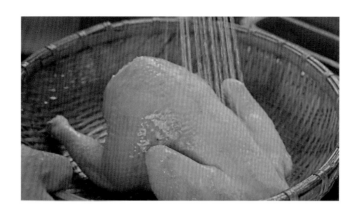

2. 锅中放入全鸡，加水盖过，煮滚，大火煮 10 分钟，把鸡拉高让肚内冷水泄出后，把鸡翻身。

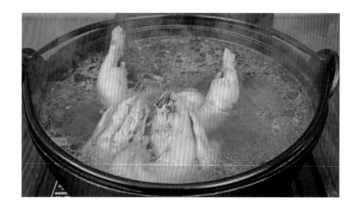

3. 放入香菇、人参须、红枣，煮滚后，再煮 15 分钟。

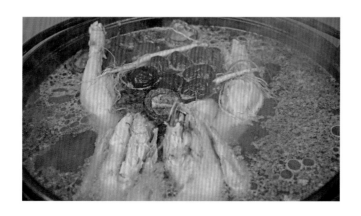

4. 放入枸杞子、米酒，再小火炖煮 10 分钟，再盖锅盖闷约 20 分钟，即告完成。

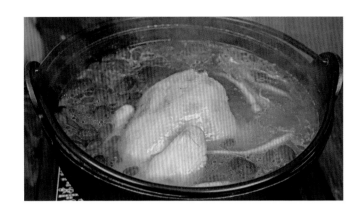

微信扫一扫，
查看本道食谱的制作图文

微信扫一扫，
查看本道食谱的制作视频

◑ 中医观点分析

我们依本品的组成来分析，其中鸡肉的功用在于补脾、补血、补肾；人参可以用来大补元气、补脾益肺、生津止渴、安神益智；香菇能够扶正补虚、健脾开胃、化痰理气、祛风透疹；大枣之作用在补中益气、养血安神、缓和药性；枸杞子依中医的观点来看可以补肝肾、明目、润肺；米酒的功用是通血脉、厚肠胃、润皮肤、散湿气。

◑ 性味组成分析

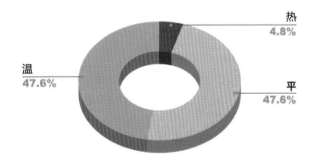

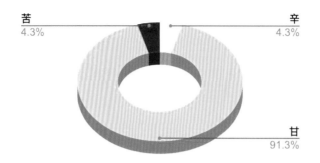

苦
4.3%

辛
4.3%

甘
91.3%

◐ 本草说明

名称	性味	功能	适用
鸡肉	性温。味甘	补脾，补血，补肾	①脾胃阳虚。②肝脾血虚。③肾精不足
人参	性微温。味甘、微苦	大补元气，补脾益肺，生津止渴，安神益智	①气虚欲脱，脉微欲绝的危重证候。②肺气虚弱的短气喘促、懒言声微、脉虚自汗等症。③脾气不足的倦怠乏力、食少便溏等症。④热病气津两伤之身热口渴及消渴等症。⑤气血亏虚的心悸、失眠、健忘等症
香菇	性平。味甘	扶正补虚，健脾开胃，化痰理气，祛风透疹	①气血两虚，神倦乏力。②脾胃气虚，纳呆、消化不良。③小便不禁。④水肿。⑤麻疹透发不畅
大枣	性温。味甘	补中益气，养血安神，缓和药性	①脾虚食少便溏、倦怠乏力。②血虚萎黄及妇女脏躁、神志不安。③减少烈性药的副作用并保护正气
枸杞子	性平。味甘	补肝肾，明目，润肺	①肝肾不足的腰酸遗精、头晕目眩、视力减退、内障目昏、消渴等。②阴虚劳嗽
米酒	性热。味苦。甘。辛	通血脉，厚肠胃，润皮肤，散湿气	①血瘀。②腰背酸痛、跌打损伤。③风湿痹痛。④消化不良

◑ 食疗机能解说

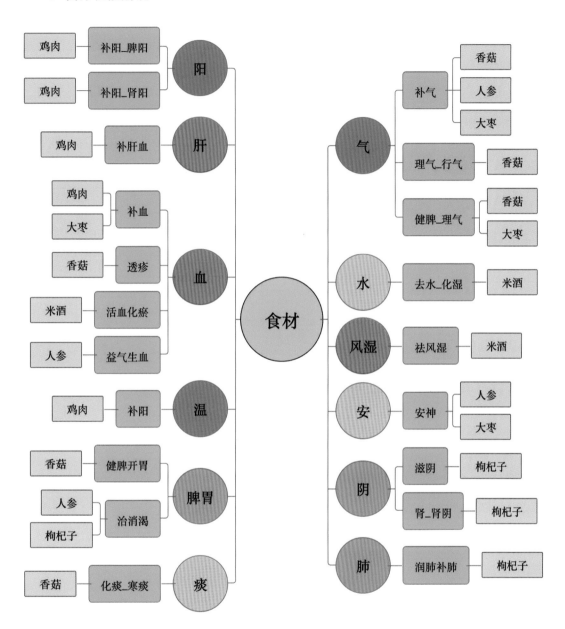

🍚 四季养生饮食小结

四季养生的重点在顺着天气和时节，不过有时也不用太过紧张于一些原则，我们上述所提到的都是一些在日常生活中容易做到的，而且有时候还是可以有些弹性，只要不要太违逆天时就可以了。譬如夏天最好不要吃苦的食物，苦瓜就完全不吃吗？其实吃一点也可以，总之苦的食物别吃太多就行。

　　而在冬天呢，还是要吃一点苦的东西，一般来说，苦的东西寒凉居多（辣的东西一般则是比较热），所以在冬天还是要吃一点寒凉的东西，这个道理就如前面所说过的，在冬天要稍微刺激一下。以前我的老师常讲，心脏不好的人，脚要浸冷水或冰水，它的原理就是利用一点点的刺激让身体强起来。也就是说，在冬天时，不要整个人包得跟一颗粽子一样；在夏天时，不要脱个精光。现代很多人都这样，古代的养生正好是与此相反的，夏天就是要有一点热，冬天要有一点凉，从中医的观点来说，这个方法是有道理的。

第七章 坐月子的养生饮食

坐月子指的是妇女在生产过后休息调养身心的一种习俗，由于整个时间大约是一个月，故称为坐月子。这是因为妇女在生产后内脏恢复的黄金期是三十天，所以坐月子这段时间的目的就是要使产后妇女的身体能有良好的复原。"坐月子"起源于至今二千多年前的汉朝，在西汉《礼记·内则》中就有记载，它是古代妇女产后必经的一种仪式性行为。我们要特别提到坐月子时的养生饮食，就是因为坐月子是女性在一生中能够改变原来体质缺失的最好时机！毕竟在经过怀孕分娩这些身体的大破大立过程之后，虽然身体处于气血比较弱的时候，但却可以趁机从零开始，这个可以改变原来体质缺失的大好时机千万不要错过。

如果一个女人的月子坐得好，往往可以让接下来的人生容光焕发、气血充沛、活力十足。有不少体质比较虚寒的女性，在生产之后因为坐月子的过程非常成功，反而体质变得比较温暖起来，年轻时候的一些不适，都在成功坐完月子之后消失无踪。这就是为什么我们认为坐月子的重要性对女性来说是不可或缺的，它也是我们中医养生饮食里面非常重要的一环，所以在这章，我们要花一些篇幅和大家分享坐月子的理论和实践，希望让每个女人都能够得到古老的中医智慧所带来的幸福和美好！

从西医的角度来看，妇女产后的这段时间叫产褥期，指的是分娩后，身体和生殖器官恢复到正常所需的时间，大约六到八周。在产妇生产时，因为身体的生理变化很大，正常情况下会流失一百到三百毫升左右的血液，而要是剖腹产、产程不顺利，或有其他并发症，失血会更多，加上生产时大量的体力消耗，导致人体的免疫力降低，抗病能力也就减弱，所以特别容易生病。

从中医的角度来看，妇女生产完后，因为身体的气血受损、脏腑虚弱、正气不足，所以需要坐月子来好好调养。由于妇女产后的身体状况易感风寒，必须防寒保暖，若不慎有风寒入侵，便会引起一系列的病症，也就是俗称的月子病或产后风。像在《金匮要略·妇人产后病脉证治》中就有提到产后妇女常见的三个病症："新产妇人有三病，一者病痉，二者病郁冒，三者大便难……新产血虚，多汗出，喜中风，故令病痉；亡血复汗，寒多，故令郁冒；亡津液，胃燥，故大便难。"

此外，在人的一生中，体质转化有两大黄金时期，分别是青春期和更年期，然而诚如前面提到的，女性又多了怀孕期这个机会，特别是产后坐月子期间，在这些黄金时期去做调理的效率远胜其他时期。因此，如果女性能坐好月子，做好产后调理，不仅能够恢复身体，甚至能改善、强化体质，连原本的健康问题也能一起解决。

中国不同地区的坐月子习俗在细节上会有所差异，毕竟地域、气候、民族习惯等有所不同，但整体来看，坐月子的重点是一致的。坐月子主要分为两大部分，也就是饮食和生活起居。在生活起居的部分有很多禁忌事项，几个常听到的包括：不能洗头、不能洗澡、不能刷牙、不能外出等。其中有些事项现在听起来可能会让人觉得很奇怪，这是因为以前的生活环境比较差，譬如洗澡时不容易保暖、洗头后头发要很久才会干等，所以为了防止着凉，只能避免这些行为，而这些问题在现代生活环境的进步下，情况与以往已大大不同。

至于饮食部分，是坐月子习俗的重点，也就是食补，大家听到的通常是麻油鸡、麻油猪肝、麻油腰子、小米粥等，但就如先前所说的，根据地域、气候、民族习惯等不同，坐月子的饮食也就有各种不同的特色料理。现代人坐月子已经比以前方便很多，有专门的坐月子中心，就算是在家坐月子，也有专门的月子餐外送服务，帮产妇把每天的饮食都打理好，每餐的料理还都不一样。由于人们对坐月子的重视，加上坐月子中心和专业月子餐行业的竞争，月子餐的内容可说是发展得非常丰富。

以下是我们和大家分享的坐月子的重要食谱，通过我们的分析解说，大家都能很快掌握如何通过饮食来为坐月子期间的妇女提供帮助。事实上，这是每个男人都应该学习的，这样才有机会为另一半的坐月子过程提供协助！请大家把以下几个坐月子的食谱稍微了解一下，在适当的时机运用出来吧！

适合一般人的坐月子养生饮食

【品名】姜丝鲈鱼汤

⊙ 材料

A. 鲈鱼半条，生姜 10 克，葱 5 克。

B. 米酒 2 大匙。

C. 盐适量，香油适量。

⊙ 做法

1. 将鲈鱼洗净切块，葱洗净切成葱花，生姜洗净切成姜丝，备用。

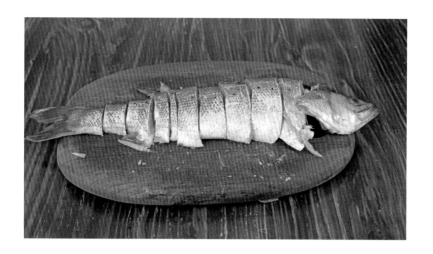

2. 锅中加水煮滚后，加入鲈鱼和姜丝。

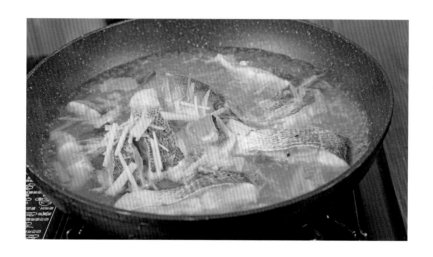

3. 煮滚后，加入米酒，盖上锅盖，转小火煮10分钟。

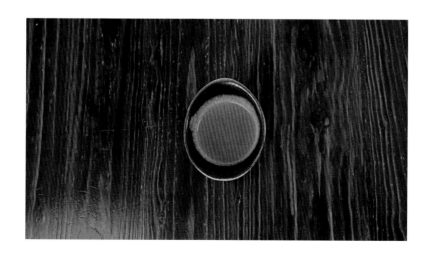

4. 关火，加入香油和适量盐调味。

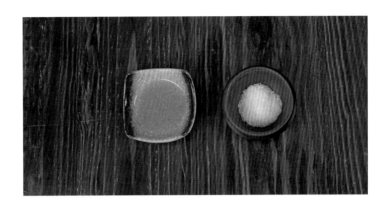

5. 撒上葱花，即告完成。

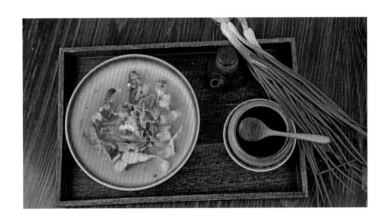

微信扫一扫，
查看本道食谱的制作图文

微信扫一扫，
查看本道食谱的制作视频

◑ 中医观点分析

姜丝鲈鱼汤是产后最佳帮助伤口愈合的汤品，同时可以帮助产后妇女分泌乳汁，是产后第一周非常适合的坐月子汤品。

依中医本草学的归纳：

A. 鲈鱼的性味是性平，味甘。其归经是归肝、脾、肾。鲈鱼可以补中益气、补肾、安胎。鲈鱼在食疗方面适用于：①胎动不安。②脾胃虚弱。

B. 生姜的性味是性温，味辛。其归经是归肺、脾、胃。生姜可以发汗解表、温肺止咳、温中止呕。生姜在食疗方面适用于：①风寒感冒。②风寒咳嗽。③胃寒呕吐。

C. 米酒的性味是性热，味苦、甘、辛。其归经是归心、肝、肺、胃。米酒可以通血脉、厚肠胃、润皮肤、散湿气，米酒在食疗方面适用于：①血瘀。②腰背酸痛、跌打损伤。③风湿痹痛。④消化不良。

D. 葱的性味是性温，味辛。其归经是归肺、胃。葱可以发汗解表、通阳散寒、驱虫、解毒，葱在食疗方面适用于：①风寒感冒。②阴盛格阳下利脉微，阴寒腹痛。③外敷有散结通络下乳之功。

E. 盐的性味是性寒，味咸。其归经是归胃、大肠、小肠、肾。盐可以凉血、通便、利尿、软坚、解毒、解酒、杀虫，盐在食疗方面适用于：①便秘。②小便不利。③疮疡、毒虫咬伤。

◑ 性味组成分析

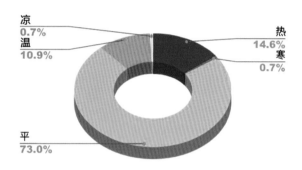

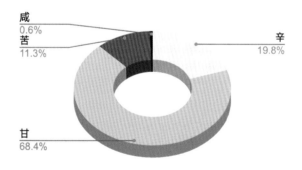

◑ 本草说明

名称	性味	功能	适用
鲈鱼	性平。味甘	补中益气，补肾，安胎	①胎动不安。②脾胃虚弱
生姜	性温。味辛	发汗解表，温肺止咳，温中止呕	①风寒感冒。②风寒咳嗽。③胃寒呕吐

续表

名称	性味	功能	适用
米酒	性热。味苦、甘、辛	通血脉，厚肠胃，润皮肤，散湿气	①血瘀。②腰背酸痛、跌打损伤。③风湿痹痛。④消化不良
葱	性温。味辛	发汗解表，通阳散寒，驱虫，解毒	①风寒感冒。②阴盛格阳下利脉微，阴寒腹痛。③外敷有散结通络下乳之功
盐	性寒。味咸	凉血，通便，利尿，软坚，解毒，解酒，杀虫	①便秘。②小便不利。③疮疡、毒虫咬伤
香油	性凉。味甘	润肠通便，杀虫，解毒	①便秘。②蛔虫症

● 食疗机能解说

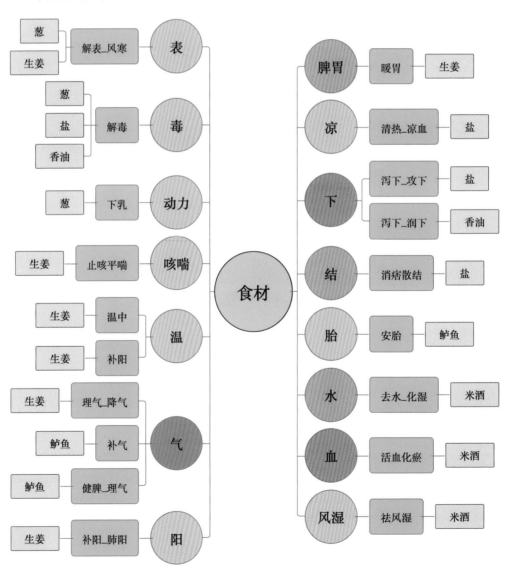

【品名】麻油鸡

◑ 材料

A. 老姜 120 克，鸡半只（约 1200 克）。

B. 麻油 100 克。

C. 冰糖少许，米酒两瓶（一瓶 750 毫升）。

D. 盐适量。

◑ 做法

1. 将鸡肉洗净切块，老姜洗净切片，备用。

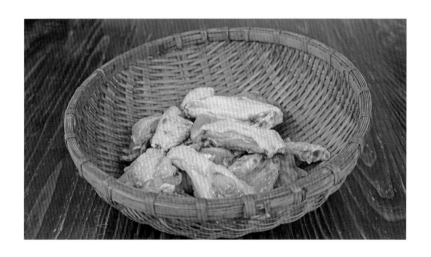

2. 冷锅加入麻油和姜片，小火加热，炒至有香气。

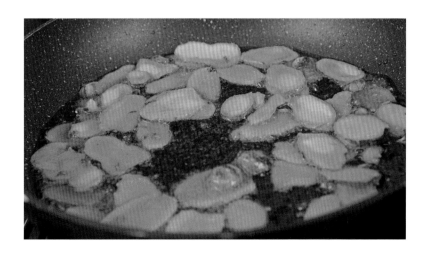

3.转大火，加入鸡肉，炒至鸡肉不见血，并且表面上色。

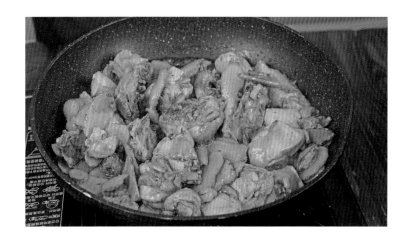

4.加入米酒和冰糖，煮20分钟。

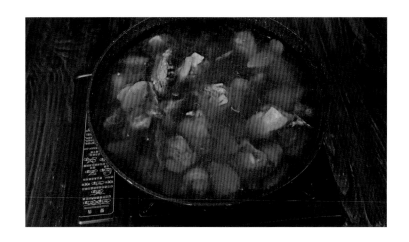

5.再加入少许麻油和米酒，以及适量盐调味，即告完成。

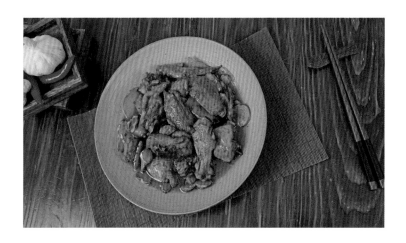

微信扫一扫，
查看本道食谱的制作图文

微信扫一扫，
查看本道食谱的制作视频

◑ 中医观点分析

早在唐朝的《食疗本草》就已经有关于麻油鸡的记载："取鸡一只，洗净，与乌麻油二升熬香，放油酒中浸一宿，饮之，令新产妇肥白。"麻油鸡具有益气活血、滋补强壮的功效，加上麻油及酒均温阳暖身，但不建议产后马上食用麻油鸡，应该留到产后第三周再食用，因为在产后14天内往往产妇的伤口还未完全愈合，不宜马上吃麻油鸡，才可避免引发"火气"，否则或成痔疮，或使伤口产生疼痛，反而造成产妇坐月子时的困扰。

依中医本草学的归纳：

A. 麻油的性味是性凉，味甘。其归经是归大肠。麻油可以解毒、通便、生发、杀虫，麻油在食疗方面适用于：①肠燥便秘。②胞衣不下。③蛔虫病。④恶疮、疥癣。

B. 生姜的性味是性温，味辛。其归经是归肺、脾、胃。生姜可以发汗解表、温肺止咳、温中止呕，生姜在食疗方面适用于：①风寒感冒。②风寒咳嗽。③胃寒呕吐。

C. 鸡肉的性味是性温，味甘。其归经是归脾、胃、肝。鸡肉可以补脾、补血、补肾，鸡肉在食疗方面适用于：①脾胃阳虚。②肝脾血虚。③肾精不足。

D. 米酒的性味是性热，味苦、甘、辛。其归经是归心、肝、肺、胃。米酒可以通血脉、厚肠胃、润皮肤、散湿气，米酒在食疗方面适用于：①血瘀。②腰背酸痛、跌打损伤。③风湿痹痛。④消化不良。

E. 冰糖的性味是性寒，味甘。其归经是归脾、肺。冰糖可以补中益气、和胃润肺、止咳、化痰，冰糖在食疗方面适用于：①脾胃气虚。②肺燥咳嗽，痰中带血。

F. 盐的性味是性寒，味咸。其归经是归胃、大肠、小肠、肾。盐可以凉血、通便、利尿、软坚、解毒、解酒、杀虫，盐在食疗方面适用于：①便秘。②小便不利。③疮疡、毒虫咬伤。

❶ 性味组成分析

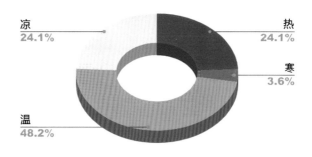

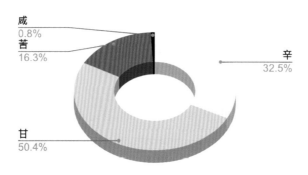

❶ 本草说明

名称	性味	功能	适用
麻油	性凉。味甘	解毒，通便，生发，杀虫	①肠燥便秘。②胞衣不下。③蛔虫病。④恶疮、疥癣
生姜	性温。味辛	发汗解表，温肺止咳，温中止呕	①风寒感冒。②风寒咳嗽。③胃寒呕吐
鸡肉	性温。味甘	补脾，补血，补肾	①脾胃阳虚。②肝脾血虚。③肾精不足
米酒	性热。味苦、甘、辛	通血脉，厚肠胃，润皮肤，散湿气	①血瘀。②腰背酸痛、跌打损伤。③风湿痹痛。④消化不良
冰糖	性寒。味甘	补中益气，和胃润肺，止咳，化痰	①脾胃气虚。②肺燥咳嗽，痰中带血
盐	性寒。味咸	凉血，通便，利尿，软坚，解毒，解酒，杀虫	①便秘。②小便不利。③疮疡、毒虫咬伤

◐ 食疗机能解说

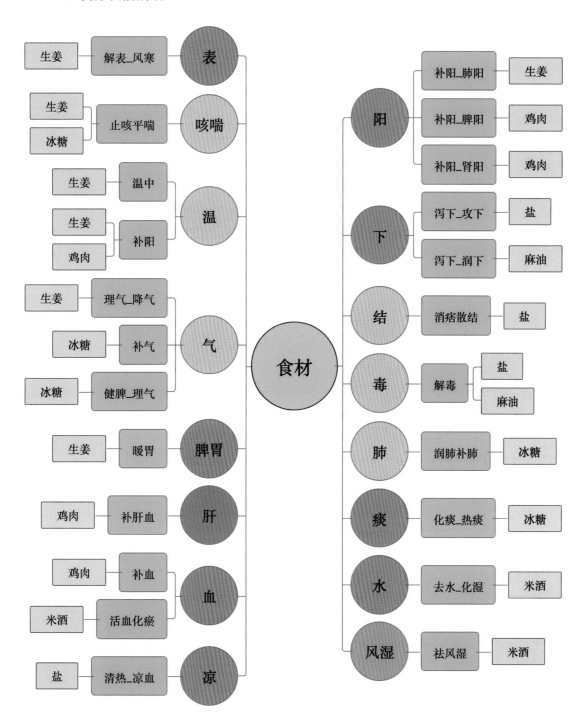

【品名】酒酿蛋

◑ 材料

A. 鸡蛋 1 个。

B. 酒酿 3 大匙，枸杞子少许。

◑ 做法

1. 鸡蛋打散备用。

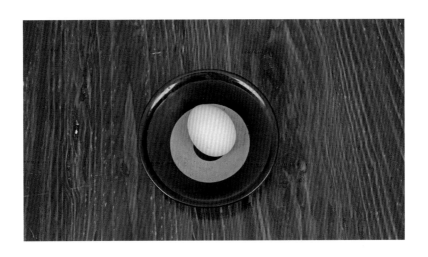

2. 锅中加水煮滚后，加入枸杞子和酒酿。

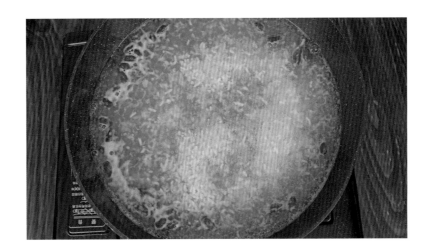

3.等再次煮滚后，缓缓倒入打好的鸡蛋液，搅拌成蛋花，煮滚后关火，即告完成。

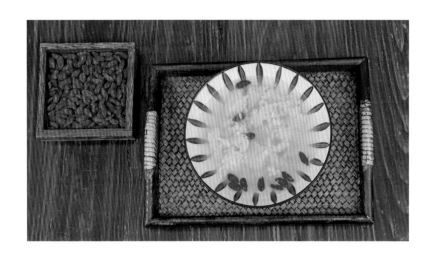

微信扫一扫，
查看本道食谱的制作图文

微信扫一扫，
查看本道食谱的制作视频

◑ 中医观点分析

酒酿蛋在平时对女性来说有丰胸之效，而在产妇坐月子期间，酒酿蛋能够帮助产妇促进子宫的收缩、通经活血、温补脾胃，以及帮助去瘀血。多食用可以避免产后身体气血两虚，并且改善头晕乏力眼花、恶露不尽等。

依中医本草学的归纳：

A. 酒酿的性味是性温，味甘、辛。其归经是归肺、脾、胃。酒酿可以益气、生津、活血，酒酿在食疗方面适用于：①痘疹透发不起。②头风头痛。③乳痈。

B. 鸡蛋的性味是性平，味甘。其归经是归心、胃、肾。鸡蛋可以滋阴、润燥、养心、安神、益气，鸡蛋在食疗方面适用于：①小儿疳痢。②气虚。③烦躁。

C. 枸杞子的性味是性平，味甘。其归经是归肝、肾。枸杞子可以补肝肾、明目、润肺，枸杞子在食疗方面适用于：①肝肾不足的腰酸遗精、头晕目眩、视力减退、内障目昏、消渴等。②阴虚劳嗽。

◑ 性味组成分析

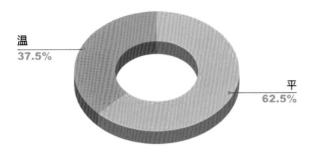

温
37.5%

平
62.5%

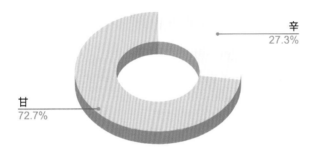

辛
27.3%

甘
72.7%

◑ 本草说明

名称	性味	功能	适用
鸡蛋	性平。味甘	滋阴，润燥，养心，安神，益气	①小儿疳痢。②气虚。③烦躁
酒酿	性温。味甘、辛	补气，生津，活血	①痘疹透发不起。②乳痈肿痛。③头痛头风
枸杞子	性平。味甘	补肝肾，明目，润肺	①肝肾不足的腰酸遗精、头晕目眩、视力减退、内障目昏、消渴等。②阴虚劳嗽

◑ 食疗机能解说

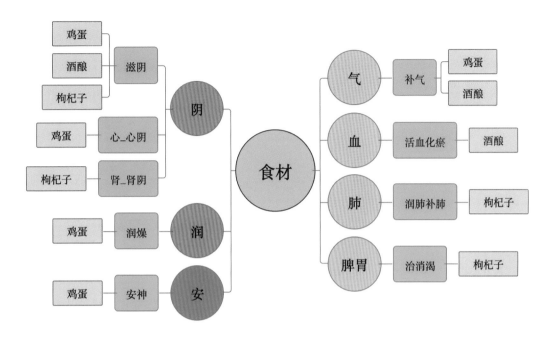

【品名】猪脚姜醋

◑ 材料

A. 猪脚 600 克，老姜 400 克，鸡蛋 6 颗。

B. 醋 1000 毫升。

◑ 做法

1. 将猪脚洗净切块，老姜洗净切块并用刀拍过，鸡蛋水煮熟去壳，备用。

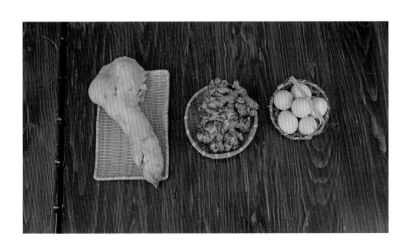

2. 猪脚汆烫后，捞起泡冷水降温，沥干。

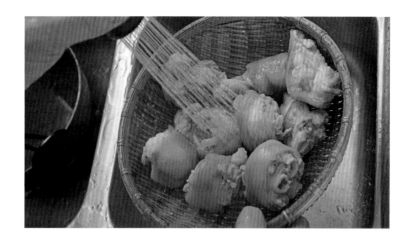

3. 将锅加热，干炒老姜。

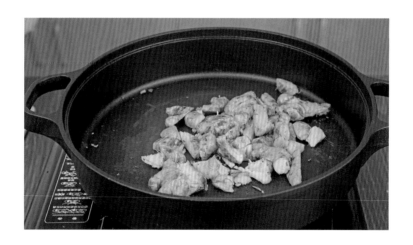

4. 加入醋，煮滚，转小火煮 10 分钟。

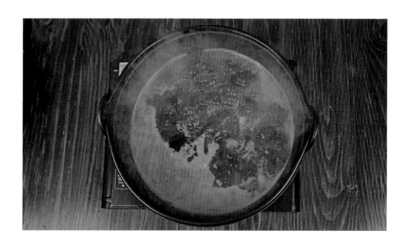

5. 加入猪脚，煮滚，大火滚 15 分钟。

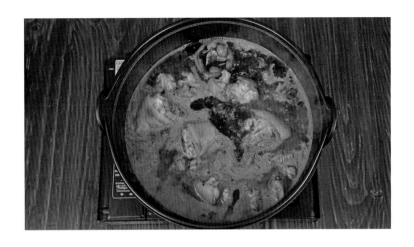

6. 转小火，加入去壳的水煮蛋，熬 90 分钟，即告完成。

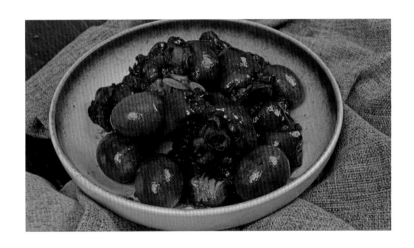

微信扫一扫，
查看本道食谱的制作图文

微信扫一扫，
查看本道食谱的制作视频

◗ 中医观点分析

这是广东地区的传统坐月子料理。猪脚姜醋的设计是为产妇补气血、祛风寒、去恶露，并修复子宫之用。同时又能养身催奶，对婴儿的健康大有助益。

依中医本草学的归纳：

A. 鸡蛋的性味是性平，味甘。其归经是归心、胃、肾。鸡蛋可以滋阴、润燥、养心、安神、益气，鸡蛋在食疗方面适用于：①小儿疳痢。②气虚。③烦躁。

B. 生姜的性味是性温，味辛。其归经是归肺、脾、胃。生姜可以发汗解表、温肺止咳、温中止呕，生姜在食疗方面适用于：①风寒感冒。②风寒咳嗽。③胃寒呕吐。

C. 醋的性味是性温，味酸。其归经是归胃、肝。醋可以止血、化瘀消积、安蛔、解毒，醋在食疗方面适用于：①出血。②癥瘕。③蛔虫症。④痈肿疮毒。⑤食物中毒。

D. 猪肉的性味是性平，味甘、咸。其归经是归脾、胃、肾。猪肉可以滋阴、润燥、补肾、养血，猪肉在食疗方面适用于：①热病伤津、消渴、燥咳。②肾虚体弱。③产后血虚。④便秘。

◑ 性味组成分析

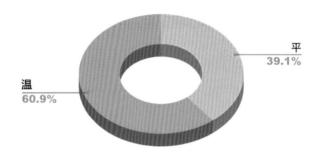

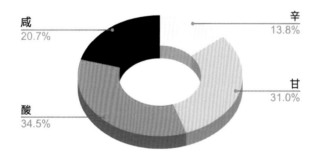

◐ 本草说明

名称	性味	功能	适用
鸡蛋	性平。味甘	滋阴，润燥，养心，安神，益气	①小儿疳痢。②气虚。③烦躁
醋	性温。味酸	止血，化瘀消积，安蛔，解毒	①出血。②癥瘕。③蛔虫症。④痈肿疮毒。⑤食物中毒
猪肉	性平。味甘、咸	滋阴，润燥，补肾，养血	①热病伤津、消渴、燥咳。②肾虚体弱。③产后血虚。④便秘
生姜	性温。味辛	发汗解表，温肺止咳，温中止呕	①风寒感冒。②风寒咳嗽。③胃寒呕吐

◐ 食疗机能解说

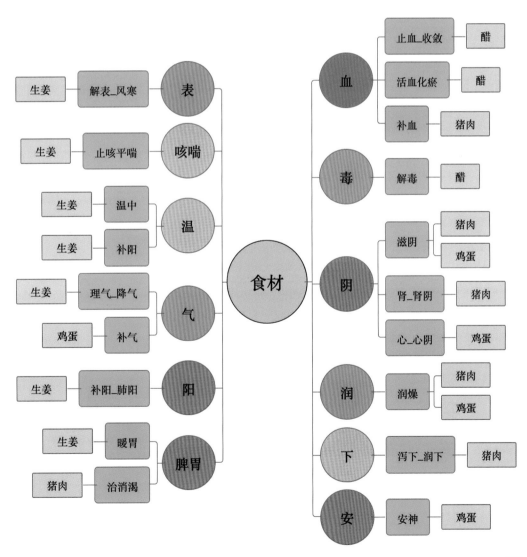

【品名】黑糖小米粥

◑ 材料

A. 小米 150 克，红枣 10 颗。

B. 黑糖 10 克。

◑ 做法

1. 将小米洗净沥干，红枣洗净去核切碎，备用。

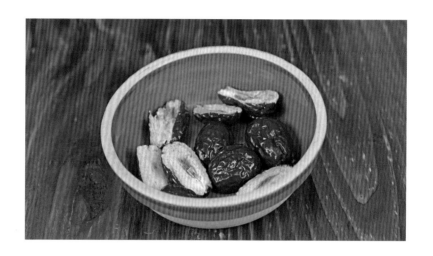

2. 锅中加水煮滚后，加入小米，慢慢搅拌，火量控制在一直维持滚的程度。

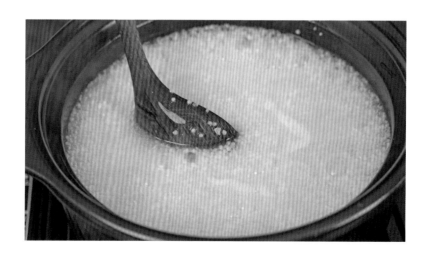

3.盖上锅盖，煮约 20 钟，让小米煮开花。

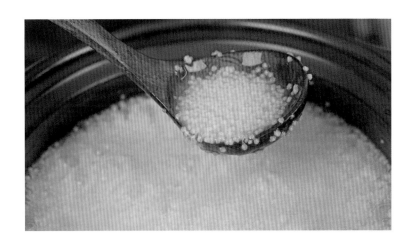

4.加入红枣，再煮 15 分钟，红枣软了后，加入黑糖。

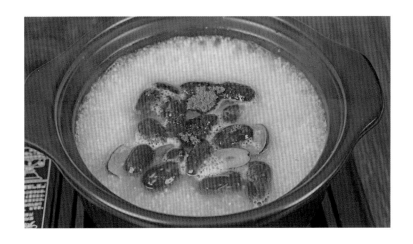

5.搅拌均匀，关火，即告完成。

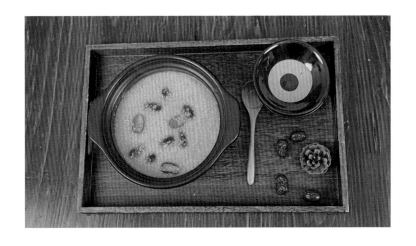

微信扫一扫，
查看本道食谱的制作图文

微信扫一扫，
查看本道食谱的制作视频

◑ 中医观点分析

分娩之后，在坐月子初期两星期的时间内，产妇的身体还很虚弱，一方面要排恶露，但另一方面疲劳未完全缓解。此时过分补充营养，身体有时是无法吸收的。甚至有些妈妈刚生完宝宝就开始大鱼大肉，容易把乳腺堵住，引起乳腺炎。这时反而应该多吃一些流质的、易消化的食物，像小米粥就是一个不错的选择。

依中医本草学的归纳：

A. 小米的性味是性平，味咸。其归经是归肾、脾、胃。小米可以健脾、和胃、补虚、除烦、止渴、利尿，小米在食疗方面适用于：①脾胃虚弱，呕吐、泄泻、腹胀。②身体虚弱。③消渴。④小便不利。

B. 黑糖的性味是性平，味甘。其归经是归肝、脾。黑糖可以补中益气、润肺、和肝、补血、解酒，黑糖在食疗方面适用于：①肺热咳嗽，咽喉肿疼。②酒毒。

C. 大枣的性味是性温，味甘。其归经是归脾、胃。大枣可以补中益气、养血安神、缓和药性，大枣在食疗方面适用于：①脾虚食少便溏、倦怠乏力等症。②血虚萎黄及妇女脏躁，神志不安等症。③在药性较峻烈的方剂中，可以减少烈性药的副作用，并保护正气。

◑ 性味组成分析

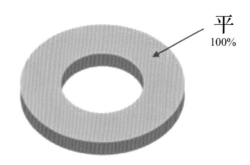

平
100%

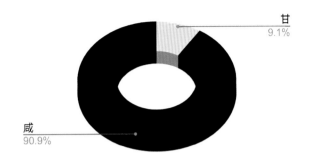

甘
9.1%

咸
90.9%

◗ 本草说明

名称	性味	功能	适用
小米	性平。味咸	健脾，和胃，补虚，除烦，止渴，利尿	①脾胃虚弱，呕吐、泄泻、腹胀。②身体虚弱。③消渴。④小便不利
大枣	性温。味甘	补中益气，养血安神，缓和药性	①脾虚食少便溏、倦怠乏力。②血虚萎黄及妇女脏躁、神志不安。③减少烈性药的副作用并保护正气
黑糖	性平。味甘	补中益气，润肺，和肝，补血，解酒	①肺热咳嗽，咽喉肿疼。②酒毒

◗ 食疗机能解说

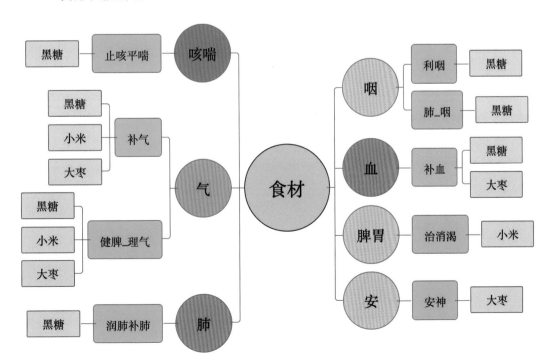

适合素食者的坐月子养生饮食

传统坐月子习俗在饮食的部分有一个大重点，就是为了达到食补的效果，在食材的选择上大多都是使用鸡、鸭、鱼、肉等动物性的高蛋白质，来补养产妇在经过生产消耗大量气血后的身体。然而，近年来随着许多相关研究指出植物性的食材对人体健康有益，社会上有了越来越多的素食者，于是现在的坐月子饮食除了传统的以动物食材为主的之外，也发展出了素食。

首先，我们来看看素食的定义，其实素食是个很广泛的概念，人们吃素的原因有很多种，除了前面提到的对身体健康有益，另外还有宗教信仰、动物权益、环保议题等，这样的多样性导致素食的定义也有很多种，一般比较常见的有：

1. 纯素：只吃植物性的食材，并且不吃植物五辛，即葱、蒜、韭菜、薤菜、洋葱。

2. 植物五辛素：只吃植物性的食材，其中也包含植物五辛。

3. 奶蛋素：吃纯素以及奶制品和蛋制品。

一般人可能会觉得，要吃鸡、鸭、鱼、肉等动物性的高蛋白质，才能补养身体，所以坐月子的饮食里面一定要有这些大鱼大肉，光吃植物性的食材无法把身体补起来，其实这种观念不完全正确。当然，因为吃素的人不吃动物，能选择的食材种类就会比较少，所以比较容易出现像蛋白质、铁质等的不足，但是这些情况大多是可以避免的。

在植物性的食材中，豆类、坚果、谷类都能用来补充人体的蛋白质，尤其是豆类与谷类的蛋白质可以互补，一起吃就能形成人体所需要的完整蛋白质，至于吃奶蛋素的，蛋和奶也都是蛋白质来源；再来看铁质的部分，在植物性的食材中的铁质，相较于动物性食材中的铁质来说，比较不容易被人体吸收，不过这方面可以利用维生素 C 来帮忙，因为维生素 C 可以促进铁质的吸收，所以吃素的人可以随餐吃一些含有丰富维生素 C 的水果，例如橙子、奇异果、小西红柿等，来增加铁质的吸收率。

无论是吃肉或吃素，食材的配置都要均衡，只是素食者在去掉了肉类食物的选项后，对于食材的种类更是要特别注意，不要只会吃饭、面或青菜，这样很容易越吃越偏食，导致无法补充人体所需的营养。同理，在坐月子的饮食上也是如此，素食者每日的坐月子饮食中都应含有六大类食物，即谷类、豆类、根茎类、蔬菜类、水果类、坚果类，奶蛋素食者则再加上奶和蛋。

主食的部分，可以使用糙米、胚芽米等，或是在米中混入各种杂粮，甚至是豆类、根茎类、坚果类，去增加食材的丰富性。蛋白质的部分对产后的妇女非常重要，豆类就是一种蛋白质的优良来源，另外像坚果类和菇类也都含有蛋白质，比较要小心的是素料，例如面筋、面轮、素鸡、素火腿等，虽然它们是豆制品，但是因为经过的加工程序，其蛋白质的含量已经大幅减少，所以素料并不适合作为蛋白质的摄取来源。

【品名】五色养生饭

◑ 材料

A. 腰果 8 克，地瓜 25 克，紫山药 25 克。

B. 红豆 20 克，糙米 20 克，黑豆 20 克，小米 20 克。

◑ 做法

1. 将紫山药和地瓜洗净去皮切丁，腰果切碎，备用。

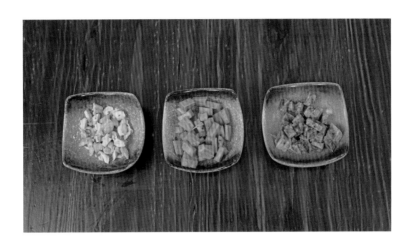

2. 将红豆、黑豆、糙米、小米洗净沥干后，浸泡 60 分钟。

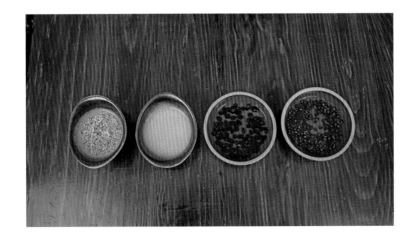

3. 将糙米、小米、黑豆、红豆、紫山药、地瓜加入适量的水，放入电锅内锅，外锅放2杯水，按下开关。

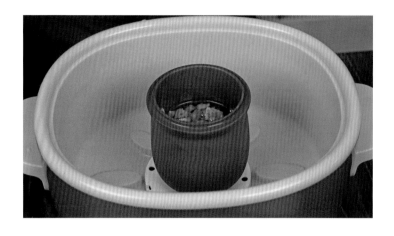

4. 电锅开关跳起后，撒上腰果，拌入饭中，同时也把饭拌松。

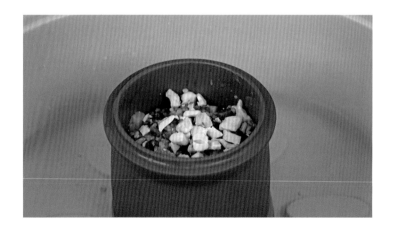

5. 再盖起来闷20钟，即告完成。

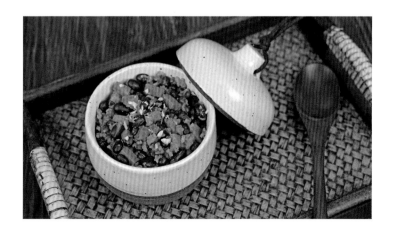

微信扫一扫，
查看本道食谱的制作图文

微信扫一扫，
查看本道食谱的制作视频

◑ 中医观点分析

《黄帝内经》中将五行和五味配合起来，可以调整我们身体脏腑之间的关系，喜欢素食的妇女如果要全方位调养身体，就必须兼顾所有营养，最好的方法就是利用五谷五色的搭配，提供一个尽可能全面的营养，这是在坐月子期间非常重要的一个养生观念。

依中医本草学的归纳：

A. 糙米的性味是性温，味甘。其归经是归脾、胃。糙米可以健脾养胃、补中益气、调和五脏，糙米在食疗方面适用于：①肥胖。②脾胃虚弱。③便秘。

B. 小米的性味是性平，味咸。其归经是归肾、脾、胃。小米可以健脾、和胃、补虚、除烦、止渴、利尿，小米在食疗方面适用于：①脾胃虚弱，呕吐、泄泻、腹胀。②身体虚弱。③消渴。④小便不利。

C. 黑豆的性味是性平，味甘。其归经是归脾、肾。黑豆可以活血、利水、祛风湿、补血、安神、明目、健脾、补肾、滋阴、解毒、乌发，黑豆在食疗方面适用于：①肾气虚。②水肿。③黄疸。④风湿痹痛。⑤痈肿疮毒。

D. 红豆的性味是性平，味甘、酸。其归经是归脾、肝。红豆可以理气、通经，红豆在食疗方面适用于：①疝气。②腹痛。③血滞经闭。

E. 山药的性味是性平，味甘。其归经是归脾、肺、肾。山药可以益气、养阴、固精、止带，山药在食疗方面适用于：①脾胃气虚。②消渴。③肺虚咳喘或肺肾两虚久咳久喘。④遗精、尿频、带下清稀。

F. 地瓜的性味是性平，味甘。其归经是归脾、肾。地瓜可以补中益气、生津止渴、和血、通便，地瓜在食疗方面适用于：①泻泄、痢疾。②便秘。③黄疸。④小儿疳积。⑤血虚。

G. 腰果的性味是性平，味甘。其归经是归脾、胃、肾。腰果可以补肾、健脾、润肺、化痰、除烦，腰果在食疗方面适用于：①口渴。②烦躁。③咳嗽。

◐ 性味组成分析

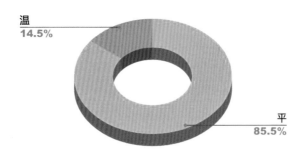

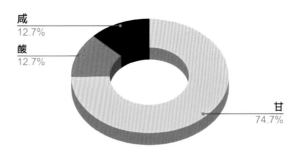

◐ 本草说明

名称	性味	功能	适用
糙米	性温。味甘	健脾养胃、补中益气，调和五脏	①肥胖。②脾胃虚弱。③便秘
小米	性平。味咸	健脾，和胃，补虚，除烦，止渴，利尿	①脾胃虚弱，呕吐、泄泻、腹胀。②身体虚弱。③消渴。④小便不利
黑豆	性平。味甘	活血，利水，祛风湿，补血，安神，明目，健脾，补肾，滋阴，解毒，乌发	①肾气虚。②水肿。③黄疸。④风湿痹痛。⑤痈肿疮毒
红豆	性平。味甘、酸	理气，通经	①疝气。②腹痛。③血滞经闭
山药	性平。味甘	益气，养阴，固精，止带	①脾胃气虚。②消渴。③肺虚咳喘或肺肾两虚久咳久喘。④遗精、尿频、带下清稀
地瓜	性平。味甘	补中益气，生津止渴，和血，通便	①泻泄、痢疾。②便秘。③黄疸。④小儿疳积。⑤血虚
腰果	性平。味甘	补肾，健脾，润肺，化痰，除烦	①口渴。②烦躁。③咳嗽

◑ 食疗机能解说

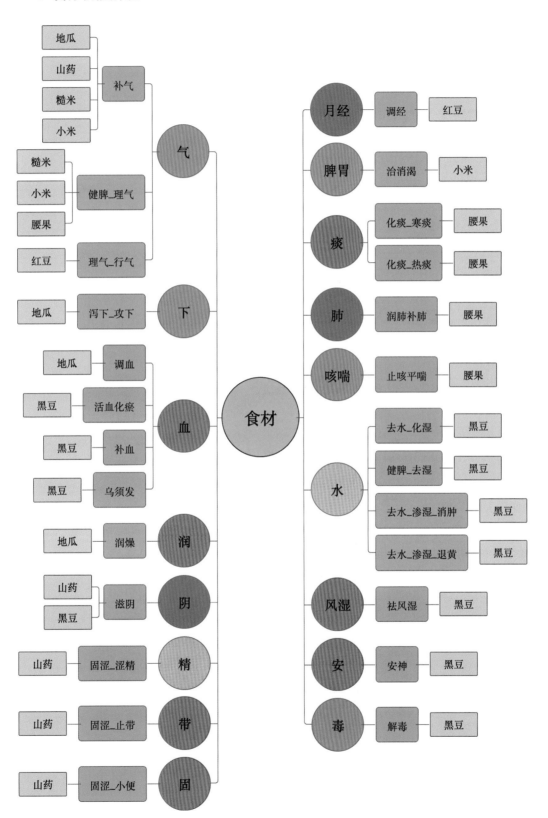

【品名】麻油杏鲍菇汤

◑ 材料

A. 杏鲍菇 150 克，卷心菜 250 克，老姜 50 克，枸杞子 10 粒。

B. 香油适量。

C. 米酒 3 大匙，麻油 100 毫升。

D. 盐适量。

◑ 做法

1. 将杏鲍菇、老姜、卷心菜、枸杞子洗净，老姜切片，卷心菜切块，杏鲍菇切片，备用。

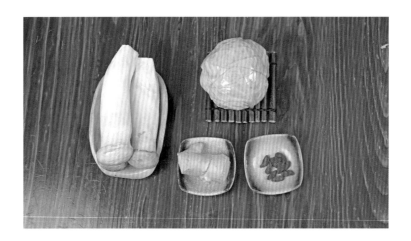

2. 锅中加入香油，用小火煸香老姜。

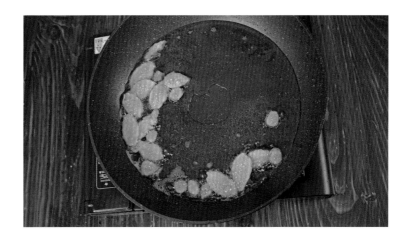

3. 加入杏鲍菇，盖上锅盖，等杏鲍菇的水分出来后，加入米酒、水、麻油、卷心菜。

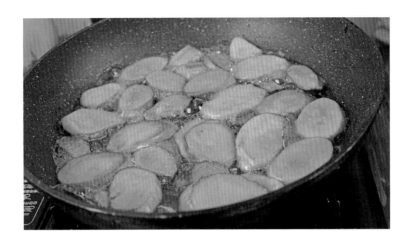

4. 煮滚后，加入枸杞子，滚 3 分钟，关火。

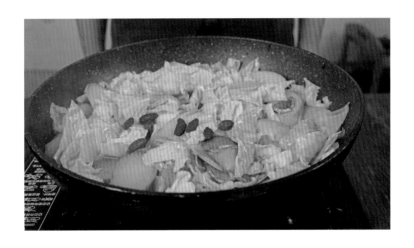

5. 加入盐调味，即告完成。

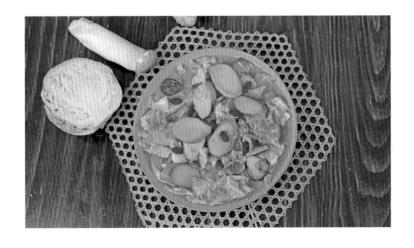

微信扫一扫，
查看本道食谱的制作图文

微信扫一扫，
查看本道食谱的制作视频

◑ 中医观点分析

麻油其实是偏凉的，但是和姜一起来烹煮的时候，其药性就会转换成温热，其协调作用可以调补气血的亏虚，是非常好的坐月子料理基础，但是诚如前言，在分娩之后的前两周可以先避免使用有麻油姜的料理，以免身体过热而造成伤口愈合上的困难，但在产后两周后就非常适合使用！

依中医本草学的归纳：

A. 生姜的性味是性温，味辛。其归经是归肺、脾、胃。生姜可以发汗解表、温肺止咳、温中止呕，生姜在食疗方面适用于：①风寒感冒。②风寒咳嗽。③胃寒呕吐。

B. 卷心菜的性味是性平，味甘。其归经是归胃。卷心菜可以健脾、和胃、行气、止痛，卷心菜在食疗方面适用于：①身体虚弱、消化不良。②腹胀、胃痛。

C. 枸杞子的性味是性平，味甘。其归经是归肝、肾。枸杞子可以补肝肾、明目、润肺，枸杞子在食疗方面适用于：①肝肾不足的腰酸遗精、头晕目眩、视力减退、内障目昏、消渴等。②阴虚劳嗽。

D. 麻油的性味是性凉，味甘。其归经是归大肠。麻油可以解毒、通便、生发、杀虫，麻油在食疗方面适用于：①肠燥便秘。②胞衣不下。③蛔虫病。④恶疮、疥癣。

E. 米酒的性味是性热，味苦、甘、辛。其归经是归心、肝、肺、胃。米酒可以通血脉、厚肠胃、润皮肤、散湿气，米酒在食疗方面适用于：①血瘀。②腰背酸痛、跌打损伤。③风湿痹痛。④消化不良。

F. 盐的性味是性寒，味咸。其归经是归胃、大肠、小肠、肾。盐可以凉血、通便、利尿、软坚、解毒、解酒、杀虫，盐在食疗方面适用于：①便秘。②小便不利。③疮疡、毒虫咬伤。

◑ 性味组成分析

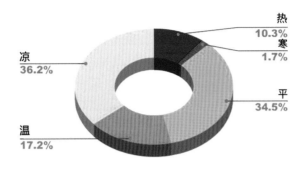

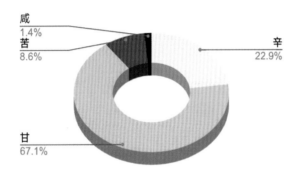

◑ 本草说明

名称	性味	功能	适用
生姜	性温。味辛	发汗解表，温肺止咳，温中止呕	①风寒感冒。②风寒咳嗽。③胃寒呕吐
杏鲍菇	性平。味甘	开胃，养心，滋补肾精	①消化不良、食欲不振。②失眠。③腰膝酸软
卷心菜	性平。味甘	健脾，和胃，行气，止痛	①身体虚弱、消化不良。②腹胀、胃痛
枸杞子	性平。味甘	补肝肾，明目，润肺	①肝肾不足的腰酸遗精、头晕目眩、视力减退、内障目昏、消渴等。②阴虚劳嗽
麻油	性凉。味甘	解毒，通便，生发，杀虫	①肠燥便秘。②胞衣不下。③蛔虫病。④恶疮、疥癣
米酒	性热。味苦、甘、辛	通血脉，厚肠胃，润皮肤，散湿气	①血瘀。②腰背酸痛、跌打损伤。③风湿痹痛。④消化不良
香油	性凉。味甘	润肠通便，杀虫，解毒	①便秘。②蛔虫症
盐	性寒。味咸	凉血，通便，利尿，软坚，解毒，解酒，杀虫	①便秘。②小便不利。③疮疡、毒虫咬伤

◑ 食疗机能解说

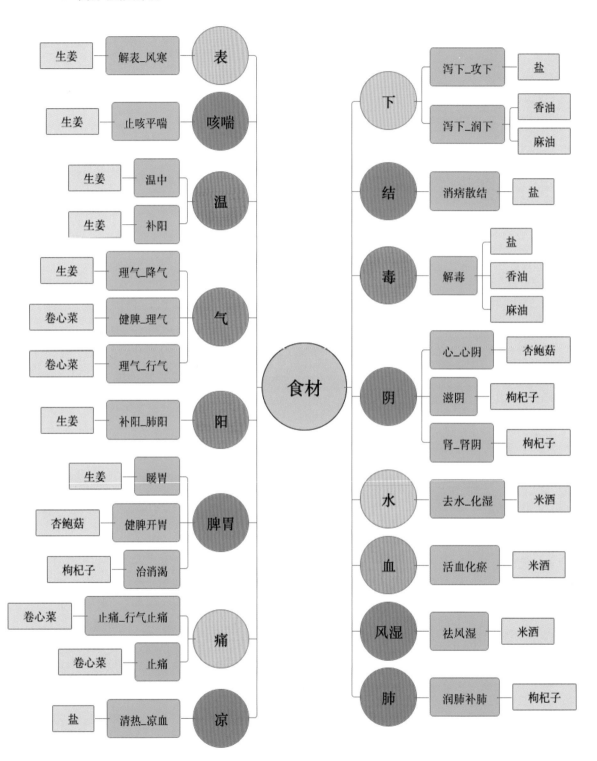

【品名】黑糖紫米芝麻糊

◑ 材料

A. 紫米 100 克。

B. 黑糖适量。

C. 黑芝麻粉 100 克。

◑ 做法

1. 紫米洗净沥干后，泡水，冰箱中放隔夜。

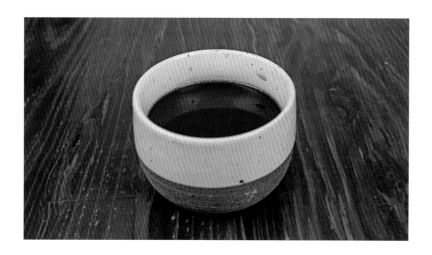

2. 将紫米放入果汁机，加入适量的水，打匀到无颗粒。

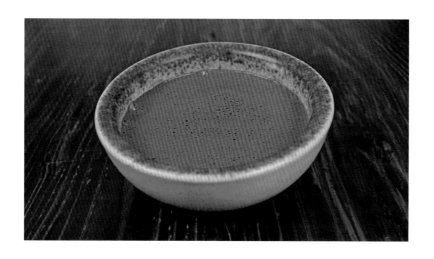

3. 锅中加水煮滚后，加入适量黑糖，搅拌至溶化。

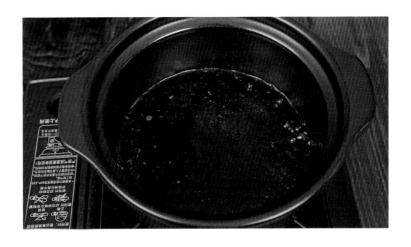

4. 加入黑芝麻粉，加入打好的紫米，煮滚。

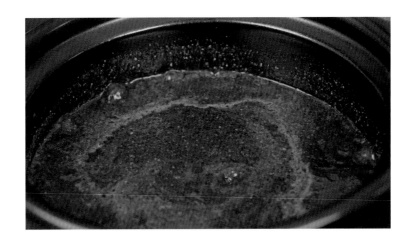

5. 边煮边搅拌，直至变成黏稠状，开始冒小泡后关火，即告完成。

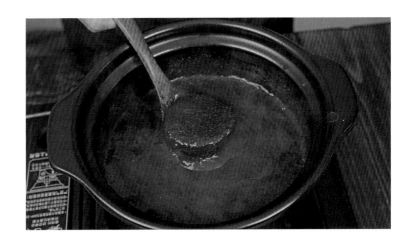

◐ 中医观点分析

黑糖有清恶露的功效，紫米和芝麻可增加奶水的分泌，而且芝麻还有补钙跟预防掉发的作用，对产妇来说是一大福音。

依中医本草学的归纳：

A. 黑米的性味是性平，味甘。其归经是归脾、胃、肾。黑米可以开胃、健脾、滋阴、补肾、活血、明目，黑米在食疗方面适用于：①肾气虚。②脾胃虚弱。③头晕目眩。④眼疾。

B. 芝麻的性味是性平，味甘。其归经是归肝、肾、大肠。芝麻可以补肝肾、润五脏、益精血、滋阴、润肠、乌发，芝麻在食疗方面适用于：①肝肾精血不足的头晕眼花、须发早白。②肠燥便秘。

C. 黑糖的性味是性平，味甘。其归经是归肝、脾。黑糖可以补中益气、润肺、和肝、补血、解酒，黑糖在食疗方面适用于：①肺热咳嗽，咽喉肿疼。②酒毒。

◐ 性味组成分析

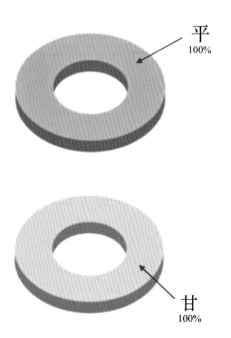

平
100%

甘
100%

◑ 本草说明

名称	性味	功能	适用
黑米	性平。味甘	开胃，健脾，滋阴，补肾，活血，明目	①肾气虚。②脾胃虚弱。③头晕目眩。④眼疾
芝麻	性平。味甘	补肝肾，润五脏，益精血，滋阴，润肠，乌发	①肝肾精血不足的头晕眼花、须发早白。②肠燥便秘
黑糖	性平。味甘	补中益气，润肺，和肝，补血，解酒	①肺热咳嗽，咽喉肿疼。②酒毒

◑ 食疗机能解说

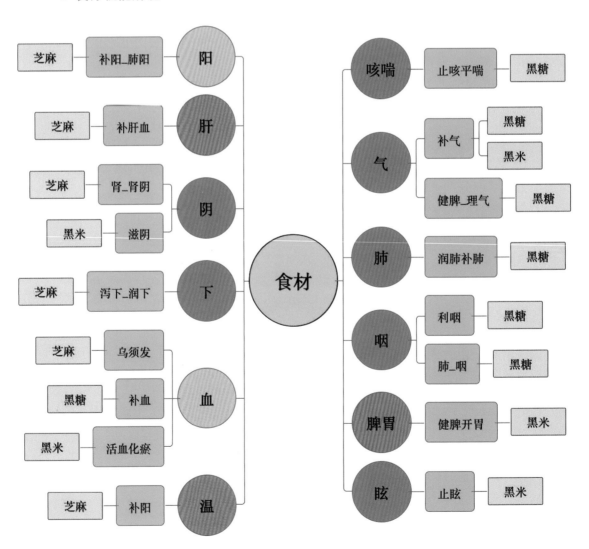

【品名】黑豆杜仲茶

◐ 材料

A. 杜仲 10 片，黑豆 150 克，红枣 5 颗，枸杞子适量。

B. 黄芪 10 片。

◐ 做法

1. 杜仲剥成小块，黑豆、红枣、枸杞子洗净沥干，红枣切半去核，备用。

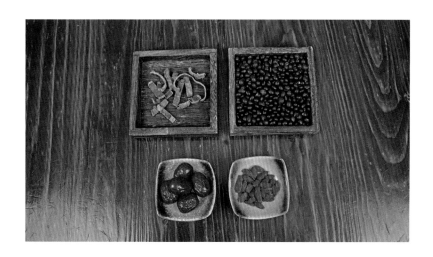

2. 将黑豆放入锅中，干炒，至香气大出。

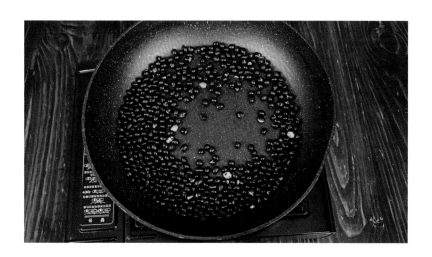

3.再将所有食材（黑豆、杜仲、红枣、枸杞子、黄芪）加入锅中，加水煮滚。

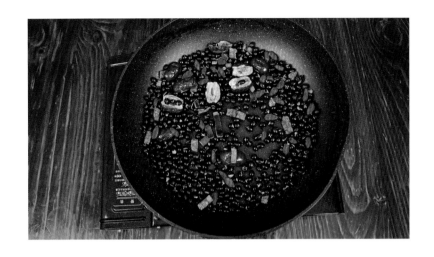

4.煮滚后，转小火，煮1小时，即告完成。

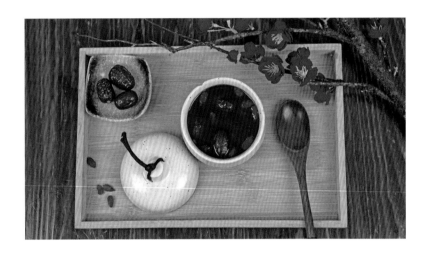

微信扫一扫，
查看本道食谱的制作图文

微信扫一扫，
查看本道食谱的制作视频

◑ 中医观点分析

杜仲养生价值高且很适合坐月子的产后妇女，可以改善腰酸背痛，治产后虚弱，还能利尿、通便、去油脂，对新妈妈们来说是很重要的食材！

依中医本草学的归纳：

A. 杜仲的性味是性温、味甘。其归经是归肝、肾。杜仲可以补肝肾、强筋骨、安胎，杜仲在食疗方面适用于：①肝肾不足的腰膝酸痛、下肢痿软及阳痿、尿频等症。②肝肾亏虚、下元虚冷的妊娠下血、胎动不安，或习惯性流产等症。

B. 黑豆的性味是性平，味甘。其归经是归脾、肾。黑豆可以活血、利水、祛风湿、补血、安神、明目、健脾、补肾、滋阴、解毒、乌发，黑豆在食疗方面适用于：①肾气虚。②水肿。③黄疸。④风湿痹痛。⑤痈肿疮毒。

C. 黄芪的性味是性微温、味甘。其归经是归脾、肺。黄芪可以补气升阳、益卫固表、利水消肿、托疮生肌，黄芪在食疗方面适用于：①脾胃气虚及中气下陷之证。②用于肺气虚及表虚自汗、气虚感冒之证。③气虚水湿失运的浮肿、小便不利。④气血不足、疮疡内陷的脓成不溃或溃久不敛。⑤气虚血亏的面色萎黄、神倦脉虚等症；⑥气虚不能摄血的便血、崩漏等症；⑦气虚血滞不行的关节痹痛、肢体麻木或半身不遂等症；⑧气虚津亏的消渴病。

D. 大枣的性味是性温、味甘。其归经是归脾、胃。大枣可以补中益气、养血安神、缓和药性，大枣在食疗方面适用于：①脾虚食少便溏、倦怠乏力等症。②血虚萎黄及妇女脏躁、神志不安等症。③在药性较峻烈的方剂中，可以减少烈性药的副作用，并保护正气。

E. 枸杞子的性味是性平、味甘。其归经是归肝、肾。枸杞子可以补肝肾、明目、润肺，枸杞子在食疗方面适用于：①肝肾不足的腰酸遗精、头晕目眩、视力减退、内障目昏、消渴等。②阴虚劳嗽。

◑ 性味组成分析

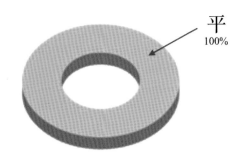

平
100%

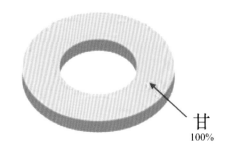

甘
100%

◐ 本草说明

名称	性味	功能	适用
黑豆	性平。味甘	活血，利水，祛风湿，补血，安神，明目，健脾，补肾，滋阴，解毒，乌发	①肾气虚。②水肿。③黄疸。④风湿痹痛。⑤痈肿疮毒
杜仲	性温。味甘、咸	补肾壮阳，活血散结，消肿止痛	①肾阳虚衰的阳痿精少、遗尿、尿频。②癥瘕积聚及跌打损伤。③内服治疗肾虚作喘，外用阴疽疮肿、外伤出血
黄芪	性微温。味甘	补气升阳，益卫固表，利水消肿，托疮生肌	①脾胃气虚及中气下陷之证。②肺气虚及表虚自汗、气虚感冒之证。③气虚水湿失运的浮肿、小便不利。④气血不足、疮疡内陷的脓成不溃或溃久不敛。⑤气虚血亏的面色萎黄、神倦脉虚等症。⑥气虚不能摄血的便血、崩漏等症。⑦气虚血滞不行的关节痹痛、肢体麻木或半身不遂等症。⑧气虚津亏的消渴病
大枣	性温。味甘	补中益气，养血安神，缓和药性	①脾虚食少便溏、倦怠乏力。②血虚萎黄及妇女脏躁、神志不安。③减少烈性药的副作用并保护正气
枸杞子	性平。味甘	补肝肾，明目，润肺	①肝肾不足的腰酸遗精、头晕目眩、视力减退、内障目昏、消渴等。②阴虚劳嗽

◑ 食疗机能解说

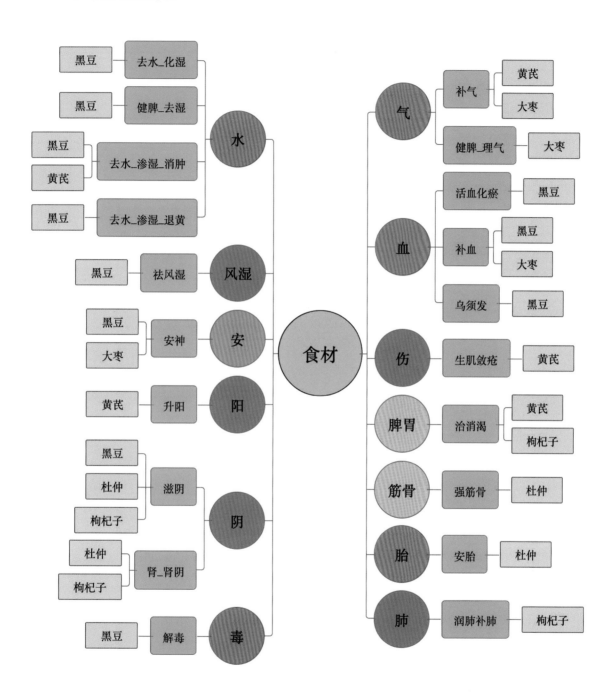

【品名】花生山药汤

◐ 材料

A. 花生 150 克，山药 600 克，红枣 10 颗。

B. 盐适量。

◐ 做法

1. 红枣洗净切半，花生洗净沥干蒸软，山药洗净去皮切丁，备用。

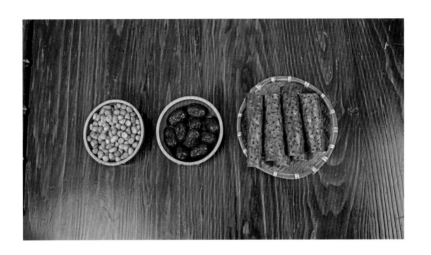

2. 将红枣放入锅中，加水煮出味道，过滤去渣，汤留着。

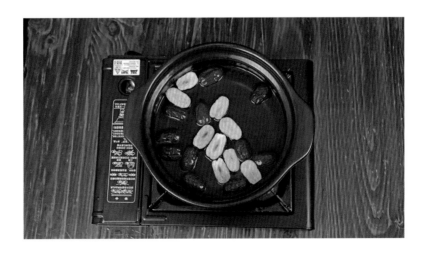

3. 再次煮滚后，加入山药以及蒸软的花生，煮 1 个小时。

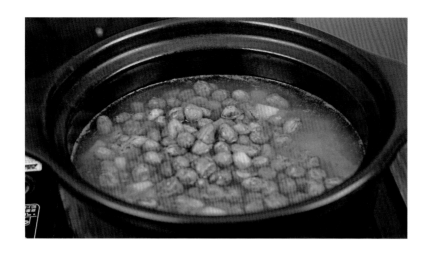

4. 加盐调味，关火，即告完成。

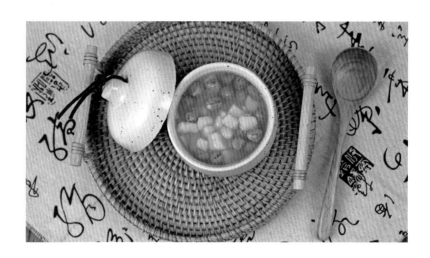

微信扫一扫，
查看本道食谱的制作图文

微信扫一扫，
查看本道食谱的制作视频

◑ 中医观点分析

这个组合对于急需补充奶水的产妇来说是一个非常有利的料理，它不但能够滋养新妈妈的身体，避免阴液不足而产生发热，更能够令乳腺通畅，使奶水供应充足。

依中医本草学的归纳：

A. 花生的性味是性平、味甘。其归经是归脾、肺。花生可以润肺、和胃，花生在食疗方面适用于：①燥咳。②反胃。③乳汁少。

B. 山药的性味是性平、味甘。其归经是归脾、肺、肾。山药可以益气养阴、补脾肺肾、固精止遗，山药在食疗方面适用于：①脾胃虚弱证。②肺肾虚弱证。③阴虚内热、口渴多饮、小便频数的消渴病。

C. 大枣的性味是性温、味甘。其归经是归脾、胃。大枣可以补中益气、养血安神、缓和药性，大枣在食疗方面适用于：①脾虚食少便溏、倦怠乏力等症。②血虚萎黄及妇女脏躁、神志不安等症。③药性较峻烈的方剂中，可以减少烈性药的副作用，并保护正气。

D. 盐的性味是性寒、味咸。其归经是归胃、大肠、小肠、肾。盐可以凉血、通便、利尿、软坚、解毒、解酒、杀虫，盐在食疗方面适用于：①便秘。②小便不利。③疮疡、毒虫咬伤。

◑ 性味组成分析

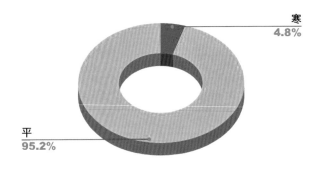

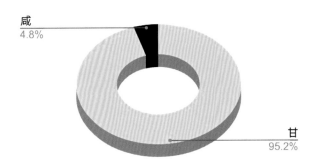

◗ 本草说明

名称	性味	功能	适用
花生	性平。味甘	润肺，和胃	①燥咳。②反胃。③乳汁少
山药	性平。味甘	益气，养阴，固精，止带	①脾胃气虚。②消渴。③肺虚咳喘或肺肾两虚久咳久喘。④遗精、尿频、带下清稀
大枣	性温。味甘	补中益气，养血安神，缓和药性	①脾虚食少便溏、倦怠乏力。②血虚萎黄及妇女脏躁、神志不安。③减少烈性药的副作用并保护正气
盐	性寒。味咸	凉血，通便，利尿，软坚，解毒，解酒，杀虫	①便秘。②小便不利。③疮疡、毒虫咬伤

◗ 食疗机能解说

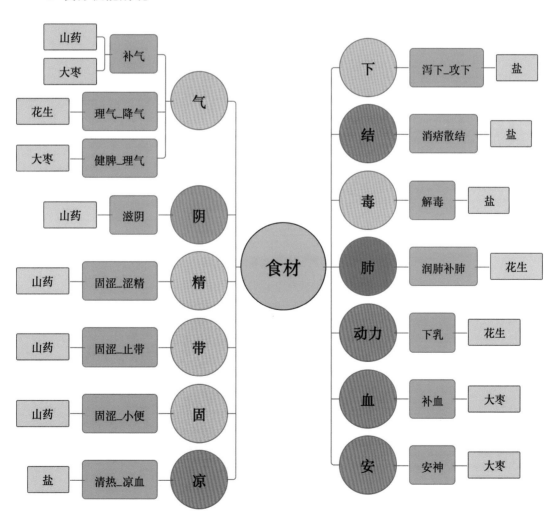

第八章 现代社会的饮食陷阱和正确食物观

要吃食物，不要吃食品

现代加工食品说起来跟中医没有关系，可是我们又不得不讲，因为我们是现代人，只要谈到养生，还是不得不面对现代人每天在吃的各种食品，无论如何我们必须依靠食品生存，所以还是要多了解每天我们吞进肚内的东西是什么。

这部分有几个关键，而最重要的原则是"要吃食物，不要吃食品"。

食品就是那些用盒子包起来，上面有写字的，也就是加工过的食物（又叫加工食品）。而我们直接从大自然里面获得的食材，都可以称为食物。这样的划分让我们更清楚地区分出人工和自然的食材。大自然中的食物来源清楚、过程明白、判断容易；而人工的食品对于现代人来说可能要面对很多不同的陷阱和误区。

我想大家或多或少都听过黑心食物这件事，但是我们今天要跟大家讨论的并不是这一类犯罪行为，而是目前在合法正常渠道贩售的食品，厂商往往为了追求最大利润，虽然合法地贩售，但是还是有很多在制造过程和内容上的问题，值得我们来探讨。"人为财死，鸟为食亡"，本来动物是为了吃而活，但是人不一样，对人来说，更重要的可能是钱。赚钱当然无可厚非，但是要凭良心，现在很多加工过的食品是有一些问题的。接下来我们就一起来探讨现代食品的误区。

老子说："五色令人目盲，五音令人耳聋，五味令人口爽……"我们吃的所有东西都是要让大家"口爽"。在食品工业里面都知道，甜和咸（糖和盐），只要同时把两者加进去并调到某个比例的时候，你就会吃得不能停下来，越吃越顺口。所以现在很多好吃的食物都是又咸又甜，而咸咸甜甜的味道就会让你越吃越想吃。可是不知道你有没有想过，自然界有没有什么东西是又甜又咸的？或是更可怕的又甜又油的东西？没有！然而，只要甜和油在一起，我们吃起来就觉得爽。虽然这个组合是很不自然的东西，可是现代食品就喜欢这样做，又甜又油，人们就会喜欢，冰激凌就是如此。

此外，现代食品科学可以制造出各种色香味，这个是很可怕的。很多人喜欢去喝手摇饮料，那些手摇饮料的摊子或店面通常都不大，里面却是各种口味的饮料都有，要芒果口味有芒果口味，要百香果口味有百香果口味，要荔枝口味有荔枝口味，要芋头口味有芋头口味，如果这些真的用新鲜的材料来做，这家店很快就会因为成本和物料管理的困难而倒闭。如果你有开过店就知道，那些食材的准备，问题不只是要准备多少，而是要丢掉多少，因为每天的用量不一定，若客人很多，量不够又不行；若客人不够，量太多就得丢掉，非常麻烦的。有一些饮料店真的用新鲜水果做，那它的价格就会很贵，因为新鲜食材的准备是很困难的一件事。可是很多小店，明明店面小小，客人要什么口味，它却都拿得出来，其实它那些都不是新鲜食材，而是一桶一桶的"粉"。要做芋头口味的饮料，就用芋头味的粉，那粉加进去做出来的芋头饮品，甚至比用真正的芋头煮出来的还要香。而且，用真正的芋头做的面包烤出来，一出炉没多久，它的香味就没了，可是用这种化学合成的"粉"做出来的却是又香又浓，香味久久不会散去，颜色又鲜艳漂亮。就是因为现在有这些化学香料、香精和色素，所以现在甚至连奶茶也有奶茶口味的粉，里面可能既没有奶也没有茶。

在小时候，我就知道市面上卖的布丁里面没有蛋，现在有些牌子的布丁有放蛋了，可是相较之下却比较不好吃，没有蛋的假布丁吃起来反而特别香，特别浓，特别有味道，因为它就是用化学香料和色素来取代真正的蛋。像这样的食品有很多，因为我的表姐夫是食品工程师，他们就是在做这些假的味道、假的香味、假的色泽，当时他就跟我们讲，千万不要买路边摊卖的饮料，因为那些都是一桶一桶的化学香料、香精。有一次有人送了一桶百香果的香精给我，结果一放放了两年，我想应该坏掉了，就拿去倒掉，结果发现竟然没有坏掉，而且更厉害的是这么甜的东西都没有蚂蚁来吃，当时我把它倒在水沟里，整条水沟都是百香果的味道，好香好浓，但却没有引来蚂蚁，因为对于食物的选择，蚂蚁比我们聪明，它们知道这种东西是假的。

虽说它是假的，但是这些色素、香料都是合法的，下面我们就来看看市面上常见的一些加工食品：

一、没有 CHEESE（奶酪、芝士）的 CHEESE

成分：乳清、切达奶酪（牛奶、奶酪菌、盐、酶）、菜籽油、牛奶浓缩蛋白、乳清浓缩蛋白、牛奶、柠檬酸钠、磷酸钠盐、磷酸氢钙、乳酸、海藻酸钠、自溶酵母提取物、山梨酸、奶酪发酵剂、酶、色素。

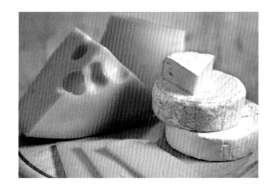

大部分的芝士是填充剂，是油与乳化剂。当你去看芝士的标签，可以看到里面有牛奶、奶酪，剩下的都是一些看不太懂的东西，如

柠檬酸钠、磷酸钠盐、磷酸氢钙、海藻酸钠、山梨酸等。

以前我在当兵的时候，有一次我们的一个二厨问大家："想不想吃鲜奶油的蛋糕？"我们那时候在一个山上，哪来的鲜奶油？哪有鲜奶？他说不需要鲜奶，只拿了蛋白粉、糖，以及一点点的醋，就这样放下去打，然后再加很多的糖，就弄出了鲜奶油蛋糕上的鲜奶油了，里面根本没有鲜奶。

二、不是蛋黄酱的美乃滋

成分：水、大豆油、醋、高果糖玉米糖浆、改性玉米淀粉、糖、鸡蛋、盐、天然香料、芥末粉、山梨酸钾、辣椒、人造香料、干大蒜。

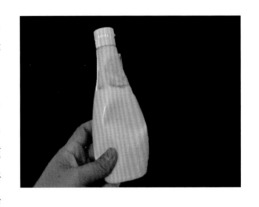

蛋黄酱 Mayonnaise，这个单词起源于法国，中文音译为美乃滋，是一种主要由植物油、蛋、柠檬汁或醋，调配而成的调味酱。所以美乃滋指的就是蛋黄酱，然而你自己做出来的蛋黄酱却绝对没有这种市售美乃滋好吃。市售美乃滋主要就是用大豆油（色拉油）调醋去打出来的，蛋黄只有一点点。我们看看上面所列出的成分（其中的高果糖玉米糖浆，现在先记住，等到我们讲糖的时候，会介绍这个东西有多可怕）。它的成分主要是水和大豆油（色拉油），还有醋，再来应该就是鸡蛋，然而它这里面还有一大堆的各种添加物。

有没有觉得很奇怪？为什么布丁不放蛋，蛋黄酱不放蛋？因为蛋的处理比较麻烦，容易坏，容易腐败，所以如果能不用的话就不用，这样做出来的东西才不容易坏，才可以放很久。一般食品工厂做出来的产品都会标注到期日，不过其实就算过期了，也还是这么的香、纯、好吃，而且它们的设计就是做来满足我们的舌头，一入口便有幸福感一直涌出来，真的是"五味令人爽口"，会迷惑人的。现在假的东西实在太多，就像我们在网络上看到一位美女在那边唱歌跳舞，其实本人却可能是一个胖大妈，只是在脸上这边涂一块那边涂一块，用软件一调就变成一位漂亮的姑娘。现在就是这样的，真的东西不多，而假的东西却是这么的迷人，我们的食品也是这样。

三、香草饼干没有香草

成分：未漂白营养添加面粉 [小麦粉、烟酸、还原铁、硝酸硫胺（维生素 B1）、核黄素（维生素 B2）、叶酸]、糖、大豆油、高果糖玉米糖浆、部分氢化棉籽油、乳清（来自牛奶）、鸡蛋、天然香料、人造香料、盐、酵母（小苏打、钙、磷酸盐）、乳化剂（一

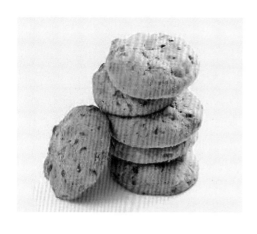

酸甘油酯、二酸甘油酯、大豆卵磷脂）。

这个更可怕，香草饼干里面没有香草。香草现在的价钱好像跟黄金一样贵，因为世界上能够生产香草的地带非常少，所以香草变成了一种很贵的物资。香草饼干的成分里面除了没有香草之外，也是另外添加了很多东西进去（也有高果糖玉米糖浆，这个非常可怕的东西，它一直在我们生活之中徘徊，只是大部分的人不知道），把香草的味道用合成的方式做出来。

其中还有部分氢化棉籽油：在美国产很多的棉花，在产棉花时会使用大量的农药，因为棉花又不是要拿来吃的，所以农药就尽量用，然而在产棉花的过程中产出的棉花籽，人们又觉得丢掉可惜，最后就拿去榨油，榨出来的油也可以拿来炒菜用。但大家不要忘记了，种棉花时用了很多的农药！而且棉籽油还有一个问题，食用以后会造成不育、不孕，破坏人的生殖能力。尽管棉籽油有这个问题，但现在世界上还是有很多国家在使用棉籽油，因为他们研发出了氢化的技术，把棉籽油变成了可食用油，但该不该把这样处理过的棉籽油当食用油呢？这就见仁见智了。

四、巧克力饼干？错！这是巧克力"味"饼干

成分：漂白的营养添加面粉 [小麦粉、烟酸、铁、硝酸硫胺（维生素 B1）、核黄素（维生素 B2）、叶酸]、糖、巧克力口味的颗粒（糖、部分氢化的棕榈油、可可、碱化处理的可可、葡萄糖、大豆卵磷脂）、部分氢化大豆油、部分氢化棉籽油、水。

还含有 2% 以下的：糖蜜、分离小麦蛋白、泡打粉（小苏打、磷酸铝钠）、盐、鸡蛋、人工香精、脱脂牛奶。

巧克力饼干不仅是小朋友常吃的零嘴，大人也常吃。但其实这些巧克力饼干里面都没有巧克力，它们只是有巧克力味的饼干。美国食品药物管理局（FDA）要求巧克力要

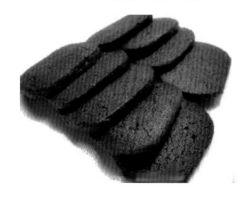

含可可脂，然后大部分工厂都使用便宜的植物油来代替，最可怕的是使用氢化的棕榈油，含反式脂肪酸。因为可可很贵，全世界能生产可可的就只有在热带的地区（例如台湾南部的屏东），所以并不多，物以稀为贵。可是现在全世界要吃这么多巧克力，于是他们就做出了不需要可可脂的巧克力，改用便宜的棕榈油、大豆油、棉籽油来

代替，这样只需要一点点的可可就能做出来巧克力的味道。

五、焦糖里面是什么

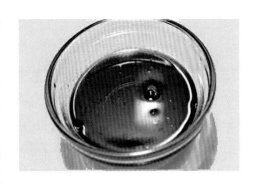

成分：玉米糖浆、高果糖玉米糖浆、加糖浓缩脱脂牛奶（脱脂牛奶、糖）、水。

含有 2% 以下的：磷酸氢二钠、柠檬酸钠、食盐、人造香料、焦糖色素、黄原胶、人工色素。

市售的焦糖糖浆虽然长得像焦糖，但其实这些食品工业制造出来的焦糖和我们自己在家用糖熬出来的焦糖是完全不一样的东西。食品工业制造的焦糖糖浆不是用蔗糖熬出来的，它主要是用玉米糖浆调配出来的。美国生产非常多的玉米，到处都在种玉米，主要是种给牛吃的，所以收割时是整株玉米连它的茎叶全部一起采收，整个拿去喂牛。不仅如此，美国玉米多到可以去炼糖，也就是玉米糖浆 corn syrup。

玉米糖浆的特点是它里面都是以果糖为主，果糖是个很不好的东西，在后面我们会讲糖的问题，到时再来跟大家讲果糖到底是什么可怕的东西。

六、花生酱里面只有花生吗

成分：烤花生、糖、氢化植物油（氢化棉籽油、氢化葡萄籽油）、糖蜜、盐、部分氢化的棉籽油。

花生酱的主原料花生也是美国生产很多的农作物，然而花生酱里面除了花生以外，还有很多的糖和植物油，可以说是花生味道的糖油。（其中常用的植物油又是氢化棉籽油。）为什么不用纯花生来做花生酱呢？因为用纯花生做出来没有这样做出来的好吃。它这里面的糖的含量非常高，因为花生本身不是那么甜的东西，所以它另外加了很多糖。此外，虽然花生本身就很油，可以榨油，但是它的油榨出来了以后是包装成花生油去卖，不是去做花生酱，这样花生油可以卖个好价钱，就比较贵，至于花生酱就用便宜的棉籽油去组成其油脂的部分，以减低花生酱的成本。

总之，就是以植物油取代花生的油，做成花生酱，这样好大一罐就可以只卖五块钱。（如果有良心的厂家，做一个纯花生做的花生酱，价钱就会贵很多。）这些工厂为了赚钱真的很可怕。因此，大家要记住："吃食物，不要吃食品！"一颗苹果、一根玉米、一包米，这种就是食物，所以吃花生就好，不要吃花生酱。

药食心源小·贴士：花生皮不要丢

在花生去掉花生壳之后，花生仁的外层还有一层红色的皮，这层花生皮在中医里面其实也是一种中药，叫作花生衣，它能补脾胃之气，进而达到养血止血的效果。因此，吃花生的时候，记得连皮一起吃，不要把花生皮丢掉，它是个好东西。特别是产后妇女，或是处于经期的妇女，更应该多吃带皮花生，来补充流失的大量血液。此外，中医说"发为血之余"，如果有落发或白发的问题，也可以多食用带皮花生来养血，使得头发能乌黑茂密。从营养学的角度来看，花生皮也能改善各种出血问题，因为它能促进造血机能，提高人体血小板的含量，同时增强毛细血管的收缩机能，对心血管疾病的预防也有一定的帮助。

七、您知道不会融化的冰激凌吗

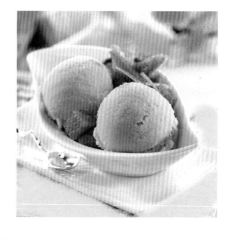

成分：牛奶、糖、玉米糖浆、鲜奶油、乳清、一酸甘油酯、二酸甘油酯、角豆胶、关华豆胶、鹿角菜胶、天然香料、胭脂树红色素、维生素 A 棕榈酸酯、塔拉胶。

曾经有一个很有名的新闻报道在台湾某一个超市的冰激凌，放在室外，到了第二天都还没融化。现在有些冰激凌做得很不容易融化，甚至可以放置在室温下好几个小时都不融化，如果是一个真正的冰激凌，离开冷冻库没多久就融成一摊水了。《纽约时报》登过一篇文章叫作《失去的冰激凌》，说我们现在的冷冻奶制品甜点在法律上已经不能被称为冰激凌，因为它们并没含有 10% 以上的牛奶脂肪，有的只是大量的玉米糖浆、胶和乳清。这就是现在的这些冰激凌不容易融化的原因了。

有一种东西叫卡德兰胶（Curdlan Gum），是一种胶状的东西。大部分的素食产品，例如蒟蒻丸子、蒟蒻饼，我都不太敢吃，因为它们大部分都是卡德兰胶。卡德兰胶是一种非病原细菌 Agrobacterium biobar 1 所生产出的 β-1，3-葡聚糖，由葡萄糖组合而成的聚合物。这个东西有个特点，它是种经过消化也不会被人体吸收的多糖类。如果你吃过素食产品中的蒟蒻丸，就知道它吃起来非常的脆，甚至拿起来往地上一丢，还会弹回来，非常的有弹性。可是如果你没有把它嚼碎，吞了半颗丸子下去，第二天拉出来就是半颗丸子。

现在很多食品也是用这种胶类物质去做的，是合法的，他们也认为这些东西还不错，因为吃进去跟没吃一样，吃一个胶，就拉出来一个胶。像冰激凌就会使用这些胶来增强它的黏稠性，代替原本比较昂贵的材料，也因为如此，那些冰激凌便不容易融化。

还有就是玉米糖浆，因为它实在太便宜，几乎每个食品都会用它。

我有个远亲是做食品的，他跟我讲，如果他们规规矩矩来做，反而是种困扰，不仅容易坏掉，味道又没有那么好，卖相又比较差，价钱又比较贵，所以没有选择。

八、鸡蛋味的布丁没有鸡蛋

成分：天然香料、色素（包括 β-胡萝卜素）、香料、盐、洋葱粉、蔬菜胶（黄原胶、关华豆胶）、钙（硫酸盐）、铁（磷酸铁）、维生素 E（α-生育酚醋酸酯）、锌（硫酸盐）、泛酸钙、维生素 B2（核黄素）、维生素 B1（硝酸硫胺）、维生素 B6（盐酸吡哆醇）、维生素 B12、叶酸、维生素 D3、生物素。

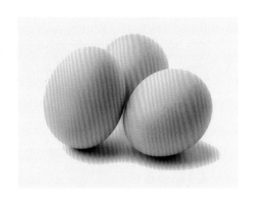

布丁没有蛋，这件事我 20 年前就知道了，那时候所有有蛋味的食品，只要加上鸡蛋粉，味道比真正的鸡蛋还要浓郁，工厂的布丁就是这样做出来的。若有一个品牌的布丁号称是用真正的鸡蛋做的，你去吃吃看，会发现没有这种假的、没有蛋的布丁好吃。假的布丁的味道实在太浓、太香了，而且一般人生下来之后所吃的第一口布丁，就是假鸡蛋味的布丁，从此便觉得这个味道才是布丁的味道，要到这个标准，才会觉得好吃。所以吃到真的布丁，反而嫌弃。

芋头面包也是这样，当你拿真正的芋头去煮，做出来的芋头面包，第一，味道不浓；第二，口感不香；第三，颜色丑丑的。现在的世界就变成这样，真的不见得人人喜欢，假的反而人们趋之若鹜。我们这本书虽然是在讲食品，其实也讲到了人生的无奈与哲学。

我们可以看到布丁的主要成分是香料，它是用来模仿鸡蛋的味道。后面就是一堆维生素，但就是没有鸡蛋。讲到鸡蛋，现在还真的在研究假鸡蛋，希望假鸡蛋能够为世人所接受。因为鸡蛋的消耗量很大，必须养很多鸡才能供给。美国人吃很多鸡蛋，光一个人一天吃的蛋量就很惊人，如果全世界每个人吃蛋的量跟美国人一样多的话，要养这些鸡所需要消耗的谷物量很多，就算全加拿大所生产的玉米和小麦等各种谷物的总量全部拿去喂鸡，生的蛋都不够吃。所以假鸡蛋也许是未来一个重要的东西，而且现在已经有假肉了，做得好像真的，还越卖越贵，这些假肉公司的股票，大家都趋之若鹜，等着它们上市。现在甚至还有更厉害的，刚才说的假肉是用没有肉的材料做出来的，另外有一种人造肉是用真正的猪或牛等动物的细胞，在实验室培养出来的，是真的一块肉，但不用杀猪或杀牛，不用杀动物，不用养动物，而是直接养出肉来了。在未来，人类可以说是一片光明，我们的食物都不会缺乏，我们可以变出假的食物，把你骗过就好。

九、假奶油，就在你身边

配料：水、大豆油、盐、甜鲜奶油酪乳、黄原胶、大豆卵磷脂、聚山梨醇酯60、乳酸、防腐剂（山梨酸钾、乙二胺四乙酸二钠钙）、天然香料、人造香料、维生素A棕榈酸酯、β-胡萝卜素（色素）。

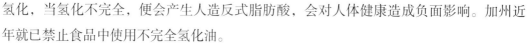

假奶油很普遍，人造奶油又叫作乳玛琳，是面包烘焙的常用原料，也是早餐常用的供涂抹用奶油。

由于在人造奶油的制作过程中有可能需要把脂肪氢化，当氢化不完全，便会产生人造反式脂肪酸，会对人体健康造成负面影响。加州近年就已禁止食品中使用不完全氢化油。

人造奶油很香，它里面除了植物油，还加了一堆香料，所以味道很好。但里面不仅有反式脂肪酸，对身体不好，还有我们在前面介绍过的用细菌产生的胶、乳化剂以及防腐剂等。

十、没有茶的茶饮料

主料：蒸馏水、糖、天然香料、柠檬酸、维生素C、绿茶提取物、焦糖色素、甜菊叶萃取物、瓜拿纳籽萃取物、人参萃取物、玫瑰果萃取物。

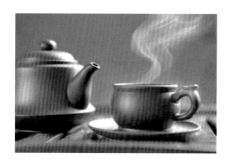 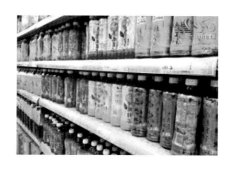

现在很多人喜欢去喝外面饮料店卖的茶，但这些茶大多不是用茶叶泡的，而是用一种食品工厂做好的粉做的，红茶就是红茶粉，绿茶就是绿茶粉，奶茶就是奶茶粉，奶绿就是奶绿粉，倒进去搅一搅，味道香浓可口。不过这种茶的味道还是比我们自己在家辛苦泡的真正的茶更差，但是因为需要的量很大，一般顾客对饮料店的茶的要求也并不高，只要是茶味就好。而且大多数小朋友自从生下来一直都是去外面买饮料店的茶来喝，都喝习惯了，喝到真的用茶叶泡出来，加上鲜奶所做出的奶茶，他们反而不习惯，觉得没有饮料店用粉泡出来的好喝。

除了饮料店，在便利商店、超市等也都有卖茶，罐装或瓶装的茶，这些茶也一样都不是用茶叶去泡的。它们的成分除了水和糖之外，主要就是香料和各种萃取物，让人们尝起来觉得特别的香浓、爽口、愉快，尝真正的茶都不容易有这种感觉，这就是外面的奶茶这么香，这么让人想喝的原因。

食品工业里面高手很多，他们调出来的东西绝对比你用天然食材做出来的要好吃很多倍，而且它还挑战人们的味觉极限，甜得让人不能忘怀，咸得好像春风拂面，香气高雅，真的令人难以抗拒。而且在经过现代的广告以后，这些食品就变成了天然的真东西。

十一、仅含有少于 2% 原汁的橘子汁

成分：水、高果糖玉米糖浆、含有 2% 或更少的浓缩果汁（橙、橘子、苹果、柠檬、葡萄柚）、柠檬酸、抗坏血酸（维生素 C）、β－胡萝卜素、硫胺盐酸盐（维生素 B1）、天然香料、食用变性淀粉、菜籽油、纤维素胶、黄原胶、六偏磷酸钠、苯甲酸钠（防腐剂）、黄色 5 号、黄色 6 号。

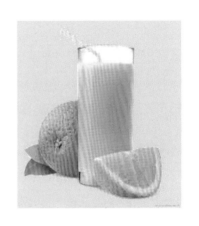

从上面市售罐装橘子汁的成分中，可以看到，第一个是水，其次是高果糖玉米糖浆，然后才是只有 2% 以下含量的浓缩果汁，以及一堆奇怪的添加物。你看浓缩果汁标签上面常常写 from concentrate（浓缩还原果汁）。为什么便宜的果汁都写这个？其实就是表示这是加入了少许果汁提取物的高果糖玉米糖浆水。那一点少得可怜的"真果汁"，就是确保它还勉强算是果汁。

🍱 糖的危害

讲到各种现代食品的问题，不得不谈"糖的危害"。

前面我们介绍了五味——辛、甘、酸、苦、咸，其中的甘就是甜味。在中国古代，除了有些水果有甜味，有些植物有甜味之外，没有太多很甜的东西。我们现在有糖，但糖的主要来源是甘蔗，而甘蔗在古代是从外国传进来的农作物（甘蔗原产于印尼的岛上）。甘蔗其实是天然的好东西，可是现代我们一般用的糖，已经不是原来的甘蔗糖。在美国连锁超市 Wholefoods 卖一种糖，叫 Dehydrated Cane Juice，字面意思就是干燥的甘蔗汁，它是把甘蔗汁榨出来以后，烘干脱水而成，没有经过纯化，所以吃起来有一个很重的味道，跟一般的糖只有纯粹的甜味不一样，它的甜味不够高，可是这种糖就是天然的，它比黑糖还

要原始。我们现在一般的糖，都不是上面说的这种糖，一般的糖都经过纯化，成分基本只剩下纯粹的糖。纯粹的糖有什么问题呢？我们接着就来看看关于糖的基本知识。

糖分成三种——多糖、双糖、单糖。

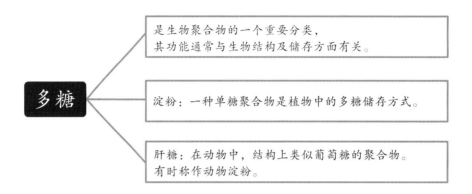

一、多糖

人的身体吸收消化多糖的速度比较慢一点，它是一个好糖。我们吃的饭，淀粉就是属于多糖，还有纤维素也是一种多糖，这些是在植物里面的，在动物里面的多糖，则有肝糖，它又叫动物淀粉。

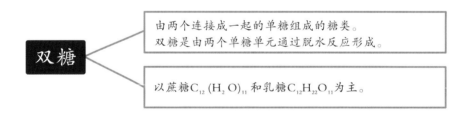

二、双糖

最常见的双糖是蔗糖和乳糖，而这两者之中又属蔗糖更为常见。既然叫双糖，就是说它里面是由两种单糖合成的，比如蔗糖就可以分解成葡萄糖和果糖两种单糖。

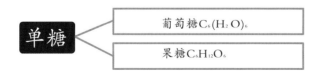

三、单糖

刚说蔗糖可以分解成两种单糖——葡萄糖和果糖，在这两种单糖之中，我们的细胞只"吃"葡萄糖（去医院打点滴，打的就是葡萄糖）。在日常生活中，我们细胞吃的葡萄糖大部分都是从我们吃的饭转化来的，是由多糖慢慢水解出来的葡萄糖，这是身体吸收葡萄糖的最大来源。

如果吃的是蔗糖，身体也可以从其中得到葡萄糖，可是这时会有一个问题，这个问题就是蔗糖分解出来的另外一半单糖——果糖。果糖虽然在水果里面也有，但是它在水果里面是跟多糖纤维合在一起的，所以身体很难吸收，因此就算我们吃了水果，里面的果糖大部分都不会被吸收，大部分都会被排出体外。这就是为什么天然水果的果糖对身体危害不大。

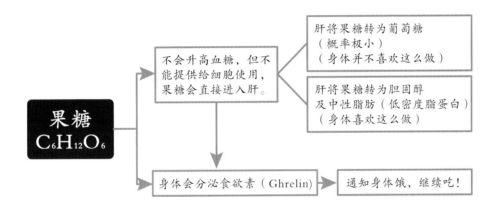

然而，后来的食品工业制造出了纯的果糖，而且还到处广告，说果糖是好糖，因为升糖指数是0，吃了血糖也不会增高，是不是很健康？一开始大家都觉得好高兴。但血糖不会增高的原因是因为它根本不会进入血中，我们的小肠是很聪明的，当糖进到身体来，如果是葡萄糖，它就送到血液里面，以输送至全身的细胞，给它们吃；如果是果糖，身体细胞不吃的，它就送到肝脏去，等着被代谢。人的身体排毒是靠肝脏，肝脏收到果糖，可以慢慢把它转换成葡萄糖，再送回给身体吸收，可是这个动作并不好做，因此，如果摄取了很多果糖，肝脏也代谢不掉，于是就只好把果糖变成中性脂肪，留在身体里面，现在很多人有脂肪肝，就是这么来的。

简而言之，摄取纯果糖时，全部都会进到肝脏，变成脂肪，堆积在身体里，所以果糖是超级可怕的东西。

现在的食品常常用到果糖，而会有这么多的果糖，主要是美国种很多的玉米，多到给牛吃，牛都吃不完了，就做成玉米淀粉，而玉米淀粉就可以用于提炼玉米果糖，果糖给人吃，吃了排不掉，全部堆在肝脏里面，就形成脂肪肝。

我家里的人从来不吃果糖，我们只吃蔗糖和黑糖。光不吃果糖还不够，但凡含有玉米果糖的食品也不吃。然而这也不算绝对严谨，只要有在外面吃东西，也会摄入果糖，因为外面的店有很多东西也是用含果糖的食品去加热做出来的。曾经有一个影片，内容是人家偷拍的，影片中，主角跑到法国一个高级的米其林餐厅，结果里面的菜都是从冰箱拿出来的一个塑胶袋包装，直接放到热水里融一融，撕开包装，倒上盘子，端出来便是一盘高级食品，都是中央厨房出来的。这里面就要搞鬼了，为了让客人吃得更爽口、更愉快，就加果糖！反正果糖刚好又很便宜，就多加一点！

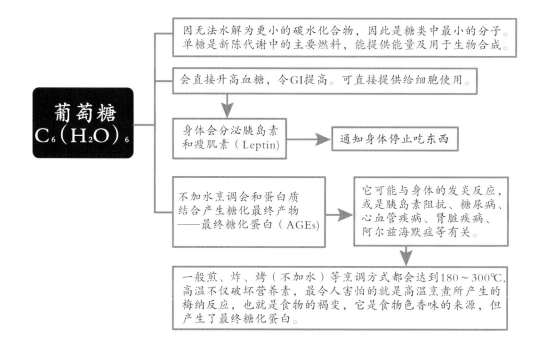

至于葡萄糖，大家最怕的是导致血糖高，因为血糖就是葡萄糖，所以它会提高血糖。血糖可以直接提供给细胞使用，但当身体的葡萄糖已经很多时，身体会分泌胰岛素和瘦肌素（Leptin），通知身体停止吃东西，因此只要吃的是正常的含有葡萄糖的食物，身体会知道什么时候要停止。可是如果吃的是果糖，身体会分泌的是食欲素（Ghrelin），通知身体继续吃东西，导致身体越吃越饿。因为吃果糖时，我们的血糖不会增高，身体会提醒我们的大脑说："我还很饿，我还要吃！"这就是为什么在吃含有果糖的食品时，不会觉得饱，反而胃口大开，越吃越多。让大家看着电视，吃着这种零食时，不会越吃越饱，只会越吃越饿，就一包接一包，很多胖子就是这么来的。

前面说了，肝不喜欢把果糖变成葡萄糖，只有在人饿了7天，饿到快不行的时候，身体说"再没有葡萄糖会死"，这时它才会开始把那些堆积的脂肪努力地转成葡萄糖。所以这东西吃进去就不好出来，要它出来，必须要饿 7 天，它才会开始燃烧，这个东西就是这么可怕。

为什么人越老越肥？就是因为吃了像果糖这些不容易排出来的东西。所以现在很多人提倡要断食，断食除了可以让人的身心灵提升之外，还可以让身体的废物燃烧排出。可是断食是很不容易的，所以我们在把东西吃进去身体的前一刻，实在要好好想清楚。

此外，糖还有一点很糟糕的是它会让人上瘾，当糖吃多了以后，人会一直想吃，不吃就不舒服。

现在的人容易取得糖，因为现在的糖便宜，不像以前糖很贵，只有达官贵人才吃得起，所以在以前很难吃到上瘾。在 18 世纪的欧洲，有一阵子糖被当作毒品，因为他们已经发现吃了糖以后会有上瘾的问题，它让人上瘾的力量甚至超过古柯碱。我们的身体对糖真的是很喜欢，我一直提醒自己不要再吃糖，可是有时候遇到心情很不好，吃一块提拉米苏，就感觉前途充满了光明，或是吃一块香浓的巧克力，已经疲惫的灵魂又得到了救治。糖就是这样让人感觉非常好的东西，因为从某种意义上说，它是轻微的毒品。

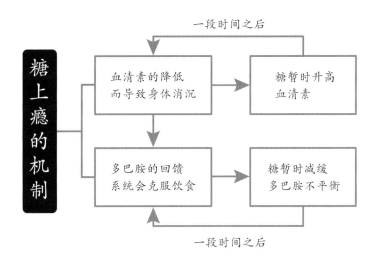

糖的上瘾机制主要是由血清素所导致，身体中的血清素会让我们整个人感到愉悦、快乐，当血清素慢慢降低以后，我们会感到消沉，而此时，若吃了糖，血清素就会提高。这就是为什么吃糖会让人感觉很愉悦，因为血清素增加了，但过一段时间以后，它又会降低，若又吃糖，慢慢地，我们的身体就会爱上糖。很多人都不知道这个原理，因此有些人是年纪越大，越爱吃糖。除了升高血清素，糖还能暂缓多巴胺的不平衡。多巴胺的分泌是由人体的脑下垂体的下丘脑来调控，当它不平衡的时候，人就会觉得不舒服，这时，若一吃糖，便会觉得好一点，然而没多久后状态还是会回来，就跟糖提升血清素的机制一样，都是个循环，所以人就会慢慢上瘾。上瘾之后，就很辛苦了。

营养学家建议糖的摄取量是一天 4 ～ 6 茶匙（注意是茶匙，不是汤匙）。6 茶匙很少，顶多不到 6 克，一颗方糖的量都比一个茶匙还要多，大约三个方糖就是 6 茶匙，然而一罐可乐就含有 12 块方糖，所以喝一罐可乐，糖的摄取量就已经是建议量的 4 倍了，当天就超量了。

所以说糖是珍贵的，一天只能吃 6 茶匙，要好好珍惜，便宜的糖千万不要吃。

以前我还在科技公司上班的时候，公司每个礼拜五都提供免费的甜甜圈，大家都吃，我也吃，想想既然是免费的，不吃白不吃，尤其每个同事对公司的种种怨、种种恨都化成一种力量，推动着大家把甜甜圈给吃下去，于是大家都拿好多。其实这种便宜的糖是不该多吃的，我们一天的糖摄入量配额只有六茶匙，不能拿来吃便宜的甜甜圈，要拿来吃五星级饭店的高级提拉米苏才值得吧！所以，太便宜的糖千万不要吃。我们每天对糖的适宜摄取量就只有六茶匙，吃完就没了，如果是吃点小饼干、小糖果，这还好；如果是喝含糖饮料，一罐下去，今天直接"破功"，这糖的摄取量可以抵好几天的份。

目前美国人平均一天的糖摄取量是 48 茶匙，也就 4 罐饮料的含糖量，而且不只是饮料，汉堡也有糖。大部分的食品都会加糖，因为既然糖会让人上瘾，食品商也希望让人吃上瘾，就会加点糖，在咸的东西里面加，加到刚好一般人察觉不出来的程度，比例刚刚好，你就会一直吃，一直吃。由于吃的主食也有糖，喝的饮料也有糖，然后再吃个甜点也有糖，所以美国人的健康差，就是靠吃糖吃出来的，全世界都认为美国是强国，但只有糖可以打败美国人。

糖会引起非常多的健康问题，在这边稍微举出几个例子给大家看看。

（一）糖能导致的健康问题

第一，破坏体内平衡。破坏了胰腺 β 细胞，使其他腺体为了平衡而引起分泌混乱。

第二，造成酸性体质，使身体进一步析出骨内的磷与钙等矿物质来平衡，所以糖是会把"骨本"都抽出来的恐怖东西。

第三，混乱免疫系统，造成食物过敏。现在的人有过敏问题的很多，就是因为糖吃的多。以前没有这么多过敏的人，因为以前糖贵。过敏是指免疫系统本来应该保护我们的身体对抗外来物，可是它却没事就跑出来打，过度敏感了。比如小孩子的异位性皮肤炎，有时与其母亲相关，母亲乱吃，结果生出的小孩子就容易过敏。

第四，混乱免疫系统，引发发炎（C 反应蛋白增加），产生代谢综合征，主要就是血压、三酸甘油酯、血糖都提高。

第五，失智症。糖会腐蚀牙齿，也会腐蚀大脑。吃糖过多会导致蛀牙，这个大家都知道，牙齿这么硬，糖都能够腐蚀，然而脑也会被腐蚀，人就变笨了。患有失智症的人很多，每 12 个老人就有一位有失智症。

第六，癌症。癌症就是失控的嗜糖细胞，这是 1931 年的诺贝尔奖得主，欧洲的 Carl Bosch 提出来的。正常的细胞需要有氧来催化产生能量，不正常的细胞却可在缺氧的状态下把糖转化成能量，而癌细胞会让身体进一步把蛋白质（而非碳水化合物或脂肪）转成糖来喂养癌细胞。细胞病变就是癌症，这是大家最怕的。

第七，癫痫。糖化终产物的攻击会造成癫痫。糖化终产物就是最终糖化蛋白 AGEs（Advanced Glycosylation End-Products），是由把糖不加水烹调，和蛋白质结合所产生。例如焦糖，就是把糖拿去烧得焦焦的；或是烤肉时刷的甜甜的酱，去烤出来也是糖化终产物。这都是很好吃的东西，然而却会造成大脑的癫痫。

这些例子还只是糖引起的健康问题的其中一部分，这样看来糖真的是毒品，对人体危害很大，而且又会让人上瘾，完全符合毒品的特点。更糟糕的是，这个毒品竟然还是合法的，还是一种美食、一种文化、一种心灵的慰藉、一种精神的力量。

看到这里，如果你还不够害怕，再继续往下看。关于糖，在这里也帮大家列出了一些日常生活的注意要点：

（二）吃含糖食物的注意要点

1. 每天不要超过 6 茶匙

诺贝尔奖化学奖得主 Linus Pauling，他得到两次诺贝尔奖，非常不容易，诺贝尔奖得一次就够吹一辈子，他得了两次。他说："如果要我将一样东西从饮食清单中剔除，那会是糖。"为什么？因为他是化学奖得主，所以前面那些关于糖的问题，他最清楚，他知道这个鬼东西很可怕。因此，如果要不吃一样东西，就是糖。可是有人会觉得不吃糖，生命就没有意义了，就好像戒酒有一句话是这么说的，"不戒酒伤身，戒了酒伤心"，而糖也是，戒不了，那我们至少限制摄取量，每天不要超过 6 茶匙。每天对自己所吃入的糖，要斤斤计较，吃一点就好，有一点愉快的感觉就好。

2. 少吃添加糖，要吃天然糖及天然碳水化合物及完整水果

一份番薯有 36 克碳水化合物（包括纤维素），但只有 15 克的糖（3.75 茶匙）。番薯尝起来很甜，不过一个番薯也只有 3 茶匙多的糖，不像一罐可乐就有 24 茶匙糖。天然的东西里面所含的糖其实没有很多。

3. 不喝汽水、果汁、含糖饮料及 –ade 饮料

–ade 饮料指的是像 lemonade 一类的饮料，lemonade 用中文可翻译成柠檬汁或柠檬水，但它的原料并不是柠檬和水而已，它喝起来是甜的，但柠檬本身不会甜，可是全美国大家在喝的 lemonade 都是甜的。Lemonade，就是 lemon 加上 ade，也就是加糖，加糖的就叫 –ade，所以 –ade 饮料就是加糖的饮料。现在有很多饮料都有加糖（不加糖不好喝），譬如豆浆，豆浆本身不会甜，甜豆浆就是加糖的，这种就不要喝。果汁也是，外面

卖的果汁都一定加糖，让它够甜，甜到客人喜欢，而不加糖、不甜的，就不好卖，老板生意就很差。

4. 不吃不加水烹饪（煎、炸、烤）的食物

因为当煎、炸、烤时，只要有糖在里面，糖经过煎、炸、烤就产生糖化终极产物，这我们在前面介绍过了。

5. 避免食用果糖

现代的食品里面，最常用的糖就是果糖，因为它便宜，所以果糖到处都有。美国佛罗里达大学甘士维尔校区教授 Richard Johnson 建议："依果糖的有无来辨定什么是健康食物。"有果糖的，便不是健康食物；没有果糖的，才是健康食物。在知道果糖的坏处以后，美国的可口可乐里面的糖就改成了蔗糖，直接把真正天然的糖加进去，取代本来的果糖，但在亚洲的可口可乐居然仍是用果糖做的（可能商家觉得反正又不是他们自己吃），后来亚洲地区的人抗议，最后也改了。

6. 避免食用巧克力

看到这可能有人就在心里大喊："怎么可以！我怎么能不吃巧克力！"市售的巧克力（包括黑巧克力）都是甜的，这甜的源头就是糖。（含糖巧克力的咖啡因会不断刺激胰岛素生成，破坏胰腺。）只要是巧克力都含糖，要真正的无糖，那就变成了巧克力的原料——可可豆。巧克力的原料可可豆有抗氧化物黄烷醇，可降低胆固醇、血糖、血压，但完全没有甜味，其实是不好吃的，甚至可以说是难吃的。曾经有人送我一罐无糖无奶纯可可粉（巧克力粉都有加奶加糖），那罐还在我家，好多年都喝不完，因为它喝起来就好像喝药一样，苦得不得了。

7. 糖对儿童的影响比大人的严重

有时候当小朋友到诊所去找我看病，我都跟他们讲："不用看了，少吃糖。"很多过敏、湿疹等，都是吃太多糖导致的。而且糖会使人从儿童时期开始形成 2 型糖尿病。1型糖尿病就是天生遗传的糖尿病，2 型则是从儿童时期开始，是由糖造成的。

（三）儿童吃糖过多可能导致的问题

1. 过敏

现在小朋友过敏的很多，过敏就要少吃糖，最好不吃糖。当然我们可以把一些过敏症状用中药去掉，可是这些症状过一段时间还是会回来，除非小朋友们真的减少对糖的摄取。

2. 无法超过 4 小时不吃东西

很多小朋友很容易饿，是因为现在很多食品都含有果糖，而果糖会导致身体分泌食欲素，让人觉得饿，吃了还想吃。

3. 很难入睡或爱睡

这个很重要，有些小朋友不容易入睡，早上起不来，也是糖害的。现在食品都有糖，很难避免。我家的小朋友本来都不吃糖的，但是再怎么样也是生活在现代，所以在他们小学以前，糖吃得不多，到了高中以后，朋友在吃，同学在吃，于是他们吃糖也吃得越来越多。而且我家的高中旁边就有一家卖台湾手摇饮料的店，生意很好，客人全部是高中生，人手一杯，喝多了，晚上就不好睡了。

4. 经常头痛、感冒或细菌感染

5. 过动或无精打采

现在的过动儿很多，我在诊所里面就看到有很多家长带着小孩子来，说学校认为孩子过动。这些孩子无精打采，上课不能集中精神，还要吃控制这方面症状的西药。然而在小孩吃了西药后，这些家长们开始去查很多资料，发现不妥，后来就来找我。这些小孩子的问题，很多其实都是摄取过多的糖所造成的。

6. 蛀牙

7. 过重

像蛀牙和过重这种，不用说，大家也知道，不像前面的问题那么生疏。小朋友对美味比我们大人更没有抵抗力，他们觉得这个东西好吃就吃，并且糖又是一个合法的食品，那就使劲吃，吃到后来就出现很多问题。发现问题以后，大家才想到要怎样去改善、治疗，殊不知，只要把生活习惯改一下就好了。

下面顺便谈一下蜂蜜和冰糖。蜂蜜虽是天然的食物，可是蜂蜜里面也含葡萄糖，同样不可多吃，当然，还是比果糖好一点。至于冰糖，不要以为冰糖就不是糖，它跟前面讲的糖的危害都是一致的。那有没有什么东西能作为糖的替代品？很可惜的，能够替代的东西有它另外的危险，比方说代糖。因此，在痛苦的人生里面，只能够有一点点的快乐。

佛经里面有一个故事，说有个人掉入一口井中，伸手一抓，抓住一根树枝，挂在那边晃，发现井底下有一条毒蛇在等着他，他不敢掉下去，想往上爬，结果上面一只老虎在井口看着他，进退两难之时，正好上面有一个蜂巢，里面的蜂蜜滴了下来，他张开嘴巴，舔到一点蜂蜜。佛陀讲这个故事来告诉世人："人生的苦痛，就是下有毒蛇，上有猛虎，生命就悬在一条细细的树枝上，而掉在嘴里的那一点点的蜂蜜就是人生的快乐。"所以，有时候真的没办法，吃点糖吧！反正还有 6 克的配额可以用。因为我们人生真的很苦，所有的幸福都是短暂的，所以没办法，只好吃一点糖吧！就是记得吃少一点，不要吃太多，不要跟自己过不去，因为它造成的危害都会在我们年老的时候显现出来，为了让我们老的时候不要那么痛苦，少吃一点！

药食心源小·贴士：饮用绿茶可以预防蛀牙

市面上大多数牙膏都标榜着含氟，因为氟化物可以增强牙齿的珐琅质，防止细菌所形成的酸性物质腐蚀牙齿，使牙齿比较不容易蛀牙。其实除了牙膏中添加的氟之外，食物中也有天然的氟，最常见的是海鲜类，例如鳕鱼、鲑鱼、比目鱼等，不过我们这里要介绍的是一个不但在日常生活中非常方便取得，又能经常摄入的来源——绿茶。绿茶的氟含量虽然没有某些海鲜来得高，不过绿茶容易喝到，就算常常喝也不会觉得腻，所以是大多数人从食物中取得氟的最佳选择。在所有的茶类之中，绿茶的氟含量是较低的，咖啡因含量也是较低的，而保健功效则是相对最高的，因为在所有的茶里面，只有绿茶是未经过发酵的茶，它最大限度地保留了其中的营养素，如儿茶素，能降血脂，舒张血管，防止动脉硬化，提高免疫力，抑制病毒，抗癌等，所以饮用绿茶不仅仅能固护牙齿，防蛀牙，对身体健康也是好处多多。

椰子油

油的使用跟大家切身相关，在这里，我要特别跟大家介绍椰子油。油这么多，为什么特别讲椰子油？

还记得以前大家都说椰子油不是健康的油，因为椰子油在室温下会凝固成一块，大家就认为当它进入身体后，在心脏就会堵起来。事实上，我们心脏的温度比手心还要热，一块椰子油放在手心，没多久就会融化，变成液态，所以在心脏，它也是呈现液态，不会凝固的。

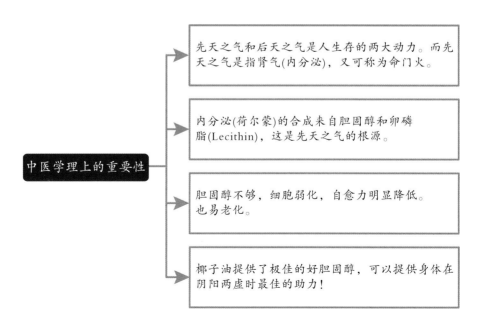

椰子油在我们中医来说很重要，它牵扯到"命门火"理论，命门火听起来很玄，但其实命门火就是我们的内分泌，也就是我们所分泌的荷尔蒙（激素）的量和质。如果荷尔蒙的量和质不足，人就会开始老化。如妇女到了更年期，内分泌的功能开始虚衰，月经结束，人就老化。当然有些人是"力挽狂澜"，年近六十，貌似四十，但是一般来说是不容易的。要抗老化，必须让我们的内分泌增强，那内分泌要怎么增强？首先，我们来看荷尔蒙的组成，它的原料有两个部分，一个是胆固醇，一个是卵磷脂。

大家听到胆固醇，第一个想到的都是"胆固醇高＝危险"，可是事实上，胆固醇高已不再是一个重要的健康指标。当初那几年一直在讲胆固醇要低，搞得大家都很怕，都把胆固醇弄得很低，然而它的库存越低，身体的内分泌就越差，也就是中医说的肾气虚衰，人就会老得快，身体冷得早，就容易生很多奇怪的病。后来就有很多医生站出来说，胆固醇本来就是身体所需要的，而且不是只要好的胆固醇，坏的也要。胆固醇是很重要的，一定要！

现代医学中所谓好的胆固醇指的是高密度脂蛋白胆固醇（HDL）；坏的胆固醇指的是低密度脂蛋白胆固醇（LDL）。

吃过水煮蛋的人就知道，在把蛋壳剥掉之后，蛋白与蛋黄中间一层蓝蓝的东西，那就是卵磷脂。如果吃素，不吃蛋，那可以去买大豆卵磷脂，它是从大豆提炼出来的，吃起来会让人感觉好像吃蛋黄一样。

当卵磷脂和胆固醇充足时，人的内分泌会变强，看起来就非常的年轻，人就老得慢。

要摄取胆固醇，比较好的选择应该是动物油，而不是植物油。

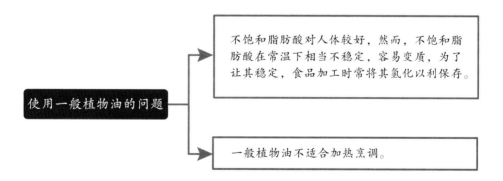

使用一般植物油的问题

不饱和脂肪酸对人体较好，然而，不饱和脂肪酸在常温下相当不稳定，容易变质，为了让其稳定，食品加工时常将其氢化以利保存。

一般植物油不适合加热烹调。

在1920年至1960年间是美国心脏病患者急速增加的阶段，在这段时间医生告诉大家不要用动物油，要用植物油，所以人们都改吃色拉油、玉米油等，而这些都是经过氢化的植物油。（经过氢化的原因是为了让油稳定，如果不氢化的话，它们是不稳定的。）氢化油对身体非常不好，它容易在体内变成中性脂肪群。

心脏病患者急速增加阶段（1920—1960年），美国人的动物脂肪消费量下降，但是，氢化油及采用工业制程的蔬菜油的使用量则戏剧性地增加。

其实，椰子油和猪油这种在室温下会结成块的油，到了我们身体里面，因为我们的体温，它不会凝结，反而会做血管的清扫工作。

我们不要讲什么科学理论，我们就讲一件直接可以观察到的事情。我家小时候在台湾南部高雄美浓乡下，厨房里没有抽油烟机，煮饭烧菜都是用猪油。猪油拿来炒不会有油烟，因为它的冒烟点很高，它可以用来做高温油炸，也不会冒烟。因为用猪油做菜没有油烟，所以厨房很干净，直到后来，人家说："你们还在用猪油哦？！要用色拉油、植物油，身体才会好。"后来家里就换成用色拉油，一用色拉油以后，就得装抽油烟机。我以前清扫过抽油烟机，非常难清理，抽油烟机里面粘的这些东西，我们的心脏里是不是也被粘上了？这就是植物油的问题，如果用猪油或椰子油，它就不会有这个问题。

现在，大家知道这个原理以后，椰子油变得好贵。

有人说吃椰子油或吃猪油，胆固醇会很高，为了身体健康，血清胆固醇应该要低于180mg/dL。但事实上，血清胆固醇低于180mg/dL的人死亡率反而会比较高。在日本大阪一项持续11年对于1万人的研究之中，结果显示胆固醇高的人最长寿，而且没癌症。这道理很简单，因为内分泌强，身体就热，功能就强，老得就慢。

血清胆固醇低于180mg/dL的人死亡率反而比较高。

然而好多人都说不要多吃胆固醇，看到身体检查报告血清胆固醇含量为0，都好高兴。这些人不知道，胆固醇低其实不是件值得高兴的事，这些人是癌症好发族群。有一阵子我发现有很多人在吃生机饮食，结果有些人吃着吃着就得癌症了。例如，在加州湾区有一位佛学老师，吃素很多年，吃得非常清淡，而且吃生机饮食，都不吃什么油，最后得癌症。有些人吃得脑满肠肥，活上百岁。

日本大阪11年1万人研究：胆固醇240~280mg/dL的人，最长寿。

韩国健保48万人研究：胆固醇211~251mg/dL的人，死亡率最低。

这样大家就知道，下次看到自己胆固醇略高的时候，不用担心，因为这表示你老得慢，死得晚。

因胆固醇过高而心肌梗死的案例并不多，在心肌梗死的案例中，大多是先天性的，他们的胆固醇一般都不高。

因此，一般的植物油不适合烹饪，因为是氢化过的，植物油里面只有像椰子油这种跟猪油一样在室温下是凝成一块的，才是最好的。

曾经有一位患者跟我说他脂肪肝（Fatty Liver）很严重，他说他平常吃得很健康，都不吃油。他不吃油怎么会有脂肪肝？大家还记得吗？前面在讲糖的时候，讲过有一个东西叫果糖（Fructose），果糖很可怕，我们的身体不吸收，丢给肝脏，转成中性脂肪堆着，就变成脂肪肝。

　　要怎么看一个人吃的油适不适合他？你一手抓着他的手，一手摸着他的额头，如果他的手比较热，额头比较冷，表示他的身体比较热，常吃的是正确的油；如果头越来越热，手越来越冰，表示身体越来越冷，常吃的油就是错的。很多吃素的人身体差的原因就是不会吃正确的油，而学会吃油是很重要的。

　　为什么现在还有人出来说不能吃椰子油？还在讲 20 年前的那一套？因为美国其实不喜欢椰子油，美国不怎么生产椰子油，所以没有人会为椰子油讲好话，于是就大肆宣扬吃色拉油才好。

　　内行的、懂油人都在吃椰子油一类对人体比较有益的油，这个事一般人听到可能有点难以相信，这明明是当初专家们都叫大家不要吃的油啊？但有时候很多事情就是这样，物极必反。

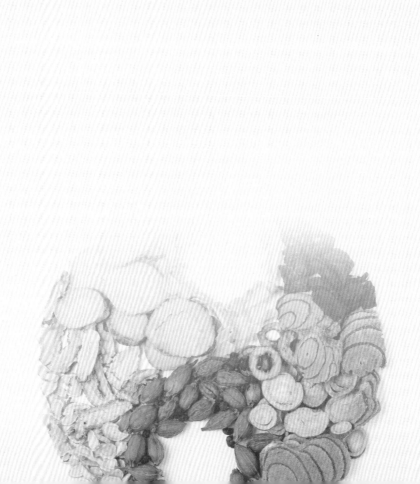

第九章　养生食物的简明功能分类：《神农本草经》中的食物归纳

在这章我们要讲的是"历代本草文献所载具有保健作用的食物归纳"，这个题目听起来很惊人，历代本草著作在前面有很多说明，凡是讲到很多种中药的书就叫本草著作。我们也提到了最早的一本本草书叫作《神农本草经》，神农就是神农大帝，大家应该都听过神农尝百草，就是那个神农，他代表古人，对大自然里面的植物、动物、矿物的性味，去了解，去体会，看这些东西对我们人体的帮助和危害。

网络上有一个笑话说："你知道神农大帝的遗言是什么吗？他最后一句话就是'啊，我的天，这个有毒！'"他就是尝百草，尝到有毒的。

神农大帝是很厉害的，他把百草的性味都尝得很清楚以后，记载成了《神农本草经》。在《神农本草经》的内容中，我们就把其中具有保健作用的归纳起来。以前也曾做过《神农本草经》的归纳并和一些民众分享，但那次的归纳太过系统而细腻，和一些朋友分享之后，大家看完就忘记。毕竟日常食材的运用是我们每天要面对的，而不是做什么学术研究，虽然里面学问很深，暂时能够容易掌握才是最适合的，在本书中我们重新分类，将它们归纳成五个类别：

1. 更有力。

2. 健神志。

3. 更美丽。

4. 更强健。

5. 耳清目明。

这样一来，不仅容易分清楚，在使用上也更简单明了，看是想要更有力，还是想要更美丽，就照着那个类别吃就可以。

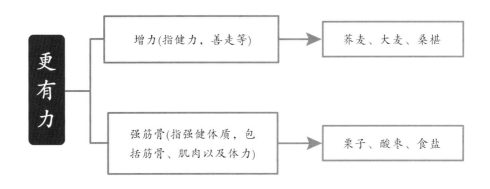

一、增加力量

增力，就是增加力量。力量增加，人就会善走，也就是更能走。一般来说，女生比男生能走。男生和女生去逛街，女生可能已经逛了三个小时，还在逛，男生走了 5 分钟就找个地方坐下来，拿出手机在那边看，根本走不了。不知这是不是能够说明现代女性比男性更能够走路。而我们所说的力量，在中医来说就是指"阳"，我们身上的阳气越足则能量越高、力量越大。那我们为什么要强调力量足就能够善走呢？主要是因为我们全身力量最大的部位就是腿和脚，腿脚的力量越大就代表着我们的肌肉越是发达，而肌肉发达的下肢可以让我们的心脏在输布血液到全身的时候能够比较轻松。我们都知道心脏把血通过动脉往外传送，而当血液回流心脏的时候，静脉里面会有静脉瓣帮助我们把血液推回心脏，而发达的肌肉代表着我们的静脉瓣的力量也比较大。如果静脉瓣没有那么有力量的话，我们的心脏就会非常吃力，因为得完全靠心脏把血液送出去又推回来。所以我们要强调腿和脚的力量，很多人都知道"脚是第二个心脏"这个道理，如果脚能够强健的话，心脏的负担就小，那么心脏可以为我们服务的时间就越长！

而我们要增加力量，要善走，就要吃荞麦、大麦、桑椹。

我们分别说明如下：

1. 增力：荞麦

依中医本草学的归纳，荞麦的性味是性寒、味甘。其归经是归胃、大肠。荞麦可以消积、降气、宽肠、敛疮，荞麦在食疗方面适用于：

- 肠胃积滞、泄泻、痢疾。
- 白带、白浊。
- 丹毒、痈疽、烧烫伤。

2. 增力:大麦

大麦的性味是性寒、味甘。其归经是归脾、肾。大麦可以和胃宽肠、消食、止渴、利水,大麦在食疗方面适用于:

- 腹胀。
- 食滞泄泻。
- 小便淋痛。

3. 增力:桑椹

桑椹的性味是性寒,味甘、酸。其归经是归肝、肾。桑椹可以除热养阴、益肾固精、黑发、明目、解酒,桑椹在食疗方面适用于:

- 消渴。
- 肠燥便秘。
- 头晕目眩。
- 腰酸、耳鸣、须发早白。

二、强筋骨

强筋骨是指强健体质,包括筋骨、肌肉、体力,那就要吃栗子、酸枣、食盐。

1. 强筋骨:栗子

栗子这个东西不只在超市买得到,甚至在郊外都捡得到,知名的美学大师蒋勋老师就写过一篇文章,说他在乡下总看到地上有很多栗子,他会把它捡起来。有一次我认识的几个高中生就到野地里面去捡了好多栗子来做义卖。

在中医的本草研究里面,栗子性平、味甘,是一种能够补肾并且强健脾胃的食物,主要功能是养胃健脾、补肾强筋、活血止血。它适用于反胃、泄泻、痢疾、衄血、吐血、便血、筋伤骨折肿痛、瘰疬疮毒。

现代医学研究也指出栗子富含能促进脂质代谢与消除疲劳的 B 族维生素、能提高免疫力的维生素 C,可以消水肿并预防钾造成的高血压,还具有调整肠道作用的膳食纤维,有益健康的成分相当多。

药食心源小·贴士:黑糖栗子治四肢无力

栗子又称板栗,是少数可以当主食的坚果类之一,并且有"干果之王"的美誉。从营养学的角度来看,栗子和其他坚果类有个不太一样的地方,就是栗子中的脂肪含量很低,淀粉含量比较高,可以当粮食,此外,栗子含有丰富的营养素,包括蛋白质、膳食纤维、维生素 A、维生素 B 1、维生素 B 2、维生素 C、生物类黄酮,以及钾、镁、铜、铁、锰、锌等。从中医的角度来看，栗子也是个很好的食物，它能入脾、胃、肾，能养胃、健脾、补肾，有强壮筋骨的效果。有一个食疗方就是用栗子加黑糖来治疗大病之后身体虚弱、四肢无力的症状，以下我们就来看这道黑糖栗子的做法：

黑糖栗子

◑ 材料

栗子 500 克、黑糖 50 克。

◑ 做法

①栗子去壳后，用开水烫一下，去皮。

②锅中加入去好皮的栗子，加水盖过栗子一到两指高，加入黑糖。

③小火慢慢煮，不要让水到明显滚动的程度，煮两个小时。

④关火，即完成。

2. 强筋骨：酸枣

一般而言，我们吃酸枣比较少，不过它很有名，因为它的仁是一味很有名的药，叫作酸枣仁，很多人都知道，失眠就吃酸枣仁。

依中医本草学的归纳，酸枣仁的性味是性平，味甘、酸。其归经是归心、肝、胆。酸枣仁可以养心益肝、安神、敛汗，酸枣仁在食疗方面适用于心悸、失眠、体虚、多汗。

关于酸枣仁，我有一个故事，我曾经在药店里面当过坐堂，坐堂就是中药店里面摆了一张桌子，一位中医师坐在那帮客人看诊，我就在那帮人看诊，看了一年，有一次我开了酸枣仁汤，老板就问我是要生枣仁，还是熟枣仁。我一下就露馅了。老板他家三代都在卖药，他对药性很懂的，他对我说："看来你就不懂了，一般来说，酸枣仁要有效，要生的一半，熟的一半。"他说生的酸枣仁会让人白天很有精神，熟的酸枣仁会让人晚上很好睡，所以各半的时候，让人白天很有精神，把能量消耗完，晚上就好睡了，最有效。后来我经常请教他，他就是我的中药老师，我问了他很多与中药相关的问题。

药食心源小·贴士：银耳枣仁汤治夏日失眠

失眠是现代人常有的问题，不论是躺在床上几个小时却难以入睡，或是睡眠的质量不好，中途容易醒，或是醒得太早等，长期下来都会对人的生理和心理造成很大的影响。如果有长期失眠的问题，务必要寻求医师的帮助，但如果只是短期的失眠，特别是在夏季的时候，天气炎热，再加上白天的时间比较长，睡眠因此受到影响的时候，不妨试试银耳枣仁汤，解暑又助眠。

银耳枣仁汤

❶ 材料

银耳 15 克、酸枣仁 20 克、冰糖 25 克。

❶ 做法

①将银耳洗净,用清水浸泡 1 个小时后,沥干,剪成小片。

②将酸枣仁洗净沥干,用布包袋或茶包袋包起。

③锅中加水煮滚,加入银耳和酸枣仁,煮 1 个小时。

④关火,加入冰糖调味,盖上锅盖,闷半小时。

⑤将酸枣仁包取出丢弃,即完成。

3. 强筋骨:食盐

食盐就是盐。我有讲过,人要吃点盐,如果不吃盐,手脚会没力。做工的人,都要吃很咸,我以前当兵的时候,装水的水桶旁边都会有一个盐罐,拿水壶去装水时,都要放一些盐进去,要不然体力撑不住。人不吃盐的话,手脚没力,所以很多患者说手脚没有力时,我就问他们:"你吃得很咸吗?"他们的回答几乎都是:"不咸。"不喜欢吃咸的,那难怪手脚没有力。

不吃盐为什么会力量弱呢?因为盐里面有一个东西叫钠离子。当人体中的氧和葡萄糖作用,释放出二氧化碳,细胞里面的线粒体 ATP 的位阶会提高,我们的身体就有能量,人就会很有力量。在这过程中产生的二氧化碳要排出去,可是身体中的二氧化碳要出去不容易,因为二氧化碳溶在水里面会产生泡泡,所以如果二氧化碳都溶在血里面,血里面就都是泡泡,血管就会堵塞,人就死掉,是行不通的。因此,人体中的二氧化碳要从血液出去,它必须跟钠离子结合成固体,这样才能经由血液送到肺泡,才能再把二氧化碳放出来。那人体中的钠离子从哪里来?盐,也就是氯化钠。于是当盐吃得不够,钠离子就不够,二氧化碳排不出去,人体就无法继续制造能量,身体就没力。此时,若能吃一点盐,就会很快充满了力量和精神。

依中医本草学的归纳,盐的性味是性寒,味咸。其归经是归胃、大肠、小肠、肾。盐可以凉血、通便、利尿、软坚、解毒、解酒、杀虫,盐在食疗方面适用于便秘、小便不利、疮疡、毒虫咬伤。

所以不能够吃太淡。有人说吃太咸会导致高血压,会伤肾。那是因为吃超量了。正常状态下,人一天要吃 6 克的盐。6 克乍听之下好像不多,其实挺多的。假如一家 4 口,一个人 6 平匙(6 克),总共就 24 平匙。一般人煮菜应该都没有放那么多盐,所以吃得基本都不够咸，导致现在很多人都手脚没力。既怕吃得太咸，又怕吃得不够咸，那怎么办？其实很简单，只要你吃东西的时候，如果加一点盐，觉得味道会变好，那就加一点，这样根据人体的味觉调整，很难吃到超过6克的。

曾经有次我吃我妈煮的菜，发现好淡，我就把这个道理讲了一遍给她听，她觉得好像有点道理，然后就敢放咸一点了。

盐的量放到你吃起来觉得可口，这样就好，不能够淡到没有咸味。有些人煮的菜很淡，根本就是水，都没有味道，还说他们家就是吃得很清淡，所以很健康，却不知道其实这样并不健康。

健神志

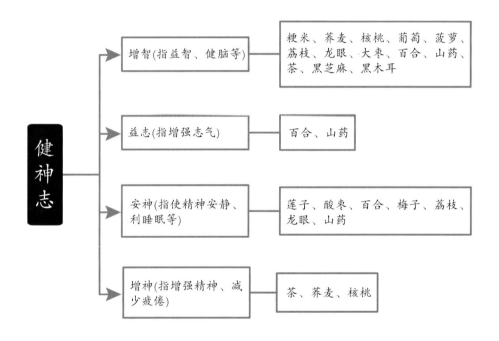

神志就是人的精神、人的意志，还有人的头脑。

一、增智

要让头脑好，可以吃粳米、荞麦、核桃、葡萄、菠萝、荔枝、龙眼、大枣、百合、山药、茶、黑芝麻、黑木耳。

1. 增智：粳米

粳米就是我们平常吃的米，台湾常见的蓬莱米就属于粳米。粳米是硬米，糯米是软米。古人认为吃米会变得聪明，不吃饭就变笨，所以要好好吃饭。米的主要营养成分为碳水化合物、蛋白质、脂肪，以及 B 族维生素等，其中的碳水化合物主要是淀粉，蛋白质则是米谷蛋白、米胶蛋白和球蛋白。依中医本草学的归纳，粳米的性味是甘、平。其归经是归脾、胃。粳米可以补中益气、健脾和胃、除烦渴、止泻痢，粳米在食疗方面适用于：

- 烦躁口渴。
- 赤痢热躁。
- 伤暑发热。

2. 增智：荞麦

关于荞麦的详细内容请参照上文"更有力之增加力量"的部分。

3. 增智：核桃

核桃的外形长得就像一颗大脑，吃脑补脑，古人是这样子看的。核桃从营养学的角度来看，含有丰富的蛋白质和人体必需的不饱和脂肪酸，可帮助大脑组织细胞代谢并滋养脑细胞，整体而言能增强大脑功能。核桃含有大量维生素 E，可滋润皮肤，令皮肤充满弹性，同时又能够防止动脉硬化，降低胆固醇及血糖。依中医本草学的归纳，核桃的性味是性温、味甘。其归经是归肺、肾、大肠。核桃可以补肾阳、温肺、平喘、润肠、通便，核桃在食疗方面适用于：

- 肾阳虚，腰膝酸软、遗精、尿频。
- 肺肾两虚，咳喘。
- 肠燥便秘。

 药食心源小·贴士：食用核桃能补脑

核桃被称为补脑的圣品，敲开外壳后，它皱褶状的果肉就像人的大脑一样，所谓以形补形，吃脑补脑，便有这样的说法。那实际上，吃核桃真的可以补脑吗？我们就从营养学和中医学的角度分别来看看。首先，从营养学的角度，核桃中含有一种成分叫 α 亚麻酸，α 亚麻酸进入到人体后，会依需要部分转化成 DHA（二十二碳六烯酸）和 EPA（二十碳五烯酸）。DHA 和 EPA 都是 Omega-3 脂肪酸的一种，属于人体的必需不饱和脂肪酸，DHA 为组成细胞和细胞表面膜层的重要成分，能帮助大脑皮质功能；EPA 为制造细胞膜和神经髓鞘的主要物质，能帮助增强记忆和集中力，两者都对大脑的发育息息相关。研究还显示 DHA 和 EPA 能增加大脑的灰质容量，抵抗老年脑萎缩。α 亚麻酸常见于坚果类和深海鱼类之中。其次，核桃中含有丰富的蛋白质，以及磷、锌等微量元素，这些也都是帮助维持人体大脑健康的重要营养素。此外，核桃也含有 B 族维生素、维生素 C、维生素 E、钙、铁、镁、钠等其他矿物质，例如 β - 胡萝卜素、叶黄素、植物甾醇等，营养价值非常高，除了对大脑有益处，还能保护心血管、抗氧化、降低胆固醇等。

从中医的角度来看，大脑主要是由肾管辖，《黄帝内经》中说"肾主骨，生髓，通于脑"，想要脑子好，肾就要好，而核桃能入肾，主要功能就包括补肾阳，所以拿来补脑再适合不过，而且核桃的功效还不只这样，在《本草纲目》中就有描述，核桃能"补气养血，润燥化痰，益命门，利三焦，温肺润肠，治虚寒喘咳，腰脚肿痛，心腹疝痛，血痢肠风"。由此可知，核桃的好处这么多，难怪会成为热门健康食品之一。

4. 增智：葡萄

葡萄也能让人头脑更好。在常见的水果里面，它是排在上品的水果。我的老师倪海厦先生之前每天吃的水果就是各种葡萄，我去老师那边跟诊时期常吃到老师请大家吃的葡萄。那还是老师找来的一种原生种的葡萄，味道类似我小时候吃的巨峰葡萄。总之葡萄是养生的好食材！在营养学中，葡萄的营养价值也很高。葡萄的成熟浆果中，含糖量高达 10% 到 30%，其中以葡萄糖为主；矿物质部分则有钙、钾、磷、铁；维生素部分则有维生素 B1、维生素 B2、维生素 B6、维生素 C 和维生素 P 等；葡萄还含有多种果酸和多种人体所需的氨基酸。依中医本草学的归纳，葡萄的性味是性平、味酸。其归经是归肺、脾、肾。葡萄可以补气血、强筋骨、利尿、止渴、除烦、安胎，葡萄在食疗方面适用于气血虚弱、肺虚咳嗽、心悸、盗汗、风湿痹病、浮肿、淋症。

5. 增智：菠萝

菠萝就是凤梨。凤梨有凤梨朊酶，凤梨朊酶能分解蛋白质，因此能去除阻塞于组织中的纤维蛋白和血凝块，进而消除炎症和水肿，并且改善局部的血液循环。此外，凤梨也有利尿作用。依中医本草学的归纳，凤梨的性味是性温、味甘。其归经是归胃、肾。凤梨可以健脾、止渴、醒酒，凤梨在食疗方面适用于：

- 消化不良、腹泻、腹痛。
- 口渴。

6. 增智：荔枝

荔枝含有丰富的糖分、维生素、蛋白质。其糖分能补充能量，增加营养；其维生素能促进微血管的血液循环，使得皮肤更加光滑，并且防止雀斑的发生。此外，荔枝还能降血糖、增强免疫力、补养大脑组织等。依中医本草学的归纳，荔枝的性味是性温，味甘、酸。其归经是归脾、肝。荔枝可以生津、理气、止痛，荔枝在食疗方面适用于口渴、呃逆、瘰疬、疔肿、牙痛。

7. 增智：龙眼肉

龙眼肉就是桂圆。桂圆的营养价值很高，它含有丰富的葡萄糖、蔗糖、蛋白质，以及多种矿物质和维生素，其中烟酸与维生素 K 的含量之高，是在其他水果中非常少见的。依中医本草学的归纳，龙眼肉的性味是性温、味甘。其归经是归心、脾。龙眼肉可以补心、健脾、养血、安神，在食疗方面适用于：

- 心悸、失眠、健忘。
- 气血不足。

8. 增智：大枣

大枣就是红枣。红枣含有丰富的人体必需的维生素，包括维生素 A、B 族维生素、维生素 C 等，以及 18 种氨基酸和矿物质。其中维生素 C 和维生素 P 的含量都很高，维生素 C 的含量甚至高达苹果和葡萄的 70 到 80 倍，这两种维生素对预防癌症、高血压和高血脂都有一定作用。依中医本草学的归纳，大枣的性味是性温、味甘。其归经是归脾、胃。大枣可以补中益气、养血安神、缓和药性，在食疗方面适用于：

- 脾虚食少便溏、倦怠乏力。
- 血虚萎黄及妇女脏躁、神志不安。
- 减少烈性药的副作用并保护正气。

9. 增智：百合

百合含有蛋白质、淀粉、脂肪，矿物质部分则有钙、磷、铁；维生素部分则有维生素 B1、维生素 B2、维生素 C，泛酸、胡萝卜素等。此外，百合还含有多种生物碱，如秋水仙碱。因此，百合具有良好的营养滋补作用。依中医本草学的归纳，百合的性味是性微寒、味甘。其归经是归肺、心。百合可以养阴润肺止咳、清心安神，百合在食疗方面适用于：

- 肺阴虚的燥热咳嗽及劳嗽久咳、痰中带血。
- 热病余热未清之虚烦惊悸、失眠多梦。

10. 增智：山药

山药富有大量的植物蛋白、黏液蛋白、淀粉酶、多酚氧化酶，以及多种对人体有益的矿物质和维生素。黏液蛋白能调节血糖，清除血管壁上的胆固醇和脂肪，预防高血糖和血管老化。依中医本草学的归纳，山药的性味是性平、味甘。其归经是归脾、肺、肾。山药可以益气养阴、补脾肺肾、固精止遗，山药在食疗方面适用于：

- 脾胃虚弱证。
- 肺肾虚弱证。
- 阴虚内热，口渴多饮，小便频数的消渴病。

11. 增智：茶

除了可以提神的咖啡因之外，茶还含有多种维生素，如维生素 A、B 族维生素、维生素 C、维生素 D、维生素 E、维生素 K、烟酸等，还有茶多酚、咖啡碱，以及一般食物中含量很少的氟。依中医本草学的归纳，茶的性味是性寒，味甘、苦。其归经是归心、肺、胃。绿茶可以清热、止渴、消食、利尿、强心、提神，绿茶在食疗方面适用于食积、热病烦渴、小便不利。

红茶可以开胃、消食、利尿、利水、强心、提神。红茶在食疗方面适用于食欲不振、食积、水肿、小便不利。

12. 增智：黑芝麻

黑芝麻可以补很多东西，所以我们要常吃。以前道家的道士背着葫芦，没事就从葫芦中倒出来吃了可令人延年益寿的妙药，就是黑芝麻丸。所以黑芝麻非常重要，吃了头脑也会变好。从现代营养学来看，黑芝麻含有多种人体必需氨基酸、铁和维生素 E、不饱和脂肪酸，有加速新陈代谢、预防贫血、活化脑细胞等功效。此外，黑芝麻含有卵磷脂，可以预防和治疗胆结石。依中医本草学的归纳，芝麻的性味是性平、味甘。其归经是归肝、肾、大肠。芝麻可以补肝肾、润五脏、益精血、滋阴、润肠、乌发，芝麻在食疗方面适用于：

- 肝肾精血不足的头晕眼花、须发早白。
- 肠燥便秘。

13. 增智：黑木耳

黑木耳含有丰富的胶质，有清洁消化道、化解结石的效果。另外，黑木耳含有维生素 K 和铁，能预防缺铁性贫血及血栓、动脉硬化、冠心病等心血管问题。依中医本草学的归纳，黑木耳的性味是性平、味甘。其归经是归胃、大肠。黑木耳可以凉血、止血、润肠，黑木耳在食疗方面适用于肠风、血痢、血淋、崩漏、痔疮。

二、益志

益志指的是增加志气。志气又是什么？譬如"我一定要发大财！"这就是有志气的，它就是一个人想要完成一件事情的动力。我一定要做出什么东西来，我一定要完成什么任务等，这就是有志气的。要增加志气，就要多吃百合和山药。

1. 益志：百合

百合在前面介绍过了，关于百合的详细内容请参照"健神志之增智"部分。

2. 益志：山药

山药在前面介绍过了，关于山药的详细内容请参照"健神志之增智"部分。

三、安神

安神指的是使精神安宁，利睡眠，让人能够睡得好。安神的药有莲子、酸枣、百合、梅子、荔枝、龙眼、山药。

1. 安神：酸枣

酸枣在前面讲过，主要作用就是帮人睡得好，详细介绍请参照"更有力之强筋骨"部分。

2. 安神：莲子

莲子有些苦，是因为里面那个心，把莲子心抽掉了就不会苦。莲子是很好的东西，唐朝、宋朝的国宴里面的果子就是莲子，因为它是高级食品。莲子中含有非常丰富的钙、磷、钾，以及多种维生素、微量元素、荷叶碱等物质。其中的磷是细胞核蛋白的主要组成部分，对蛋白质、脂肪、糖类的代谢，维持酸碱平衡等，都有重要作用。莲子中所含有的这些物质不仅是骨骼和牙齿的构成成分，还有促进凝血、镇静神经、维持神经传导性、维持肌肉的伸缩性、维持心跳的节律等作用。依中医本草学的归纳，莲子的性味是性平、味甘。其归经是归脾、心、肾。莲子可以补肾、固精、补脾、止泻、止带、安神，莲子在食疗方面适用于：

- 遗精、遗尿。
- 食欲不振、久泻、带下。
- 心悸、失眠。

3. 安神：梅子

吃梅子可以安神。从营养学的角度来看，梅子含有多种有机酸、维生素、矿物质、氨基酸和黄酮，能预防心血管疾病，并帮助蛋白质构成与代谢功能的正常进行。依中医本草学的归纳，梅子的性味是性温、味酸。其归经是归肝、脾、肺、大肠。梅子可以止咳、止泻、安蛔、生津，梅子在食疗方面适用于：

- 肺虚久咳。
- 脾虚久痢、久泻。
- 消渴。
- 蛔虫病。

4. 安神：山药

山药会让女生变得更美丽，又能够让人精神安宁，好睡，所以山药是很不错的。大家可以买淮山药，药效比较好。本文中山药出现了好几次，关于山药的详细内容请参照"健神志之增智"部分。

5. 安神：荔枝、龙眼肉

荔枝和龙眼肉也常出现，而且又都挺好吃的。关于荔枝和龙眼肉的详细内容请参照"健神志之增智"部分。

6.安神：百合

百合出现好几次了。百合会让整个人的神志沉静下来。百合的样子是一片一片的，有点像洋葱，味道甜甜的。详细介绍请参照"健神志之增智"部分。

药食心源小·贴士：食用莲子可以减少头皮屑

头皮正常代谢脱落的角质化细胞，在健康的情况时，应该是细小且透明的，要在强光之下才可以看得到，然而我们平常所说的头皮屑却是肉眼可见的大片并呈现白色或黄色的皮屑，这是由于头皮不健康，头皮细胞代谢异常所导致的。头皮屑的成因很多，如生活压力、作息不正常等，而且不管是干性头皮或油性头皮，都有可能会有头皮屑。另外，皮肤疾病如脂溢性皮肤炎、干癣等，也会造成严重的头皮屑。

中医称头皮屑为白屑风，在《外科正宗》中记载："白屑风多生于头、面、耳、项发中，初起微痒，久则渐生白屑，叠叠飞起，脱之又生。"主要的病因也不只一种，常见的有脾虚湿困、脾胃湿热等，所以要摆脱头皮屑，在日常生活的食疗上面，我们可以选用莲子来健脾补胃。脾胃强健，对头皮屑的改善也就有一定的帮助。但如同前面所说，头皮屑的成因有很多，如果严重的话，还是要找医生来咨询才行。

四、增神

增神指的是增强精神，减少疲劳。这对有些人就很重要，因为他们早晚都要喝一杯茶或咖啡来提神。茶和咖啡到底哪个好？这个很难讲，有些人觉得茶好，我个人也是比较喜欢喝茶的。

1.增神：茶

茶也是一种药，有些药方中特别强调要配茶，例如川芎茶调散，就要放绿茶末进去。茶的古字是"荼"，下面不是一个木，而是一个"余"。茶是很苦的东西，它是一种药，吃了会让人精神旺，还可辅助通便。常喝茶有个好处是肠胃对油的吸收会慢一点，所以当我们吃了很多油腻的食物时，喝点茶可以去腻。另外，茶还有个好处是可以拿来漱口，防止龋齿。在《红楼梦》里面就可以看到，他们吃饭前都有上茶，刘姥姥是外面来的，不知道规矩，咕咕咕地就喝下去，可其他人都是拿来漱口的。茶里面含有一点氟，所以可以防止龋齿。关于茶的详细内容请参照"健神志之增智"部分。

2.增神：荞麦

荞麦又出现了，其实荞麦比普通麦子还有营养。关于荞麦的详细内容请参照"更有力之增加力量"部分。

3. 增神：核桃

核桃又出现了。常吃核桃糊，人就不容易累。不过核桃糊也不好煮，煮过核桃糊的人就知道，做核桃糊的第一步是先把核桃拿去烤，让它外面那一层薄薄的皮能够被弄掉，这样它就不会苦。有些人不懂，煮出来的核桃糊喝起来很苦，就是因为那个皮没有去掉。懂的人会先烤，把皮弄掉，煮出来的核桃糊就非常香甜。关于核桃的详细内容请参照"健神志之增智"部分。

更美丽

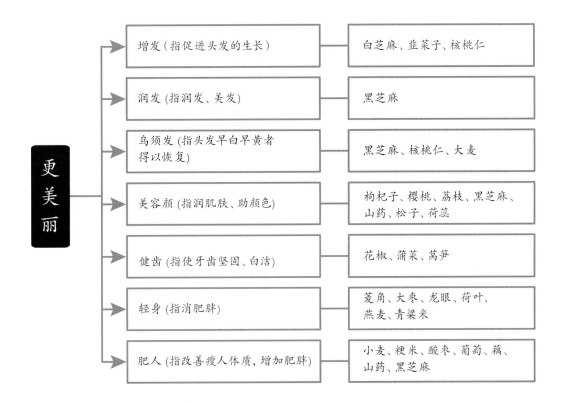

更美丽		
增发（指促进头发的生长）	白芝麻、韭菜子、核桃仁
润发（指润发、美发）	黑芝麻
乌须发（指头发早白早黄者得以恢复）	黑芝麻、核桃仁、大麦
美容颜（指润肌肤、助颜色）	枸杞子、樱桃、荔枝、黑芝麻、山药、松子、荷蕊
健齿（指使牙齿坚固、白洁）	花椒、蒲菜、莴笋
轻身（指消肥胖）	菱角、大枣、龙眼、荷叶、燕麦、青粱米
肥人（指改善瘦人体质，增加肥胖）	小麦、粳米、酸枣、葡萄、藕、山药、黑芝麻

一、生发

要促进头发的生长，可以吃白芝麻、韭菜子、核桃。

1. 生发：白芝麻

前面一直说的是黑芝麻，白芝麻则主要用在这里——促进头发生长用白芝麻。白芝麻含有大量的脂肪、蛋白质、膳食纤维、维生素 B1、维生素 B2、维生素 E、卵磷脂、亚油酸、钙、铁、镁等。其中丰富的维生素 E，能防止游离基的积聚。依中医本草学的归纳，芝麻的性味是性平、味甘。其归经是归肝、肾、大肠。芝麻可以补肝肾、润五脏、益精血、滋阴、润肠、乌发，芝麻在食疗方面适用于：

- 肝肾精血不足的头晕眼花、须发早白。
- 肠燥便秘。

2. 生发：韭菜子

韭菜用剪刀一剪拿去炒，剩下的头又会长出来，它可以一直剪一直吃，很好长，剪完又长，剪完又长。如果吃得很慢，家里又种很多，甚至吃不过它生长的速度。古人观察到这现象，看了半天，再经过试用，就发现这个东西可以拿来帮助头发生长。从现代营养学来看，韭菜籽的主要成分为脂肪、膳食纤维、蛋白质、维生素 B1、维生素 B2 和烟酸等，另外还含有大量人体必需的矿物质元素和氨基酸，矿物质部分包括铁、钙、锌；氨基酸部分包括氨基酸中的异亮氨酸、色氨酸、蛋氨酸。依中医本草学的归纳，韭菜子的性味是性温，味辛、甘。其归经是归肾、肝。韭菜籽可以温补肝肾、壮阳固精，韭菜籽在食疗方面适用于：

- 肾阳虚弱，阳痿、遗精、遗尿、尿频、白带过多。
- 肝肾不足的腰膝酸软冷痛。

3. 生发：核桃

核桃又出现了，它的适用范围广泛，所以要多吃核桃。关于核桃的详细内容请参照"健神志之增智"。

二、润发

润发：黑芝麻

想润发，就要吃黑芝麻。有人说那就把核桃、黑芝麻、白芝麻全部煮在一起，生发又润发。我曾经看过两位七十几岁的患者，头发都乌黑亮丽，七十几岁头发还乌黑亮丽不容易，染发的不算，这两位都没有染发。这两位都是香港人，他们跟我说他们每天都喝一碗芝麻糊。后来我想想有道理，因为我在台湾，日常生活中很少吃黑芝麻，尤其在我小的时候更是没有。我小时候吃到的芝麻汤圆，是我家隔壁邻居做的，他是嫁到台湾的香港人。我第一次吃的时候惊为天人，"这是什么东西？好好吃！"在我们那里，黑芝麻只有在产妇坐月子做麻油鸡时才会用到，平常很少吃到黑芝麻。可是广东人很爱吃黑芝麻，黑芝麻包、黑芝麻汤圆、黑芝麻糊等，所以他们的头发会比较黑。关于黑芝麻的详细内容请参照"健神志之增智"部分。

三、乌须发

乌须发指的是可以让早白早黄的头发和胡须恢复成黑色，可以吃的是黑芝麻、核桃仁、大麦。这样看起来,核桃黑芝麻糊实在是对头发挺好的,因为它可以润发又乌发。有些人的头发还算黑,但胡须已经开始白,他的肾气虽不算虚衰,但产生精子的能力已开始慢慢变弱,胡须就会变得有些白,也是一样要吃黑芝麻,所以黑芝麻很重要。

1. 乌须发:黑芝麻

关于黑芝麻的详细内容请参照"健神志之增智"部分。

2. 乌须发:核桃

关于核桃的详细内容请参照"健神志之增智"部分。

3. 乌须发:大麦

关于大麦的详细内容请参照"更有力之增加力量"部分。

四、美容颜

美容颜指的是润肌肤,助颜色。颜色就是脸色、面色,"饭后吃水果,脸色像苹果",这是我在小学时候学到的,但其实每天吃太多水果,因水果寒凉,脸色不会好,反而很快就变成黄脸婆。身体不寒凉气血才会畅旺,这样脸色自然就会漂亮。现在大家照相都打苹果光,人马上看起来容光焕发,灯一关,实际是一张老脸,不然就是用 Photoshop(一种图像处理软件),每个人都变美肌。然而,真正的美肌是靠"吃",要吃枸杞子、樱桃、荔枝、黑芝麻、山药、松子、荷蕊等这些可以美容的食物。

1. 美容颜:枸杞子

从营养学的角度来看,枸杞子含有丰富的胡萝卜素、叶黄素、维生素 A1、维生素 B1、维生素 B2、维生素 C、钙、铁等,这些都是眼睛要健康所必需的营养物质。依中医本草学的归纳,枸杞子的性味是性平、味甘。其归经是归肝、肾。枸杞子可以补肝肾、明目、润肺,枸杞子在食疗方面适用于:

- 肝肾不足的腰酸遗精、头晕目眩、视力减退、内障目昏、消渴。
- 阴虚劳嗽。

2. 美容颜:樱桃

樱桃含有丰富的抗氧化剂,如花青素、槲皮素、鞣花酸,以及维生素 C、维生素 B1、维生素 B2、维生素 B6 等;矿物质部分则有铁、钾、磷等。依中医本草学的归纳,樱桃的性味是性温、味甘。其归经是归脾、胃、肾。樱桃可以补中益气、祛风湿、止泄精,樱桃在食疗方面适用于:

- 病后体弱气虚。
- 风湿腰腿痛,关节屈伸不利。
- 冻疮。

3. 美容颜：松子

在我刚搬到加州的时候，松子一大包才 7 美元，后来变 9 美元，再变成十几美元，到现在已经是二十几美元一包了。价钱会这样上涨，就是因为越来越多的人知道吃松子会使皮肤变得美美的，就一直吃，所以我们也要常吃。若有些人吃东西照着这本书，吃几年以后，整个人都不一样。如果有一个人把前面部分介绍的不该吃的那些食物作为日常食物，吃十年，另外一个人把现在介绍的保健食物作为日常食物，吃十年。十年后一看，一个老到简直是不能想象，一个看起来却那么的年轻——以至于大家相遇时，"你是我高中同学？""不，我是你国中老师！"就是这么厉害。

从营养学的角度来看，松子富含矿物质和不饱和脂肪酸，以及大量的维生素 E，矿物质部分包括钙、铁、磷、钾、锰等；不饱和脂肪酸部分包括亚油酸、亚麻油酸等。多吃松子对大脑和神经有益，又能软化血管、降低血脂，预防心血管疾病。依中医本草学的归纳，松子的性味是性温、味甘。其归经是归肝、肺、大肠。松子可以滋阴、息风、润肺止咳、滑肠通便，松子在食疗方面适用于：

- 年老体弱。
- 风痹，头眩。
- 燥咳。
- 便秘。

4. 美容颜：荷蕊

其实荷花可以泡茶，而荷蕊就是荷花的花蕾，能够润肌肤，助颜色。

5. 美容颜：荔枝

关于荔枝的详细内容请参照"健神志之增智"部分。

6. 美容颜：黑芝麻

关于黑芝麻的详细内容请参照"健神志之增智"部分。

7. 美容颜：山药

关于山药的详细内容请参照"健神志之增智"部分。

五、健齿

健齿指的是使牙齿坚固洁白。要健齿，可以吃花椒、蒲菜、莴笋。

1. 健齿：花椒

花椒大家都比较熟，但要注意，它不是胡椒，花椒就是花椒，又叫川椒。很多餐厅都知道东西要好吃，就要先在油里面放花椒去炸一炸，这油再拿来煮菜，它就会很好吃，就很香。这是因为花椒含有丰富的挥发油，其主要成分为枯醇、柠檬烯、牛儿醇，除此之外，还有植物甾醇和不饱和有机酸等多种物质。依中医本草学的归纳，花椒的性味是性热，味辛。其归经是归脾、胃。花椒可以温中、散寒、除湿、消食、杀虫、止痒，花椒在食疗方面适用于：

- 脾胃虚寒，腹痛、腹泻。
- 虫积腹痛。
- 湿疹瘙痒、阴痒。

2. 健齿：蒲菜

蒲菜含有氨基酸、膳食纤维、维生素、矿物质等，其中包括了维生素 B1、维生素 B2、维生素 E、胡萝卜素、谷氨酸、钙和磷。

3. 健齿：莴笋

莴笋又称茎用莴苣、千金菜、香马笋，台湾称为嫩茎莴苣，台语称为莴菜心。莴笋中含有多种维生素和无机盐，富含铁，因而在有机酸和酶的作用下，易为人体吸收，故食用新鲜莴笋，可治疗贫血。莴笋还含有一种酶，能消除强致癌物质——亚硝胺，有一定抗癌作用。莴笋中的尼克酸，可激活胰岛素，促进糖的代谢，对患糖尿病的老人非常有益。莴笋性凉，味甘、苦，入肠、胃经；具有利五脏、通经脉、健齿、清胃热、清热、利尿的功效；常用于血虚、尿血、小便不利、乳汁不通等症。

六、轻身

轻身指的是消肥胖。要轻身，可以吃菱角、大枣、龙眼、荷叶、燕麦、青粱米。

1. 轻身：菱角

菱角含有丰富的维生素、蛋白质、不饱和脂肪酸，以及微量元素。此外，近代药理研究发现，菱角有一定的抗癌作用，常吃菱角可以预防子宫癌、胃癌、食道癌等。依中医本草学的归纳，菱角的性味是性平，味甘。其归经是归胃、脾。菱角可以清暑、解热、除烦、止渴、益气、健脾，菱角在食疗方面适用于：

- 热病烦渴。
- 脾虚泄泻。

2. 轻身：青粱米

青粱米就是高粱，现在我们很少吃这个东西。从营养学来看，高粱的主要营养成分为蛋白质、脂肪、碳水化合物、纤维素、钙、磷、铁和 B 族维生素。其中所含的蛋白质大多是醇溶性蛋白质，像色氨酸或赖氨酸这种人体必需的氨基酸则较少。依中医本草学的归纳，高粱的性味是性温、味甘。其归经是归胃、脾。高粱可以温中、涩肠胃、止霍乱，高粱在食疗方面适用于：

- 心下痞、食积。

- 霍乱。

3. 轻身：燕麦

燕麦可以常吃。我有一次过年，看到一位同学，他长得壮壮的，结果暑假再见到他，已经变成非常清瘦，整个人年轻起来，所有同学都问他："你吃的什么？"他说他常常每天一餐到两餐，主食基本只吃燕麦，后来就瘦了。主食吃燕麦听起来还不错，但是不要只吃燕麦，我们还有很多东西可以吃。从营养学的角度来看，燕麦含有丰富的亚油酸，以及钙、磷、铁、锌，能帮助排便、降人体中的糖和胆固醇、预防心血管疾病和骨质疏松等。依中医本草学的归纳，燕麦的性味是性平、味甘。其归经是归肝、脾、胃。燕麦可以益肝、和胃，燕麦在食疗方面适用于：

- 食欲不振。

- 便秘。

4. 轻身：荷叶

要减肥可以喝荷叶茶。荷叶含有多种生物碱，包括莲碱、原荷叶碱和荷叶碱等，另外，还含有维生素C、柠檬酸、苹果酸、草酸、葡萄糖酸、琥珀酸等碱性成分。依中医本草学的归纳，荷叶的性味是味苦、辛、微涩，性凉。其归经是归脾、肝、心。荷叶可以清香升散，具有消暑利湿、健脾升阳、散瘀止血等功用，荷叶在食疗方面适用于：

- 夏日暑湿证。

- 血热出血证。

5. 轻身：龙眼肉

有人说："龙眼肉这么甜，岂不越吃越肥？"但古人说龙眼肉可以轻身，轻身的意思不是自杀（那是"轻生"），轻身是让身体变轻，消肥胖。关于龙眼肉的详细内容请参照"健神志之增智"部分。

6. 轻身：大枣

大枣在前面介绍过了，关于大枣的详细内容请参照"健神志之增智"部分。

七、肥人

肥人指的是改善瘦人体质，令其丰满。可肥人的药物和食物，很适合那些很瘦的人吃。主要的食物有小麦、粳米、酸枣、葡萄、藕、山药、黑芝麻。

1. 肥人：小麦

小麦磨成粉就是面粉，所以要肥就多吃小麦产品，多吃面、面包、披萨等，早也吃，晚也吃，人就会肥。（注意，这是给很瘦的人吃的。）小麦的主要营养成分为碳水化合物、蛋白质、氨基酸、维生素 B1、维生素 E、镁、钙、磷、铁、锌。依中医本草学的归纳，小麦的性味是性凉、味甘。其归经是归心、脾、肾。小麦可以养心安神、止渴、利小便，小麦在食疗方面适用于：

- 脏躁症。
- 失眠。
- 消渴，口干。
- 小便不利而有热者。

2. 肥人：粳米

粳米就是我们平常吃的米，所以吃米饭也可以肥人。粳米在前面介绍过了，关于粳米的详细内容请参照"健神志之增智"部分。

3. 肥人：酸枣

酸枣也可以肥人，可是酸枣我们吃的不是那么多，现在也不容易找到酸枣。酸枣在前面介绍过了，关于酸枣的详细内容请参照"更有力之强筋骨"部分。

4. 肥人：黑芝麻

芝麻很油。我见过某超市有一个香港品牌的黑芝麻粉，是用铝箔包的（不像一般都是用罐子装），因为他们的黑芝麻粉是没有把油榨掉就拿去磨，所以得用铝箔包装，拿出来就可以发现它非常油。就是因为黑芝麻本身含油量很高，榨出来都是油，所以吃了会肥，如果你想变肥的话，多吃一点也不错。关于黑芝麻的详细内容请参照"健神志之增智"部分。

更强健

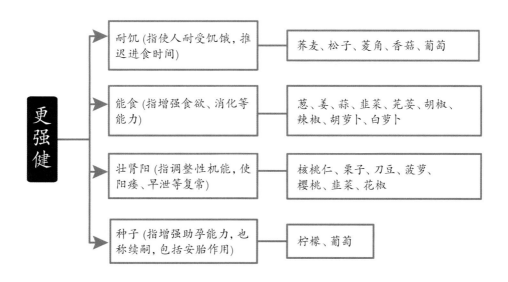

一、耐饥

耐饥指的是能忍受饥饿，推迟进食时间。要耐饥，可以吃荞麦、松子、菱角、葡萄、香菇。

1. 耐饥：香菇

从营养学的角度来看，香菇的主要营养成分为蛋白质、碳水化合物、钙、磷、铁、多糖类、维生素 B1、维生素 B2、维生素 C 等，是种具有高蛋白、低脂肪、多糖、多种氨基酸和多种维生素的菌类食物，并且含有丰富的膳食纤维。依中医本草学的归纳，香菇的性味是性平、味甘。其归经是归肝、胃。香菇可以扶正补虚、健脾开胃、化痰理气、祛风透疹。香菇在食疗方面适用于：

- 气血两虚，神倦乏力。
- 脾胃气虚，纳呆、消化不良。
- 小便不禁。
- 水肿。
- 麻疹透发不畅。

2. 耐饥：荞麦

荞麦吃了容易饱，且会饱很久，所以荞麦面比较健康就是这个原因。关于荞麦的详细内容请参照"更有力之增加力量"部分。

3. 耐饥：松子

松子本身也是油质而可耐饥的。关于松子的详细内容请参照"更美丽之美容颜"部分。

4. 耐饥：菱角

菱角也有轻身减肥的作用，因为它吃一点就容易饱，可帮助人减少食量，于是人就变瘦了。关于菱角的详细内容请参照"更美丽之轻身"部分。

5. 耐饥：葡萄

葡萄在"健神志之增智"的部分有讲过了。

二、能食

能食就是能吃，当吃不下或消化不良时，我们可以用食疗的方法来改善食欲。这时要吃葱、姜、蒜、韭菜、芫荽、胡椒、辣椒、胡萝卜、白萝卜。

这些都是香料，印度菜里面就都是香料，会让人越吃越开胃。印度菜都放大量香料的原因是印度这个地方非常炎热，印度夏天最热的地方可以到 50℃，在这温度下怎么活我都不知道，热到人都快要死了，自然吃不下饭，因此要多吃点辛香料，胃口才会大开。

1. 能食：葱

葱含有二烯内基硫醚、草酸钙、蒜素、糖类、脂肪、胡萝卜素、维生素 B、维生素 C、烟酸、钙、镁、铁等成分。依中医本草学的归纳，葱的性味是性温、味辛。其归经是归肺、胃。葱可以发汗解表、通阳散寒、驱虫、解毒，葱在食疗方面适用于：

- 风寒感冒。

- 阴盛格阳下利脉微，阴寒腹痛。

- 外敷有散结通络下乳之功。

2. 能食：姜

姜含有蛋白质、多种维生素、胡萝卜素、钙、铁、磷，以及姜醇、姜烯、水芹烯、柠檬醛、姜辣素等。依中医本草学的归纳，生姜的性味是性温、味辛。其归经是归肺、脾、胃。生姜可以发汗解表、温肺止咳、温中止呕，生姜在食疗方面适用于：

- 风寒感冒、风寒咳嗽。

- 胃寒呕吐。

3. 能食：蒜

大蒜含有丰富的碳水化合物，较少的蛋白质，非常少量的脂肪，微量元素部分则以钾和磷的含量较高，此外，还含有硒元素。依中医本草学的归纳，大蒜的性味是性温、味辛。其归经是归脾、胃、肺。大蒜可以温中、消食、理气、解毒、杀虫，大蒜在食疗方面适用于脘腹冷痛、饮食积滞、泻泄、痢疾、蛲虫病、钩虫病、风寒头痛、咳嗽、痈肿疮毒。

4. 能食：韭菜

韭菜含有铁、钾、维生素 A、维生素 C、维生素 E、胡萝卜素、粗纤维。韭菜的香味是其所含的硫化物形成的，这些硫化物不仅有杀菌消炎的作用，还能帮助人体吸收维生素 A 和维生素 B1。依中医本草学的归纳，韭菜的性味是性温、味辛。其归经是归肝、胃、肾。韭菜可以温中、开胃、行气、活血、化瘀、补肾、助阳，韭菜在食疗方面适用于阳痿、早泄、遗精、多尿、腹中冷痛、泄泻、经闭、白带、腰膝痛。

5. 能食：芫荽

芫荽就是香菜。香菜的主要营养成分为蛋白质、脂肪、维生素 A、维生素 B1、维生素 B2、维生素 C、维生素 E、胡萝卜素、烟酸、膳食纤维等，矿物质含量也很丰富，包括钙、磷、钠、镁、铁、碘、锌、硒、锰等。此外，还有黄酮苷、芳樟醇、正癸醛、甘露糖醇等挥发油和挥发性香味物质。依中医本草学的归纳，香菜的性味是性温、味辛。其归经是归肺、脾、胃。香菜可以发汗、透疹、开胃、消食，香菜在食疗方面适用于：

- 风寒感冒。

- 麻疹初起。

- 食积、食欲不振。

6. 能食：胡椒

胡椒的主要营养成分是胡椒碱，以及芳香油、蛋白质、脂肪和可溶性氮。依中医本草学的归纳，胡椒的性味是性热、味辛。其归经是归胃、大肠。胡椒可以温中、止痛、下气、消痰、解毒，胡椒在食疗方面适用于：

- 食欲不振、胃寒脘腹冷痛、呕吐、泄泻。

- 癫痫。

7. 能食：辣椒

辣椒含有丰富的维生素 C 和抗氧化物质，能预防心血管疾病、癌症及其他慢性疾病。依中医本草学的归纳，辣椒的性味是性热、味辛。其归经是归心、脾。辣椒可以温中、散寒、开胃、消食，辣椒在食疗方面适用于：

- 脾胃寒，腹痛、呕吐、泄泻。

- 伤寒感冒。

8. 能食：白萝卜

白萝卜的主要营养成分为膳食纤维、维生素 C、钾、钠、钙、磷，以及少量的蛋白质、脂肪、糖类、B 族维生素、铁和锌等。依中医本草学的归纳，白萝卜的性味是性寒，味辛、甘。其归经是归肺、胃。白萝卜可以消食、化痰、下气、宽中，白萝卜在食疗方面适用于：

- 呕吐。

- 食积，消化不良。

- 咳嗽痰多。

9. 能食：红萝卜

从营养学的角度来看，红萝卜的营养价值非常的高，因为红萝卜含有丰富的纤维素、蛋白质、脂肪、维生素 B1、维生素 B2、维生素 B6、维生素 C、维生素 D、维生素 E、维生素 K，以及最重要也最有名的胡萝卜素；所含矿物质则有钙、磷、铁、钾、钠、烟碱酸、草酸等。依中医本草学的归纳，红萝卜的性味是性温，味辛、甘。其归经是归肺、脾。红萝卜可以下气、利胸膈、安五脏、除寒湿，红萝卜在食疗方面适用于：

- 咳嗽。

- 久痢。

无论是红萝卜还是白萝卜，都能够让人增加食欲，助消化，所以多吃萝卜是不错的，因为萝卜能行气，人的消化功能就会比较好。

三、壮肾阳

壮肾阳指的是调整性机能，使阳痿、早泄等问题得以恢复，所以有阳痿或早泄的人，要多吃核桃仁、栗子、刀豆、菠萝、樱桃、韭菜、花椒，这样性机能就会比较强。

1. 壮肾阳：核桃仁

关于核桃的详细内容请参照"健神志之增智"部分。

2. 壮肾阳：栗子

关于栗子的详细内容请参照"更有力之强筋骨"部分。

3. 壮肾阳：刀豆

从营养学的角度来看，刀豆含有尿毒酶、血细胞凝集素、刀豆氨酸、刀豆赤霉Ⅰ和刀豆赤霉Ⅱ等，能使人神志清晰，精力充沛。

4. 壮肾阳：菠萝

关于菠萝的详细内容请参照"健神志之增智"部分。

5. 壮肾阳：韭菜

韭菜可以壮肾阳，因为韭菜有一种生生不息的力量。关于韭菜的详细内容请参照"更强健之能食"部分。

6. 壮肾阳：樱桃

樱桃也可以壮肾阳，所以有一首歌叫《樱桃树下》，去听听《樱桃树下》是什么歌，它是人们性机能很强的时候唱的。关于樱桃的详细内容请参照"更美丽之美容颜"部分。

7. 壮肾阳：花椒

关于花椒的详细内容请参照"更美丽之健齿"部分。

四、种子

这里说的种子指的是增加怀孕能力，也称为续嗣，包括安胎作用。可以吃柠檬和葡萄，这主要是针对妇女而言。

1. 种子：柠檬

柠檬含有大量的有机酸、烟酸、柠檬酸盐，以及丰富的维生素，有美白效果，并可以防治肾结石与心血管疾病。依中医本草学的归纳，柠檬的性味是性平、味酸。其归经是归胃、肺。柠檬可以化痰止咳、祛暑生津、健脾、安胎，柠檬在食疗方面适用于：

- 咳嗽。
- 中暑烦渴。

- 食欲不振。
- 妊娠呕吐。

2. 种子：葡萄

关于葡萄的详细内容请参照"健神志之增智"部分。

耳清目明

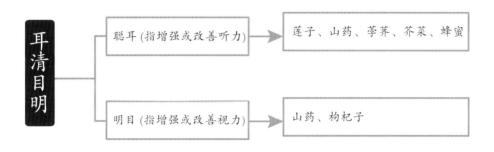

一、聪耳

聪耳指的是增强听力。要聪耳，可以吃莲子、山药、荸荠、芥菜、蜂蜜。

1. 聪耳：荸荠

荸荠这个东西，我到了美国才发现，这里的中国餐馆几乎什么菜都有它，所以很多人认为中国菜的重点就是荸荠，我也不知道为什么美国这边那么爱吃荸荠，以前在台湾，我也有吃过，但没吃那么多。从营养学的角度来看，荸荠含有丰富的磷和钾，其中磷含量是所有茎类蔬菜中含量最高的，而钾的含量每 100 克就有 450 毫克，另外它也含有多种维生素，包括维生素 A、维生素 B2、维生素 C 等。

2. 聪耳：芥菜

芥菜含有大量的维生素 C 和膳食纤维，能增加大脑含氧量，且预防便秘，此外也有丰富的维生素 A、B 族维生素、维生素 D，以及胡萝卜素。依中医本草学的归纳，芥菜的性味是性温、味辛。其归经是归肺、胃。芥菜可以下气、明目、开胃、宣肺、化痰、消食，芥菜在食疗方面适用于：

- 咳嗽、胸闷。
- 腹胀、食积。

3. 聪耳：蜂蜜

蜂蜜的主要营养成分为葡萄糖和果糖，再就是多种无机盐、维生素 B1、维生素 B2，以及铁、钙、铜、磷、钾等。此外，蜂蜜还是含酶量最多的食物之一，所含有的酶包括淀粉酶、脂肪酶、转化酶等。依中医本草学的归纳，蜂蜜的性味是性平、味甘。其归经是归肺、脾、大肠。蜂蜜可以清热、补中益气、缓急止痛、润燥、解毒、缓和药性，蜂蜜在食疗方面适用于：

- 中虚脘腹疼痛。
- 肺虚燥咳。
- 肠燥便秘。

4. 聪耳：莲子

莲子在前面介绍过了，关于莲子的详细内容请参照"健神志之安神"部分。

5. 聪耳：山药

山药在前面介绍过了，关于山药的详细内容请参照"健神志之增智"部分。

二、明目

明目指的是增强视力。要明目，可以吃山药、枸杞子。

1. 明目：山药

杞菊地黄丸就包含了山药和枸杞子，杞菊是菊花、枸杞子，而地黄丸部分则是山药、地黄、山茱萸、茯苓、泽泻、牡丹皮。关于山药的详细内容请参照"健神志之增智"部分。

2. 聪耳：枸杞子

关于枸杞子的详细内容请参照"更美丽之美容颜"部分。

以上这些，如果平常都在吃，人就会更有力，更强健，心神更稳定，睡得更好。至于不能吃的就是我们在前面讲的那些现代工业食品，盒子外面印的密密麻麻，一堆化学的东西。当一个人每天都只吃超市卖的现代工业食品，另一个人则在吃这些自然的健康食物，吃 10 年再对比，高下立判。我们今天怎么吃，就决定我们以后会长成什么样。我们今天长成这样，有时候想想真的很对不起父母亲，父母亲给了我们一副好身体，我们却乱吃，导致各种身体问题，我们真的得自己负起责任把身体改善好。

第十章　常用补益剂大整理

中医的方剂多是用来对治病症的，而中医的补益剂是食疗运用的一个重要表现，有时候虽说不是非常严重的病症，但是身体的偏失已经产生，我们就会运用补益剂来调整。这其中我们又可以分为两个部分，一个是当体质偏失时所用的补益剂，另外一个是长期固护身体的补益剂。前者是气血虚弱时的调养之法，后者是固护肾气以抗老、防老的方法。

体质偏失的补益剂

气血的充足和调和，是一个人健康的基础，而人到中年往往会有气血虚衰的表现，如果太过严重，当然就要马上用补血剂或补气剂来调整，而如果已经有一些体质偏失，但症状还不严重的时候，我们会用食疗来略做调养。我们一般会利用冬天来进补，因为冬天是滋补身体的好时机，由于四季是"生、长、收、藏"，春生、夏长、秋收、冬藏，所以到了冬天就是要把养分都聚集在身上，然后睡足一点，少做事，古时候的养生就是这样子的。

有人可能会觉得："既然补很好，为什么不四季都补？补多一点？"这是因为补药不能常服用。虽说气虚就补气，血虚就补补血，可是长年补是不行的。因为药是有偏性的，只要调成中性体质就应该停止，太过度地补养反而会达到另外一个极端，这对身体是不好的。

- 补血：四物汤。
- 补气：四君子汤。
- 气血双补：八珍汤。
- 气血阴阳俱补：十全大补汤。
- 气血阴阳心神皆补：人参养荣汤。

补血吃四物汤，补气吃四君子汤，这大家都很熟的。有人说女生吃四物汤，男生吃四君子汤，因为它的名字有"君子"，其实不是的。像美国加州湾区这边的男生，很多是需要吃四物汤的，因为他们中很多人都是血虚。造成这现象有几个原因，一是很晚睡，二是不做运动，三是吃得很差（也就是说吃的食物都挺垃圾的），久而久之，血虚就很严重。血虚时，尤其加州湾区这边的工程师，最常有的现象是腹胀，而且不是吃饱了以后很胀，而是只吃一点肚子就会胀。甚至晚上都不吃，半夜睡觉还会因为肚子发胀而醒过来。这就是血虚严重的表现。

这种现象的中医原理是什么呢？血虚造成肝血虚，肝血虚时，肝脏就会膨胀一点，希望让血进来多一点，结果膨胀一点的肝脏就抵住了在它隔壁的胃。你可以试试看，用手压着你的胃，光是轻轻压着 5 分钟，你就会觉得想吐。所以肝只要轻轻推挤到胃，胃就会不舒服，中医叫作"肝气犯胃"。当人血虚到某个程度，就会肝郁，肝就会胀大一点，就会抵住胃，此时肚子就会觉得有点胀胀的。通常还不会想吐，如果到想吐的程度就已经很严重了。

针对这个症状，适合的方剂是逍遥散，就是吃下去会让人很逍遥的逍遥散。

曾经有一个印度的患者说她觉得肚子胀，而一吃逍遥散很快就退了，她问我这是什么药，我告诉她这叫"Happy Powder"（"逍遥"不知道怎么翻译），她听了后说真的哦，吃了立马感觉很快乐，很 Happy。

既然是血虚，补血当然就可以，所以可以用四物汤。事实上，逍遥散里面就有四物汤中的当归和芍药，用来补血。

气不足，要补气，用四君子汤。四君子汤中的第一味药就很补，叫作人参。所以四君子汤比较贵，因为它有人参在里面。

气血都不足，要气血双补，用八珍汤。八珍汤是把四物汤和四君子汤加起来，一个补血，一个补气，加起来就两个都补。不过我跟大家讲，八珍汤真正是在补血，当吃四物汤效果不够的时候，就要用八珍汤，八珍汤的补血能力更强，因为"气为血之帅，血为气之母"，气血互相有关系。所以气强的时候，可以活血，血就会慢慢补充起来。

不仅气血虚，连阴阳也虚的时候，要用十全大补汤。阳虚，人没力量；阴虚，人慢慢消瘦。当人慢慢消瘦又没有力量的时候，那就是气血阴阳俱虚。所以十全大补汤是我们平常可以拿来随便吃着玩的吗？不可以。如果你没有像阳虚之人那么没有能量，也没有像阴虚之人那么日渐消瘦、脸色惨白，你就不适合十全大补汤。只是冬季的时候，吃一两天补一补还不错，但不要长期吃。

气血阴阳心神皆虚，用人参养荣汤。这种人是虚到后来连心神都虚掉了，心神恍惚了。

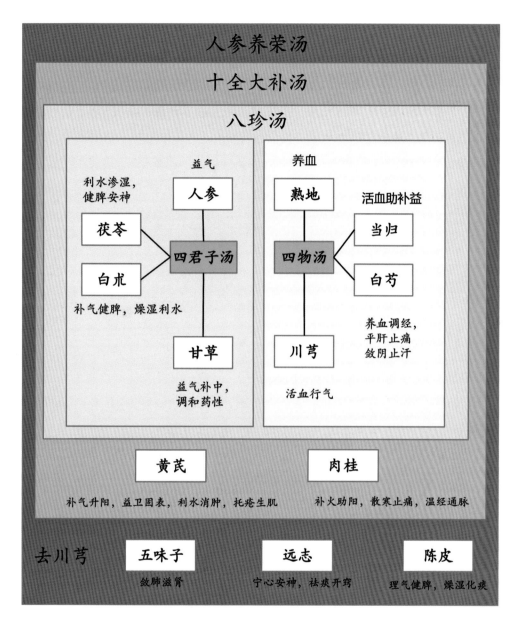

从上图中可以看到，这几个方其实是一家人，四物汤和四君子汤合起来是八珍汤，八珍汤加上黄芪和肉桂是十全大补汤，十全大补汤去掉川芎，再加上五味子、远志、陈皮，就是阴阳气血心神皆补的人参养荣汤。

人参养荣汤是针对身体很虚的人。历史上有一位很有名的人，她每天都吃人参养荣汤，这个人就是《红楼梦》里面的林黛玉。准确地说，她每天都吃人参养荣丸（他们把人参养荣汤做成丸），她就是气虚、血虚、阴虚、阳虚、心神虚弱，虚得不得了。不过，她既不去好好运动，也不去改善心情，只靠吃药，后来效果也是不好，仍是年纪轻轻就吐血而亡。（在《红楼梦》里面第二女主角是薛宝钗，她的体质则是偏热的，而且长得稍微有一点丰满，所以她吃的药叫冷香丸，是凉药。）林黛玉因为气虚，所以讲话娇喘无力。气虚的女生声音会比较哆，因为声音没有力量。而且，因为她血虚，而血虚的脸色是惨白的，再加上她肺气也虚，脸色就更惨白了。再加上阴虚，所以白里面会透出一点红，结果就造成她的皮肤是白里透红，嘴唇部分则因为阴虚的关系变得很红，看起来很漂亮。可是这是病态美，她后来就死得很早。

吃补益剂也必须注意，一般补血吃点四物汤就很好，如果是在天气很冷的时候，吃点十全大补汤，稍微补一补，热一下，全家吃一次，这样也不错。吃点人参养荣汤也可以，但这个药不适合健康的人长期吃。可以长期吃的补益剂是地黄丸家族，因为它们有补有泻，不会把你的体质搞得太偏，所以适合长期吃。如果要迅速补起来，那就要用以上专补偏失的补益剂，大家要有这样的概念。至于适合长期调养的地黄丸家族，我们在下面给大家分析。

长期固护的补益剂——地黄丸家族

地黄丸系列的丸剂在很多时候我们就把它当作是一个方剂，但是我们在这本探讨中医饮食的书里面为什么要讲到地黄丸呢？最主要的是这些药是比较适合长期补养的，而我们知道有很多东西是因为天天都会吃所以成为食物，以这个定义来看地黄丸应该也算是食疗的一部分。只不过大家要稍微了解自己的体质才能够选择适合的地黄丸。

为什么要讲地黄丸系列呢？地黄丸是我们古代中医养生抗老最好的一个方剂。它是名贵补药吗？不是的，因为所有单纯的补药都不能长期吃。我们中医所用的地黄丸都是不贵的药材，而且地黄丸其实也不仅是补药，它里面有补药，也有泻药。它有三个补药：地黄、山药、山茱萸，补肾、脾、肝；有三个泻药：泽泻、茯苓、牡丹皮，泻肾、脾、肝。有人说："又补又泻，那不就白吃了？"不会，因为有补有泄，才能保持新陈代谢。它对肾、肝、脾，就是让它们动起来，就一直保持强健的内分泌，人就因此而年轻，它是这个原理。

地黄丸什么时候开始有的？很多人以为地黄丸的鼻祖就是六味地黄丸。其实最早的不是六味地黄丸，而是八味地黄丸。六味地黄丸加上热药肉桂、附子，就变成八味地黄丸。八味地黄丸出现在中医历史上的时间比较早，具体是在汉朝。六味地黄丸是到了宋朝才有，宋朝把八味地黄丸减两味，八减二剩六味，就叫六味地黄丸。

八味地黄丸，又叫肾气丸，又叫桂附地黄。到了宋朝时，医学家钱乙先生减掉其中两味变成六味地黄丸，其主治是阴虚、盗汗，位列小儿常用方。小朋友多阴虚，我们用六味地黄丸，还有更年期妇女也是容易阴虚而用到六味地黄丸。至于八味地黄丸治疗的范围就广多了，它还有补肾阳助肾气的功能，适应证包括手足逆冷（手脚冷就是人开始老的征兆）、腰膝酸软、小便频数、夜尿、记忆减退、听力衰退、耳背、耳鸣，这些都是老化的症状，我们所有人都走在这条路上，对不对？但若你想减缓老化的速度，就要用八味地黄丸。

我从28岁那一年开始就吃八味地黄丸，到现在已经年逾半百了。这个药不错，会让你看起来年轻一点。一开始会吃这个药是因为早期我开始工作时，腰酸背痛，常常腰痛，找人家推按，都没有用，后来在二十多年前最早教我中医的石鸿英医师说："你这么年轻就已经未老先衰，要吃肾气丸。"之后我又听到一个故事，就是我爸爸的大学同学，他儿子是中医，开了一家诊所，一进去生意火爆，都是人，每个人都开六味地黄丸、八味地黄丸、十味地黄丸，都是那几味在那边开，生意就很好，为什么会这样呢？因为人都会老。我爸的同学还讲过一个故事，他一开始知道这个药好，是因为有一次他在台北坐出租车，记得出租车司机跟他聊天，当聊到对方的年龄时，司机说他50岁。他就跟这个司机说："你看起来不像，看起来像30岁的小伙子，还一个平头。"

司机说："我真的50岁，要不拿身份证给你看？"

"怎么那么年轻，你用什么方法养生抗老？怎么能够这么年轻呢？"

"没有，我开车，人又没有钱，对不对？我哪有什么养生，没有。"

"你有没有吃什么药？"

司机想一想，说："是有吃一个药，叫作八味地黄丸，因为我年轻的时候会梦遗，就去看一个老医生，老医生脉一把，说一个年轻人肾气那么差，就开了八味地黄丸给我。吃了一个月以后，我发现已经再也没有这个问题，很高兴，问那个老医生我还要不要再吃，他叫我还要再吃，后来我也没去找医生，就一直吃到50岁，就这么年轻。"

于是，我从28岁那一年开始吃，吃到现在，终于过了50岁，看起来是不错，没有很老，所以这个药是有用的，我们没事就可以常吃。

地黄丸的好处是它有补有泻，都偏补有问题，都偏泻也不对，补泻兼顾，让它活动起来。"问渠那得清如许？为有源头活水来"，一直替换更新，这就是八味地黄丸。

八味地黄丸一般来说是成年人吃，而小朋友就吃六味地黄丸，更年期妇女也吃六味地黄丸。可是如果你双脚无力、腰膝严重无力的话，就用八味地黄丸再加牛膝、车前子，这就叫十味地黄丸，或是叫牛车地黄。有人说："牛膝是牛的膝盖吗？"不是，它是一种草。车前子也是一种草，就是以前的马车在路上走，马会大便，掉在道路上，然后大便附近长出一丛草，就是车前草。十味地黄丸也治小便多的问题，就是小便多得不得了，刚尿完转个身又想尿的这种。曾有人跟我讲他一天可以尿24次，那种就要用十味地黄丸。

有一次我去日本玩，看到日本人的药店里挂着好大的招牌，上面写着"老年人的荣养——牛车地黄丸"，这个牛车地黄丸就是十味地黄丸，而在现今华文世界里面被称为济生肾气丸。日本人都知道吃这个十味地黄丸来治老年人下肢无力和尿频。汉朝、唐朝的中医学传过去日本之后，什么东西他们都善加保留，所以他们一直在吃这个地黄丸。

另外，如果遇到眩晕、耳鸣、视物模糊、眼睛干涩的人，我有时候也会用地黄丸系列的药来治，当一个人眼睛模糊，视茫茫而发苍苍，齿牙动摇，这是肝肾亏虚的老化现象，怎么办？把六味地黄丸加上菊花跟枸杞子，结合起来叫作杞菊地黄丸。这也是我们常用于整天盯着计算机看的患者的药。有很多眼睛酸涩、视力模糊、眩晕等这一类问题，用它非常好。菊花含丰富的维生素K，枸杞子含丰富的维生素A，这有什么好处？枸杞子可以让干涩的眼睛变得有水分，菊花可以让常常流眼泪的人少流泪。有人说："一个让人家流眼泪，一个让人家不流眼泪，一个去水，一个增水，那两个一起吃不就抵消了？不就白吃了？"不是的，身体很聪明的，如果它缺乏维生素A，它就选择吸收枸杞子，不要的就排掉，反之亦然。所以说我们为什么不做一个枸杞地黄丸和一个菊花地黄丸，分别给眼干和眼湿的人？古人很聪明，让你的身体自己选，自己的身体可以去调节，所以直接把这两个都加在一起，这个是很好的方法。

六味地黄丸加麦冬和五味子叫作麦味地黄丸，治常年咳嗽、老肺病这类问题。麦冬润肺补肺，它是一个很润的药。五味子收敛肺气，肺气就不容易耗散。麦味地黄丸又叫作"长寿丸"，毕竟肺气得以固护而能够气机旺盛的话，人就会长寿啊！

另外，肝肾阴虚火旺、虚热严重的人则要用到知柏地黄丸。知母跟黄柏都是很凉的，所以这个要慎用。一个阴虚严重的人很燥热，舌头伸出来很红，两颧发红，五心烦热，就是手脚心都是烦热的，身体很容易上火。这种人，就可以用。

以上这些药都叫作地黄丸，因为有补有泻，地黄丸系列就成为可以长期使用的方剂，但是还是要看一下个人的体质适合吃哪一种。这个就是我们养生抗老的秘密武器。

一般而言，多数人适合吃八味地黄丸。因为每个人都是在慢慢变老、变冷的过程里。更年期的虚热不算，有没有人越老而身体不寒且越热的呢？比较少。如果你是这样，你就是有练过功夫的修行人，可以长寿。一般来说，我们普通人都不是那样的，都是从脚开始冷，这就要用到八味地黄丸。

小时候吃六味地黄丸，长大吃八味地黄丸，老了吃十味地黄丸，这就是地黄丸人生。以上就是地黄丸家族大整理，也就是适合长期吃的补养剂。

后记：养生饮食，上工治未病

笔者作为一位中医师，除了用针药帮患者解决病痛之外，最常面临来自患者的问题就是"如何用中医的智慧来养生"。中医一向有"上工治未病"的重要原则，要在日常的饮食作息中就把身体调养好，以避免之后用针药砭石来治疗大小病痛。中医养生要点除了在生活习惯上要注意，最重要的就是我们的饮食，所以食疗一直是中医很重要的一部分。

在这么多年的行医过程里面，笔者也累积了不少在中医饮食方面的一些心得，有些是从古人留下的典籍中找到而实际运用的心得，有些是恩师的心法传授，也有些是不少热心的朋友教授的妙法，这些累积起来的成果，除了用作临床上的卫生教育资料之外，也用于向民众教授中医养生饮食课程。在这个知识爆炸的时代，大家都能够快速地搜索到各种养生的方法，但面对众说纷纭的资料，如何去判别和吸收，就成为一个难题。

通过本书，笔者希望把自己所思所学的中医食疗心法和大家分享。在撰写本书的过程中，我们更是把不同食材的性味和功能整理起来，利用问止中医科技擅长的"中医结构分析"的方法学，用计算机算法对食疗组方进行了一个全新的尝试，这就是大家在文中看到的"食疗机能解说"部分。笔者认为，中医食疗学应该和方剂学、本草学一样，有其系统的理论和逻辑。

为能让读者更轻松掌握本书的食疗菜谱，我们又进行了一次全新的尝试——做菜。我们大概是中医医疗行业里最认真做菜的选手了，大概也可能是餐饮界最热爱研究中医的选手了。我们搭设影棚，购买餐具和食材，一遍遍地做菜，拍摄，剪辑，最终拍出了我们自己还算满意的食谱制作视频。相比较于专业的美食视频节目，我们自愧不如。但还是希望借由这一点努力，能帮助读者更轻松把书上的食养方案变成餐桌上的食养美食。

　　研究中医养生饮食并拓展背后的"食物本草学",这是我们在 2022 年的一个新的探索。能集结成本书与大家见面,我们自己也很开心!希望大家在本书中能够有一些收获,也欢迎大家对我们这样的研究多多指教,请您在"深圳问止中医"微信公众号留言即可。愿大家在家里的厨房中就能够找到全家人的健康之钥!祝福大家:阖家平安,幸福健康!

附 录

在唐代名医药王孙思邈的《千金食治》这一本重要的食疗本草著作里面，他有以下这段话：

"仲景曰：人体平和，惟须好将养，勿妄服药。药势偏有所助，令人脏气不平，易受外患。夫含气之类，未有不资食以存生，而不知食之有成败；百姓日用而不知，水火至近而难识。"

上面这段话中，孙真人提示我们：饮食的好坏会决定我们的健康！只是我们平常日食三餐，大多数人并不知道错误的饮食会影响到我们的身体。

而在这本书中，他又讲到真正能够安身立命、固护健康的根本，应该是在饮食上调整我们身体的偏失，而不是动不动就要用到药（毒），那是在病急之时才会运用的手段。他在书上说："安身之本，必资于食；救疾之速，必凭于药。"

用药三分毒，孙真人认为："夫为医者当须先洞晓病源，知其所犯，以食治之；食疗不愈，然后命药。药性刚烈，犹若御兵；兵之猛暴，岂容妄发。"所以我们要先用食疗调理身体，然后在不得已之下才是用药时机！

下文的"食物主治一览表"是根据问止中医大脑中食物对治的症状整理而得。我们也略加分类以便查找。这些基本是在我们的厨房中可以见到的食物，也许在调整偏失体质的治疗过程中，食物不如药物，但是在长期调整时运用食物，可以根本性解决很多身体的缺失问题。也许用食物治疗无法像中药一般有更细腻更复杂的诊疗范围，但是从这个表中可以看到，食物可以对治的症状已经相当多。我们把所有内容整理列出，希望可以给大家做一个参考。

　　此外，我们也通过中医学习大脑整理出食物对治症状对应的单味食物表，以及单味药对应的食物表，这是两个不同方向的整理列表。这两个整理表可说是非常实用的临床查找资料，只是篇幅相当大，我们不得不为了节省本书的篇幅而把所有的内容放在网络上。大家如果需要参考，请到以下途径查询：

药食心源公众号
（扫码即可关注）

药食心源网页
（扫码即可打开）

食物主治一览表

☯ **整体体质**

体力差 – 体质虚弱	松子、牛奶、牛肉、白酒、红酒、羊肉、虾、猪肉、鳗鱼、沙丁鱼、花椰菜、青花鱼、高丽菜、小米、海参、火腿、粳米、羊奶、舞茸、花豆、草菇、草鱼、豆浆、猪肚、鲭鱼、鹅肉、黄豆、枸杞叶、比目鱼、猴头菇、白带鱼、虱目鱼、西兰花、西谷米、金针菇、开心果、咸鸭蛋
长期整日全身倦怠	红酒、咖啡、舞茸
肥胖	糙米

☯ **疾病状态**

大病之后	樱桃、牛奶

☯ **寒**

身冷 – 畏寒	白酒、羊肉、青椒
中焦 – 腹部虚冷	生姜、干姜、大蒜、山椒、胡椒、辣椒、韭菜、丁香、八角、榴莲、甜椒、芥末、花椒、茉莉、草鱼、豆蔻、蒜苗、青椒、高粱、小豆蔻、白凤豆、雪里蕻、麦芽糖
小腹冷	茴香
腰冷	红酒、肉桂、开心果

恶寒	葱、生姜、洋葱、青紫苏、甜椒、青椒、香菜

疟疾	螃蟹、槟榔、燕窝、草鱼

胸口冷	榴莲

☯ 热

发热	蚬、冬瓜、南瓜、啤酒、小麦、李子、梨子、牡蛎、白菜、竹笋、芹菜、苦瓜、茄子、茼蒿、草莓、莴苣、莲藕、芦笋、蛤仔、蜂蜜、螃蟹、西瓜、豆腐、酱油、香蕉、鸭肉、哈密瓜、奇异果、小黄瓜、橄榄油、无花果、葡萄柚、西洋芹、豆芽菜、鸡蛋白、A菜、奶酪、慈菇、桑椹、杨桃、橄榄、乌鱼、甘蔗、田鸡、紫菜、丝瓜、绿茶、花蟹、茶油、草菇、苋菜、菱角、莲雾、蕨菜、薄荷、过猫、释迦、香椿、香瓜、鸭梨、鹅肉、面粉、黄瓜、龙葵、大白菜、大闸蟹、小白菜、小麦草、山芹菜、山苦瓜、山茼蒿、枸杞叶、火龙果、白花菜、白凤菜、空心菜、茭白笋、苦苣菜、菠萝蜜、薏苡仁、薰衣草、马齿苋、咸鸭蛋、龙须菜、佛手瓜、豆瓣菜、猪肠

中暑	柠檬、苦瓜、西瓜、橄榄油、豆芽菜、扁豆、椰子、橄榄、绿豆、草菇、菱角、香瓜、左手香、皇帝豆、椰子油

患处发热	酱油、鸡蛋白、龙葵、马齿苋

☯ 口－渴饮

口渴	冬瓜、地瓜、大麦、李子、杏子、枇杷、柠檬、西红柿、芹菜、苦瓜、葡萄、莲藕、芦笋、苹果、西瓜、香蕉、鲤鱼、凤梨、鸭肉、麦茶、哈密瓜、奇异果、小黄瓜、橄榄油、白砂糖、花椰菜、豆芽菜、奶酪、奶油、干贝、橙子、椰子、杨桃、橄榄、甘蔗、皮蛋、石榴、粳米、丝瓜、绿茶、绿豆、腰果、芒果、草菇、荔枝、菱角、葫芦、蛤蜊、豆角、酪梨、金桔、香瓜、鸭梨、鸭蛋、鹅肉、面粉、黄瓜、大白菜、小白菜、小麦草、山苦瓜、枸杞叶、白木耳、茭白笋、菠萝蜜

口干	小麦、草莓、甘蔗、面粉

津液少	冬瓜、地瓜、李子、杏子、枇杷、柿子、桃子、梅子、梨子、橘子、柠檬、牛奶、西红柿、草莓、苹果、西瓜、豆腐、猪肉、橄榄油、白砂糖、花椰菜、柚子、橙子、杨桃、橄榄、火腿、甘蔗、石榴、芒果、荔枝、猪皮、猪肚、金桔、鸭梨、鹅肉、大白菜、小白菜、山苦瓜、枸杞叶、白木耳、酒酿

☯ 饮食

食欲不振	啤酒、扇贝、柠檬、西红柿、白酒、红酒、羊肉、胡椒、莲藕、苹果、蛤蛎、虾、辣椒、韭菜、香菇、鲑鱼、鲷鱼、旗鱼、奇异果、橄榄油、花椰菜、葡萄柚、西洋芹、咖喱、咖啡、干贝、扁豆、橙子、火腿、燕麦、甜椒、米豆、红茶、舞茸、芒果、花豆、豆蔻、菜豆、蒜苗、莲子、蘑菇、豆角、酸菜、青椒、香菜、鲫鱼、黄豆、黄鱼、佛手柑、四季豆、小茴香、小豆蔻、左手香、明日叶、杏鲍菇、玉米笋、白花菜、红毛丹、虱目鱼、袖珍菇、雪里蕻、韭菜花、鲍鱼菇、包心芥菜、佛手瓜、味精

☯ 小便

血尿	莴苣、莲藕、A菜、丝瓜、空心菜、苦苣菜、马齿苋、黑木耳
尿失禁	香菇
小便不利	冬瓜、小麦、李子、海苔、白菜、豌豆、竹笋、红酒、芹菜、茼蒿、草莓、莴苣、葡萄、蓝莓、芦笋、蛤蛎、蚕豆、西瓜、鲑鱼、旗鱼、哈密瓜、奇异果、小黄瓜、荷兰芹、豆芽菜、A菜、盐、咖啡、小米、慈菇、椰子、杨桃、甘蔗、秋葵、红茶、绿茶、绿豆、芒果、苋菜、葫芦、过猫、香瓜、面粉、黄瓜、龙葵、大白菜、小白菜、山芹菜、山苦瓜、山茼蒿、明日叶、白凤菜、空心菜、茭白笋、苦苣菜、葵瓜子、薏苡仁、西兰花、雪里蕻、龙须菜、豆瓣菜
小便痛	大麦、麦茶、山芹菜、龙须菜
尿量多	韭菜
尿量少	苦瓜
频尿	山药、扇贝、胡桃、银杏、覆盆子、干贝、豆角、龙须菜
夜尿	覆盆子

淋证	大麦、海苔、葡萄、芦笋、蛤蛎、鲍鱼、麦茶、奇异果、慈菇、秋葵、紫菜、苋菜、葫芦、豆浆、鱿鱼、白凤菜、苦苣菜、马齿苋、黑木耳、龙须菜
遗尿	覆盆子、莲子

☯ 大便

便秘	啤酒、地瓜、松子、柿子、桃子、洋葱、玉米、白菜、糙米、胡桃、芋头、芝麻、茼蒿、菠菜、蓝莓、苹果、蜂蜜、猪肉、香蕉、哈密瓜、无花果、芝麻油、西洋芹、青江菜、盐、奶酪、咖喱、杏仁、核桃、桑椹、海参、燕麦、甘蔗、茶油、苋菜、蕨菜、豆浆、酪梨、香油、鳕鱼、鸭梨、鸭蛋、麻油、亚麻子、大白菜、小白菜、小麦草、山茼蒿、火龙果、白凤菜、百香果、茭白笋、葵瓜子、西兰花、金针菇、鸡腿菇、马齿苋、黑木耳、决明子茶
下利－腹泻－水泻	葱、干姜、啤酒、地瓜、大蒜、大豆、大麦、栗子、梅子、毛豆、豌豆、竹笋、胡椒、草莓、莲藕、苹果、辣椒、韭菜、凤梨、麦茶、橄榄油、红萝卜、小米、火腿、甜椒、皮蛋、石斑、石榴、米豆、粳米、罗勒、芡实、芭乐、花椒、豆蔻、菱角、莲子、青椒、香椿、鸭蛋、七星斑、小茴香、巧克力、番薯叶、白凤豆、百里香、皇帝豆、红毛丹、薏苡仁、咸鸭蛋、小麦胚芽、猪腰子
软便－便溏	扁豆、米豆、菜豆、四季豆、皇帝豆
大便干	梨子、胡桃、芝麻、蜂蜜、奶酪、杏仁、核桃、桑椹、海参、甘蔗、酪梨、香油、鸭蛋、麻油、亚麻子、火龙果、葵瓜子、鸡腿菇、雪莲子、黑木耳、决明子茶
便血	栗子、菠菜、莲藕、桂花、丝瓜、蕨菜、番薯叶、白木耳、雪莲子、马齿苋、黑木耳、猪肠
霍乱	蒌蒿、木瓜、茶油、高粱、山芹菜
霍乱转筋吐泻	木瓜

☯ 汗

夜间盗汗	葡萄、鸭肉、小麦草

无汗	葱、生姜、青紫苏、咖喱、紫苏、罗勒、芥末、香菜、迷迭香
自汗	糯米、小麦草、西谷米

☯ 肿

水肿 – 全身水肿	冬瓜、大麦、海带、海苔、牛肉、竹笋、芹菜、葡萄、芦笋、蛤蛎、蚕豆、猪肝、香菇、鲤鱼、鸭肉、麦茶、慈菇、椰子、槟榔、海藻、乌鱼、田鸡、米豆、红茶、紫菜、苋菜、菜豆、葫芦、蛤蜊、鲫鱼、黄豆、黑豆、玉米笋、白凤菜、薏苡仁
面肿	牛蒡

☯ 心 – 心血管系统

心悸	桃子、葡萄、慈菇、石斑、莲子、龙眼、七星斑、鹌鹑蛋、龙须菜、小麦胚芽、龙眼肉
出血	干姜、醋、柿子、栗子、芹菜、苦瓜、茄子、菠菜、莲藕、蚕豆、豆腐、猪肝、西洋芹、鸡蛋白、丝瓜、茉莉、苋菜、葱头、薄荷、香椿、枸杞叶、番薯叶、白带鱼、空心菜、黑木耳、决明子茶、椰子油、豆瓣菜

☯ 肝 – 胆 – 少阳 – 厥阴

手脚抽筋	虾、木瓜
手抽筋	虾、木瓜
脚抽筋	虾、木瓜
黄疸	地瓜、芹菜、蛤蛎、螃蟹、鲍鱼、鲤鱼、甘蓝、花蟹、黑豆、山芹菜
腹水	李子、竹笋、葫芦

☯ 胃及消化

食积	大蒜、大麦、荞麦、麦茶、大头菜、生白萝卜、山楂、柚子、槟榔、红茶、绿茶、芥菜、芭乐、豆蔻、蒜苗、香菜、高粱、小豆蔻、巧克力、雪里蕻、包心芥菜
心下痞	茼蒿、高粱、白凤豆
心下痛－胃痛	蒟蒻、蜂蜜、马铃薯、高丽菜、丁香、玫瑰、石斑、蒜苗、七星斑、佛手柑、明日叶、佛手
心下满	蒟蒻、豆腐、玫瑰、佛手柑、白凤豆、雪里蕻
空腹胃痛－胃虚胃痛	麦芽糖
消化不良	味噌、啤酒、大蒜、大麦、洋葱、西红柿、红酒、蒟蒻、苹果、辣椒、香菇、鳗鱼、凤梨、麦茶、大头菜、荷兰芹、葡萄柚、青江菜、高丽菜、生白萝卜、山楂、柚子、甘蔗、甜椒、石斑、红茶、绿茶、罗勒、芒果、芥菜、芭乐、花椒、豆蔻、蒜苗、蘑菇、酸菜、青椒、香菜、鲭鱼、七星斑、九层塔、小白菜、小豆蔻、巧克力、杏鲍菇、猴头菇、红毛丹、西谷米、鸡腿菇、雪里蕻、韭菜花、包心芥菜、米酒、绍兴酒、佛手瓜、味精
肠胃虚弱－元气衰吸收差	啤酒、玉米、西红柿、糙米、糯米、羊肉、苹果、蚕豆、香菇、鲑鱼、鲷鱼、旗鱼、鸭肉、花椰菜、青花鱼、马铃薯、冰糖、咖啡、小米、牛肚、甜椒、白豆、白鲳、花椒、虾米、豆角、释迦、香椿、鲭鱼、鲫鱼、鲈鱼、黑米、黑鲳、四季豆、太白粉、明日叶、月桂叶、比目鱼、猴头菇、袖珍菇、西谷米、金针菇
胃出血	莲藕

☯ 腹

腹痛	葱、干姜、大蒜、山椒、红豆、胡椒、蒟蒻、蜂蜜、辣椒、韭菜、凤梨、白砂糖、青江菜、丁香、八角、山楂、玫瑰、红糖、罗勒、芥末、花椒、茉莉、茴香、豆蔻、蒜苗、酸菜、九层塔、佛手柑、小茴香、小豆蔻、月桂叶、猴头菇、白凤豆、麦芽糖
腹痛－中脘痛	胡椒、蜂蜜、丁香、玫瑰、蒜苗、佛手柑

腹胀	味噌、大麦、山椒、毛豆、蒟蒻、蛤蜊、豆腐、麦茶、白砂糖、荷兰芹、高丽菜、小米、橙子、玫瑰、罗勒、芥菜、茴香、豆蔻、九层塔、佛手柑、小茴香、小豆蔻、月桂叶、猴头菇、迷迭香、鲍鱼菇、包心芥菜

☯ 吐

上吐下泻	蒟蒻、木瓜、皇帝豆
恶心想吐	生姜、山椒、栗子、梨子、燕窝、花生、韭菜花
呕吐	生姜、味噌、山椒、柠檬、豌豆、胡椒、辣椒、奇异果、鸡蛋黄、生白萝卜、丁香、小米、甘蔗、甜椒、粳米、红糖、芒果、花生、茴香、豆蔻、青椒、九层塔、小茴香、小豆蔻、左手香、白凤豆、佛手瓜
呕吐酸水为多 – 胃寒	生姜、山椒、胡椒、辣椒、丁香、甜椒、青椒
呃逆 – 嗳气 – 打嗝	橘子、豌豆、丁香、荔枝、白凤豆
吐血	栗子、莲藕、蚕豆、奶油、椰子、山茼蒿

☯ 肛肠

脱肛	冬瓜、猪肝、猪肠
痔疮	冬瓜、柿子、蛤蜊、香蕉、无花果、乌鱼、丝瓜、过猫、鸡腿菇、黑木耳、猪肠
肠痈 – 阑尾炎	鲫鱼、薏苡仁
痢疾	地瓜、大蒜、栗子、荞麦、鳗鱼、桂花、榴莲、槟榔、燕窝、皮蛋、石榴、粳米、芭乐、苋菜、香椿、鸭蛋、白凤豆、百香果、茭白笋、红毛丹、苦苣菜、开心果、马齿苋、咸鸭蛋、黑木耳、猪肠
肠出血	莲藕

☯ 呼吸

呼吸困难短气	桃子、麦芽糖

☯ 感冒

感冒－感冒	葱、生姜、洋葱、辣椒、青紫苏、甜椒、紫苏、罗勒、薄荷、豆豉、青椒、香茅、香菜、九层塔、百里香
咳嗽型感冒	生姜
容易感冒	西谷米
伤寒感冒	葱、生姜、洋葱、辣椒、青紫苏、甜椒、紫苏、罗勒、青椒、香茅、香菜、九层塔、百里香
畏风	洋葱、青紫苏、薄荷、香菜、九层塔、佛手瓜

☯ 咳喘

咳嗽	生姜、冬瓜、山药、杏子、松子、枇杷、柿子、梨子、柠檬、牛蒡、竹笋、胡桃、茼蒿、草莓、葡萄、银杏、鲍鱼、鲤鱼、鳗鱼、鸭肉、黑糖、大头菜、橄榄油、无花果、白砂糖、红萝卜、荷兰芹、葡萄柚、生白萝卜、冰糖、奶油、慈菇、杏仁、柚子、核桃、桂花、杨桃、橄榄、燕窝、紫菜、丝瓜、腰果、芥末、芥菜、酸菜、鸭蛋、大白菜、小白菜、小豆蔻、比目鱼、火龙果、白木耳、百香果、百里香、虱目鱼、西谷米、雪莲子、咸鸭蛋、麦芽糖、包心芥菜、佛手瓜、豆瓣菜
干咳	松子、蜂蜜、猪肉、白砂糖、羊奶、花生、莲雾、鸭梨、麦芽糖
久咳	南瓜、山药、枇杷、梅子、百合根、佛手柑、佛手
咳血	莲藕、空心菜、红凤菜、豆瓣菜
气喘	冬瓜、山药、杏子、胡桃、银杏、无花果、荷兰芹、奶油、杏仁、核桃、桂花、芥蓝、小豆蔻、火龙果、白凤豆、西谷米

☯ 痰

多痰	茼蒿、葡萄柚、生白萝卜、柚子、桂花、丝瓜、酸菜、佛手柑、雪莲子、佛手、佛手瓜
痰浊 – 黄痰	冬瓜、梨子、竹笋、鸭梨
痰中带血	橄榄油、百合根、冰糖、橄榄、白木耳

☯ 声

声音沙哑	草莓、鸡蛋白、百香果

☯ 肺

肺脓	芦笋、薏苡仁
脓胸	南瓜、芦笋
肺痨（肺结核）	鳗鱼、青花鱼、奶油、燕窝、鲭鱼

☯ 男科

阳痿	虾、韭菜、鲔鱼、鳗鱼、丁香、山苏、海参、虾米、龙虾、开心果、韭菜花
早泄	虾、韭菜
遗精	山药、樱桃、胡桃、莲藕、虾、韭菜、核桃、芡实、莲子、虾米、豆角、韭菜花
滑精	莲藕、覆盆子、芡实
梦遗	覆盆子、海参

☯ 结石

肾结石	玉米、胡桃、奇异果、杨桃

尿道结石	玉米、胡桃、奇异果、杨桃

膀胱结石	玉米、胡桃、奇异果、杨桃

☯ 两性

肾亏	鸡肉、海参

☯ 经

月经不调	芹菜、玫瑰、红糖、豆瓣菜

月经崩漏	乌贼、莲藕、蛤蛎、鳗鱼、丝瓜、香椿、枸杞叶、番薯叶、红凤菜、马齿苋、黑木耳

经痛	肉桂、八角、小茴香、百香果、红凤菜

经前头痛	小豆蔻

经前乳房胀痛	玫瑰

闭经	桃子、乌贼、红豆、肉桂、韭菜、姜黄

☯ 带

赤白带下	乌贼、芹菜、蛤蛎、银杏、鳗鱼、扁豆、米豆、芡实、莲子、豆角、四季豆、枸杞叶、白木耳、白花菜、皇帝豆

白带	山药、乌贼、芹菜、荞麦、蛤蛎、银杏、韭菜、鳗鱼、海蜇皮、扁豆、米豆、芡实、莲子、豆角、四季豆、枸杞叶、白木耳、白花菜、皇帝豆

白带清稀如水	山药

☯ 孕

孕吐－妊娠呕吐恶阻	柠檬、鸡蛋黄
胎动不安	柠檬、葡萄、鲤鱼、鸡蛋黄、鲈鱼
胎萎不长	鸡蛋黄
妊娠水肿	鸡蛋黄
胎位不正	鸡蛋黄

☯ 产

产后诸症调理	鸡蛋黄
胎衣不下	麻油

☯ 乳

乳汁不足	章鱼、秋葵、花生、豆浆、龙虾、南瓜子、小茴香、番薯叶、白带鱼
乳涨不出	葱、莴苣、虾、鲤鱼、Ａ菜、明日叶、苦苣菜
乳痈	油菜、酒酿

☯ 女科

阴道痒	花椒、莲雾
阴唇痒	花椒、莲雾

癥瘕	醋、油菜

🔆 小儿科

小儿疳积	地瓜、大豆、毛豆、鸡肝、鳗鱼、芭乐、猪肚、鸡蛋
小儿麻疹	香菇、香菜

🔆 睡眠

失眠	小麦、牡蛎、红酒、百合根、鸡蛋黄、石斑、莲子、豆豉、面粉、黄鱼、龙眼、七星斑、明日叶、杏鲍菇、猴头菇、鹌鹑蛋、龙须菜、小麦胚芽、龙眼肉
多梦	百合根

🔆 情绪

容易焦躁 – 紧张	小麦、枣、面粉、鸡腿菇、小麦胚芽、鸡蛋、黑枣、龙眼肉
心惊	百合根
精力衰退	蘑菇、巧克力
心烦	小麦、牡蛎、白菜、芹菜、茼蒿、草莓、葡萄、莲藕、西瓜、香蕉、奇异果、小黄瓜、豆芽菜、奶酪、小米、枣、橄榄、甘蔗、丝瓜、绿茶、绿豆、腰果、草菇、菱角、豆豉、面粉、黄瓜、大白菜、小白菜、山芹菜、山苦瓜、枸杞叶、茭白笋、菠萝蜜、鸡蛋、黑枣
躁扰不宁	小麦、枣、面粉、黑枣
抑郁	枣、金桔
压力大	白酒

心慌 - 心神不宁	小麦、牡蛎、白酒、茼蒿、百合根、鸡蛋黄、慈菇、枣、石斑、莲子、面粉、黄鱼、黑豆、龙眼、七星斑、猴头菇、百香果、迷迭香、鸡腿菇、小麦胚芽、鸡蛋、黑枣、龙眼肉

☯ 神智

健忘	花椰菜、石斑、龙眼、七星斑、西兰花、鹌鹑蛋、龙眼肉
癫痫	胡椒
神经衰弱	虾

☯ 下肢部外科痛症

风湿下肢麻痹	葡萄、鲔鱼、鲑鱼、鳗鱼、旗鱼、西洋芹、木瓜、罗勒、花豆、姜黄、香茅、鱿鱼、黑豆、月桂叶、枸杞叶、白花菜、袖珍菇、迷迭香、鹌鹑蛋、米酒、绍兴酒
腿风湿痹	樱桃、葡萄、鲔鱼、鲑鱼、鳗鱼、旗鱼、西洋芹、木瓜、罗勒、花豆、姜黄、香茅、鱿鱼、黑豆、月桂叶、枸杞叶、白花菜、袖珍菇、迷迭香、鹌鹑蛋、米酒、绍兴酒
脚酸	大闸蟹、鲍鱼菇
脚痛	大闸蟹、鲍鱼菇
膝盖疼痛	胡桃、韭菜、虱目鱼、韭菜花
膝盖酸	牛肉、胡桃、川七、核桃、杏鲍菇、虱目鱼、韭菜花
膝盖无力	牛肉、川七、核桃、杏鲍菇

☯ 胸腹部外科痛症

胸口闷	橘子、青江菜、芥菜、薄荷、酸菜、白凤豆、雪里蕻、包心芥菜、佛手瓜

胸痛	海胆
肋痛	山楂、海胆、薄荷、佛手柑、佛手
胸胁苦满	薄荷、佛手柑、佛手
侧腹 – 少腹痛	小茴香
腹中有硬块 – 痞块	海蜇皮、蒟蒻
脘腹疼痛喜温	芥末、麦芽糖
脘腹疼痛喜按	麦芽糖

☯ 背腰部外科痛症

背痛	米酒、绍兴酒
腰痛	肉桂、胡桃、韭菜、大闸蟹、虱目鱼、韭菜花、鲍鱼菇、米酒、绍兴酒、猪腰子
腰酸	牛肉、胡桃、川七、核桃、桑椹、大闸蟹、杏鲍菇、虱目鱼、韭菜花、鲍鱼菇、米酒、绍兴酒

☯ 全身各处科痛症

关节疼痛	樱桃、甘蓝、花蟹、葱头、百香果
四肢麻痹 – 手脚麻木	鲍鱼菇
肌肉疼痛	虾
跌打损伤	栗子、桃子、款冬、螃蟹、山苏、玫瑰、罗勒、蒟蒻、葱头、香茅、鳕鱼、九层塔、大闸蟹、月桂叶、韭菜花、米酒、绍兴酒

骨折	栗子、大闸蟹
风湿	樱桃、葡萄、鲔鱼、鲑鱼、鳗鱼、旗鱼、西洋芹、木瓜、罗勒、花豆、姜黄、香茅、鱿鱼、黑豆、月桂叶、枸杞叶、白花菜、袖珍菇、迷迭香、鹌鹑蛋、米酒、绍兴酒

☯ 肤质不好

皮肤干	酪梨、亚麻子、红毛丹、雪莲子、咸鸭蛋、米酒、绍兴酒、椰子油
皮肤无光泽	味噌

☯ 皮肤病

青春痘－痤疮	冬瓜
皮肤痒	九层塔、左手香、薰衣草
风疹	菜籽油、薄荷、薰衣草
湿疹	菜籽油、花椒、九层塔、太白粉
皮肤溃疡	茄子、蛤仔
丹毒	苦瓜、茄子、荞麦、龙葵、山苦瓜
烧烫伤	南瓜、苦瓜、荞麦、酱油、小黄瓜、马铃薯、黄瓜、太白粉、薰衣草
冻疮	樱桃、椰子油
臁疮	蛤仔
痂疥	牛蒡、乌鱼、茶油、薄荷、麻油、月桂叶、薰衣草
脚气	蚬、豌豆、猪肝

☯ 痈疽疔疖

疮疡毒	醋、大蒜、蛤仔、盐、丝瓜、绿豆、舞茸、茉莉、蕨菜、释迦、香椿、黑豆、枸杞叶、白凤菜、空心菜、马齿苋
瘰疬	海带、栗子、海苔、牡蛎、芋头、蛤蜊、慈菇、海胆、海藻、荔枝、薄荷、雪莲子
疖肿	蚬、款冬、豌豆、蕗蒿、大头菜、马铃薯、慈菇、荔枝、葫芦、蒟蒻、龙葵、太白粉、白带鱼、白凤菜
痈疽	蚬、醋、大蒜、款冬、苦瓜、茄子、荞麦、蕗蒿、大头菜、丝瓜、绿豆、舞茸、黑豆、龙葵、太白粉、白带鱼、马齿苋
恶疮	醋、大蒜、栗子、茄子、蕗蒿、丝瓜、绿豆、莲雾、释迦、麻油、黑豆、白凤菜
肿疮	蚬、醋、大蒜、茄子、蕗蒿、菜籽油、鸡蛋白、慈菇、绿豆、舞茸、茉莉、蒟蒻、释迦、黑豆、枸杞叶、白带鱼、白凤菜、空心菜、雪莲子、马齿苋
阴疽	肉桂
颈淋巴结核	山芹菜
淋巴管炎（疔疮）	蚬、蒟蒻、龙葵、白凤菜
甲状腺肿大	蛤蜊、海藻、紫菜

☯ 头相关病症

头痛	大蒜、菠菜、西洋芹、罗勒、草鱼、薄荷、豆豉、香茅、九层塔、亚麻子、小豆蔻、山茼蒿、百里香、迷迭香、酒酿
头风	海蜇皮、酒酿
感冒头痛	大蒜、罗勒、薄荷、豆豉、香茅、九层塔

☯ 发相关病症

脱发 – 掉发	麻油、迷迭香
过早白发	味噌、芝麻、桑椹、榴莲、黑豆、椰子油

☯ 面相关病症

面色差 – 气色差	桃子
面色黄	桃子
面色红	西洋芹

☯ 口相关病症

口臭	荷兰芹
口腔溃烂	茄子、杨桃
口疮	西瓜、皮蛋、莲雾、薰衣草

☯ 舌相关病症

舌疮	茄子、莲雾、薰衣草

☯ 牙相关病症

牙痛	牛蒡、杨桃、田鸡、荔枝、百里香、龙须菜、椰子油
牙酸	椰子油
牙龈炎	椰子油
牙龈肿胀	椰子油

牙龈出血	椰子油
牙龈发紫	椰子油
牙龈萎缩	椰子油
牙周病	椰子油
走马牙疳	椰子油
龋齿－蛀牙	椰子油
牙齿动摇	椰子油
齿槽脓漏	椰子油

☯ 眼相关病症

各种眼部疾患	菜籽油
眼睛红－眼睛充血－眼表出血	苦瓜、菠菜、豆腐、猪肝、西洋芹、鸡蛋白、茉莉、苋菜、薄荷、枸杞叶、决明子茶
眼睑发红	豆腐、茉莉、苋菜、枸杞叶、决明子茶
眼睑红肿	苦瓜、豆腐、茉莉、苋菜、枸杞叶、决明子茶
眼睛痛	苦瓜、豆腐、茉莉、苋菜
眼睛发黄	蚬、茭白笋

翳病	鲍鱼、枸杞叶
视线模糊	牛肝、芝麻、蛤蛎、鸡肝、覆盆子、桑椹、芥菜、苋菜、蛤蜊、鹅肝、黑米、黑豆、枸杞叶、雪里蕻、包心芥菜、决明子茶
夜盲	牛肝、猪肝

☯ 耳相关病症

耳鸣	花椰菜、桑椹、西兰花

☯ 鼻相关病症

鼻子不通 – 鼻塞	洋葱
鼻出血	栗子、菠菜、莲藕、空心菜、豆瓣菜

☯ 咽喉相关病症

咽喉痛	款冬、牛蒡、草莓、西瓜、黑糖、小黄瓜、橄榄油、无花果、鸡蛋白、橄榄、秋葵、芥蓝、薄荷、金桔、鸭蛋、黄瓜、咸鸭蛋
咽喉痒	西瓜
咽喉红肿	款冬、牛蒡、草莓、西瓜、黑糖、小黄瓜、橄榄油、无花果、橄榄、薄荷、黄瓜、薰衣草
咽干	西瓜、鸭肉、干贝、皮蛋、芒果、百香果
吞咽困难	西瓜

☯ 全身性问题

眩晕	松子、牛蒡、芝麻、菠菜、西洋芹、干贝、桑椹、牛肚、草菇、黄鱼、黑米、薰衣草、鹌鹑蛋
疝气	红豆、肉桂、八角、茴香、亚麻子、小茴香、雪莲子
消渴	蚬、小麦、山药、扇贝、李子、梅子、梨子、橘子、牛肉、牛蒡、竹笋、菠菜、蛤蛎、豆腐、猪肉、奇异果、奶油、小米、干贝、桑椹、椰子、牛肚、豆角、猪肚、酪梨、面粉
瘀血－血瘀	栗子、桃子、白酒、螃蟹、韭菜、鲑鱼、旗鱼、山楂、山苏、川七、桂花、榴莲、油菜、乌鱼、玫瑰、红糖、罗勒、花蟹、蒟蒻、葱头、姜黄、香茅、鳕鱼、黑米、龙葵、大闸蟹、玉米笋、红凤菜、韭菜花、米酒、绍兴酒、酒酿

☯ 不内不外因

蛇咬	款冬、莴苣、A菜、九层塔
中毒	葱、蚬、醋、冬瓜、莴苣、蕗蒿、芦笋、蜂蜜、豆腐、酱油、香蕉、鳗鱼、橄榄油、芝麻油、青紫苏、A菜、盐、杨桃、橄榄、乌鱼、牛肚、甘蔗、紫苏、芥蓝、茶油、过猫、香油、黄瓜、比目鱼、皇帝豆
食物中毒	葱、蚬、醋、冬瓜、橄榄油、青紫苏、橄榄、紫苏
药物中毒	葱、蚬
宿醉	蛤蛎、凤梨、黑糖、豆芽菜、青江菜、盐、桑椹、皮蛋、蛤蜊、金桔、小白菜、皇帝豆、茭白笋

☯ 虫病

寄生虫－虫积	葱、山椒、鳗鱼、椰子、槟榔、石榴、花椒、释迦、南瓜子、月桂叶

蜂咬	莴苣、蕗蒿、酱油

虫咬	莴苣、蕗蒿、酱油、A菜、盐、九层塔、左手香
蛔虫症	芝麻油、茶油、香椿、香油、麻油、龙虾
钩虫病	大蒜